食品ハイドロコロイドの開発と応用 II

Food Hydrocolloids II: Development and Applications

監修：西成勝好
Supervisor : Katsuyoshi Nishinari

シーエムシー出版

刊行にあたって

　日本で食品ハイドロコロイドに関する教科書「食品ハイドロコロイドの科学」が1990年に出版されてから，25年ほど経過したが，この間に国際学術誌 Food Hydrocolloids は質量ともに飛躍的に前進し，関連する国際会議もかなりの頻度で開かれている。

　8年前に出版された本書の前身となる書物「食品ハイドロコロイドの開発と応用」は多くの読者層に迎えられたが，それ以後の研究の進展には目覚しいものが多く，前書では取り上げられていなかった事項について系統的に取り上げようということになった。

　食品および関連する産業においてハイドロコロイドの科学と技術が果たす役割の基本として，ゲル化，増粘，分散，乳化，安定などの機能が中心であることは変わりないが，生理機能物質の生体内利用効率の向上のためのデリバリーシステムの開発，それらの技術を実現するための各種混合系の特性解析，嗜好性と機能性をともに満たすような食品の開発，高齢者の増加に伴う咀嚼・嚥下困難者食の開発改善など活発な研究開発が進められている。

　本書も前書と同様，大学国公立研究所などと民間の開発研究者が共同作業により問題意識を共有し，基礎を踏まえて先端の技術開発に役立つ内容になるように編集された。本書が大学国公立研究所などの研究者にも企業の開発研究者にも興味深いものであることを願っている。

　本書はなるべく系統的に内容を配列したが，特に読者がすぐに読みたい部分をはじめに読んでも理解しやすいように配慮した。そのために，執筆者の方々には書き直しにご協力いただいたので，感謝したい。また，編集部の仲田祐子さん，廣澤文さんには大変お世話になった。

2015年1月

湖北工業大学　西成勝好

執筆者一覧

西成　勝好　湖北工業大学　軽工学部食品薬品工業学科　特聘教授
八木原　　晋　東海大学　理学物理学科　教授
新屋敷　直木　東海大学　理学物理学科　教授
金田　　勇　酪農学園大学　農食環境学群　食と健康学類　教授
田村　隆光　工学博士
松川　真吾　東京海洋大学　海洋科学系食品化学部門　准教授
武政　　誠　早稲田大学　創造理工学部　講師
高橋　　亮　群馬大学　大学院理工学府　助教
平島　　円　三重大学　教育学部　准教授
松宮　健太郎　京都大学大学院農学研究科品質評価学分野　助教
松村　康生　京都大学大学院農学研究科品質評価学分野　教授
円谷　陽一　埼玉大学　大学院理工学研究科　教授
船見　孝博　三栄源エフ・エフ・アイ㈱　第一事業部　部長
早川　和久　信越化学工業㈱　合成技術研究所　研究部　セルロース研究担当部長
大野　勝昭　ダイセルファインケム㈱　WSP営業部（兼）新事業開発室　次長
山崎　有亮　旭化成ケミカルズ㈱　添加剤事業部　セオラス技術開発部　食品・
　　　　　　工業グループ　グループ長
前田　裕一　不二製油㈱　研究開発本部　取締役　常務執行役員
中村　彰宏　不二製油㈱　マーケティング本部　新規事業推進部　部長補
稲葉　理美　京都府立大学　大学院生命環境科学研究科　博士後期課程
織田　昌幸　京都府立大学　大学院生命環境科学研究科　准教授
山本　克博　酪農学園大学　教育センター　特任教授
大泉　　徹　福井県立大学　海洋生物資源学部　海洋生物資源学科　教授
椎木　靖彦　雪印メグミルク㈱　ミルクサイエンス研究所　技術主事
仁木　良哉　北海道大学名誉教授
吉村　美紀　兵庫県立大学　環境人間学部　教授
加藤　陽二　兵庫県立大学　環境人間学部　教授

小竹佐知子	日本獣医生命科学大学　食品科学科　食品工学教室　准教授
森髙初恵	昭和女子大学　大学院生活機構研究科　教授
下田満哉	九州大学　農学研究院　食料化学工学講座　教授
有泉雅弘	キユーピー㈱　研究開発本部　技術研究所　基盤技術研究部　チームリーダー
新田陽子	岡山県立大学　保健福祉学部　栄養学科　准教授
熊澤義之	味の素㈱　食品研究所　技術開発センター　食感制御技術グループ　グループ長
服部誠	東京農工大学大学院　農学研究院　応用生命化学部門　教授
付惟	明治大学　大学院農学研究科　農芸化学専攻　食品工学研究室　博士後期課程
中村卓	明治大学　農学部　農芸化学科　食品工学研究室　教授
佐久間淳	東京農工大学　大学院工学研究院　准教授
山田浩輔	㈱ニチレイフーズ　研究開発部　主任
神山かおる	㈱農業・食品産業技術総合研究機構　食品総合研究所　食品機能研究領域　食品物性ユニット　上席研究員
宮崎桂介	森永乳業㈱　栄養科学研究所　クリニカル食品開発部　マネージャー
大和谷和彦	DSP 五協フード＆ケミカル㈱　技術開発本部
森田達也	静岡大学　農学研究科　応用生物化学専攻　教授
浅田雅宣	甲子園大学　栄養学部　フードデザイン学科　教授
三浦靖	岩手大学　農学部　応用生物化学課程　教授
加藤陽治	弘前大学　教育学部　食物学研究室　特任教授
柿崎育子	弘前大学　大学院医学研究科　附属高度先進医学研究センター　糖鎖工学講座　准教授
後藤昌史	サンスター㈱　新規素材活用事業開発プロジェクト　主任研究員
北村進一	大阪府立大学大学院　生命環境科学研究科　教授
鈴木志保	大阪府立大学大学院　生命環境科学研究科　博士研究員

目次

【第Ⅰ編　ハイドロコロイドの基礎】

第1章　序論　　西成勝好

1　はじめに …………………………………… 1
2　ゲル化過程の測定における貯蔵剛性率の極大 …………………………………… 1
3　チキソトロピー・降伏応力 ……………… 2
4　ゲルの溶媒浸漬による変化・生理活性物質の放出・吸収の制御 ………………… 4
5　フィブリル形成による低濃度タンパク質ゲルの形成 ………………………………… 7
6　競争的阻害は起こるのか？ ……………… 7
7　誤嚥防止に向けて物理的・化学的取り組みの協力 ………………………………… 9
8　力学測定の進歩 ……………………………10

第2章　コロイドと水　　八木原　晋，新屋敷直木

1　水構造のダイナミクス ……………………13
2　水素結合ネットワークのフラクタル解析 ……………………………………………13
3　タンパク質水溶液の低温域ダイナミクス ……………………………………………16

第3章　懸濁液のレオロジー　　金田　勇

1　はじめに ……………………………………20
2　剛体球希薄懸濁液の粘度 …………………20
3　剛体球濃厚懸濁液の粘度 …………………21
　3.1　経験的粘度式 …………………………21
　3.2　シェアシニング ………………………21
4　変形可能な分散粒子の場合 ………………23
5　食品分野での研究事例 ……………………23
　5.1　溶融チョコレートの流動特性 ………23
　5.2　マヨネーズの流動特性 ………………25
6　まとめ ………………………………………29

第4章　泡の構造と物性　　田村隆光

1　はじめに ……………………………………30
2　泡の基礎知識 ………………………………30
　2.1　気泡の発生（起泡力）と泡沫の安定性の違い …………………………………30
　2.2　起泡力に及ぼす動的表面張力 ………30
　2.3　泡膜の安定性に及ぼす因子 …………32
3　界面活性剤の起泡力と泡沫安定性 ………33
　3.1　非イオン性界面活性剤の親水基と泡立ち性 …………………………………33
　3.2　非イオン性界面活性剤の疎水基と泡

Ⅰ

立ち性 …………………………… 34 ｜ 4　おわりに ……………………………… 36

第5章　NMRによるコロイドの構造と物性　　松川真吾

1　はじめに ……………………………… 38
2　NMR法による分子運動と構造の評価 …… 38
　2.1　分子運動性とNMR緩和時間 ……… 39
　2.2　ハイドロコロイド中の水の$^1H T_2$緩和時間 ……………………………… 40
　2.3　ハイドロコロイドゲル中の網目鎖のNMR信号強度 …………………… 42
　2.4　網目鎖の拡散係数 ………………… 43
　2.5　プローブ分子の拡散係数 ………… 43
3　食品ハイドロコロイドへの応用例 …… 44
　3.1　水の緩和時間から見たカラギーナンのゲル化機構 ………………………… 44
　3.2　網目鎖の運動性評価による寒天のゲル化機構の解明 …………………… 45
　3.3　ジェランガム溶液のゲル化機構と流体力学的網目サイズ変化 ………… 46
　3.4　混合レシチン溶液のゲル化機構の解明 ……………………………………… 47
4　おわりに ……………………………… 49

第6章　食品コロイドにおける相図の基礎と応用　　武政　誠，西成勝好

1　相図とは？～相図の見方～ ………… 51
2　食品における相図 …………………… 54
　2.1　牛乳の相図と応用 ………………… 54
　2.2　デンプン水溶液の相図 …………… 56
　2.3　タンパク質－多糖類混合系の相図とその応用 …………………………… 57
3　まとめ ………………………………… 59

第7章　コロイドと調味料の相互作用　　高橋　亮，平島　円

1　はじめに ……………………………… 60
2　デンプンの糊化とデンプン糊の粘弾性 …… 60
3　デンプンとショ糖（スクロース） …… 61
4　デンプンと食塩（塩化ナトリウム） … 61
5　デンプンと有機酸（クエン酸，酢酸，乳酸，リンゴ酸，酒石酸，アスコルビン酸） ……………………………………… 63
6　デンプンとカフェイン ………………… 64
7　デンプンとグルタミン酸ナトリウム …… 64
8　おわりに ……………………………… 65

第8章　乳化系の品質評価と改変　　松宮健太郎，松村康生

1　乳化系の品質評価 …………………… 67
　1.1　乳化系とは ………………………… 67
　1.2　乳化系の品質 ……………………… 68
　1.3　乳化系の不安定化の様式 ………… 68
　1.4　不安定化の評価法 ………………… 69
　　1.4.1　クリーミング ………………… 69

1.4.2 凝集 ……………………70	2.2 乳化系改変のためのアプローチ ……73
1.4.3 合一・相分離 ……………72	2.2.1 連続相からの改変 …………73
1.5 不安定化の制御の重要性 ………72	2.2.2 界面層からの改変 …………74
2 乳化系の改変 …………………………73	2.2.3 分散相からのアプローチ ……74
2.1 乳化系の構造 ……………………73	2.2.4 まとめ ……………………75

【第Ⅱ編　新規素材開発と応用】

第1章　多糖類ハイドロコロイド

1 多糖類の構造 ……………**円谷陽一**…76	2.3 増粘剤としての多糖類の利用 ………88
1.1 糖の化学 ……………………………76	2.3.1 増粘剤の理化学特性および分類
1.1.1 単糖 ……………………………76	……………………………89
1.1.2 オリゴ糖と多糖 ……………78	2.3.2 増粘剤による食品（主に液状食
1.1.3 複合糖質 ……………………78	品）のテクスチャー調節 ………89
1.2 植物多糖 …………………………78	2.3.3 液状およびペースト状食品のテ
1.2.1 ペクチン ……………………79	クスチャーとフレーバーリリー
1.2.2 キシログルカン ……………80	ス ……………………………89
1.2.3 キシラン ……………………80	2.3.4 とろみ調整食品 ……………90
1.2.4 β-(1→3), (1→4)-グルカン	2.3.5 新しい増粘剤：サンアーティス
……………………………81	ト®PN ……………………90
1.3 海藻多糖 …………………………81	2.4 結語 ……………………………92
1.4 微生物多糖 ………………………82	3 セルロース類 …………………………94
1.5 動物多糖 …………………………83	3.1 メチルセルロース（MC）・ヒドロキシ
2 食品産業における多糖類の応用	プロピルメチルセルロース（HPMC）
……………………**船見孝博**…84	……………………**早川和久**…94
2.1 はじめに ……………………………84	3.1.1 構造 …………………………94
2.2 ゲル化剤としての多糖類の利用 ……84	3.1.2 MC・HPMCの特徴 ……………94
2.2.1 ゲル化剤の理化学特性 ………84	3.1.3 MCとHPMCの食品への応用 …96
2.2.2 ゲル化剤による食品（主に固体	3.2 CMC, および微小繊維状セルロース
状食品）のテクスチャー調節 …86	……………………**大野勝昭**…97
2.2.3 テクスチャーによるゲル化剤の	3.2.1 CMC ……………………………97
分類 ……………………………87	3.2.2 微小繊維状セルロース ………97
2.2.4 固体状食品のテクスチャーとフ	3.3 結晶セルロース ………**山崎有亮**…102
レーバーリリース ……………88	3.3.1 はじめに …………………… 102

3.3.2　製法および市販のグレード … 102	4.4　大豆多糖類の食品における物性機能
3.3.3　レオロジー特性 …………… 103	………………………………… 111
3.3.4　応用例 ……………………… 107	4.4.1　ドリンクヨーグルト：酸性下で
4　大豆多糖類 …… **前田裕一，中村彰宏**…109	の蛋白質の分散安定化 …… 112
4.1　大豆多糖類の成分 ……………… 109	4.4.2　デンプン加工食品のほぐれ機能
4.2　大豆多糖類の基本性質 ………… 109	と糊化・老化に及ぼす効果 … 112
4.3　大豆多糖類の分子構造 ………… 109	4.5　今後の展開 ……………………… 112

第2章　タンパク質ハイドロコロイド

1　タンパク質の構造と熱物性	3.2　加熱ゲル形成と加熱ゲルのテクス
……………… **稲葉理美，織田昌幸**…114	チャー評価 …………………… 131
1.1　はじめに ………………………… 114	3.3　水産加工品の品質とタンパク質の変
1.2　熱物性の基礎 …………………… 115	性制御 …………………………… 134
1.3　解析手法とその実例 …………… 116	4　牛乳タンパク質
1.3.1　CD……………………………… 116	……………… **椎木靖彦，仁木良哉**…137
1.3.2　NMR……………………………… 117	4.1　はじめに …………………………… 137
1.3.3　DSC……………………………… 117	4.2　カゼイン ………………………… 137
1.4　熱変性解析の注意点 …………… 118	4.2.1　概要 ………………………… 137
1.5　タンパク質安定化の試み ……… 119	4.2.2　カゼイン成分の特性 ……… 137
1.6　タンパク質の結合の熱物性 …… 119	4.2.3　カゼインミセル …………… 139
1.7　タンパク質の動的構造と熱物性 … 120	4.2.4　食品素材としての機能特性 … 141
1.8　おわりに ………………………… 121	4.3　乳清タンパク質 ………………… 141
2　畜肉タンパク質 ………… **山本克博**…122	4.3.1　乳清タンパク質の化学的組成 … 142
2.1　筋肉組織 …………………………… 122	4.3.2　乳清タンパク質の熱安定性 … 142
2.2　筋原線維の構造 ………………… 122	4.3.3　乳清タンパク質の高付加価値化
2.2.1　太いフィラメントの構造 …… 123	………………………………… 143
2.2.2　細いフィラメントの構造 …… 124	4.3.4　乳清タンパク質の機能特性と利用
2.2.3　その他のタンパク質 ……… 125	………………………………… 143
2.3　筋漿タンパク質 ………………… 125	5　コラーゲンペプチドの開発と応用
2.4　保水性・結着性の発現 ………… 125	……………… **吉村美紀，加藤陽二**…146
2.5　ミオシンのゲル形成 …………… 126	5.1　はじめに …………………………… 146
3　魚肉タンパク質の特性と水産加工	5.2　コラーゲンペプチドのアミノ酸組成
…………………………… **大泉　徹**…130	………………………………… 146
3.1　魚肉タンパク質の特性 ………… 130	5.3　コラーゲンペプチドの平均分子量分布

　　　　　　　　　……………… 147　　　　　熱量測定（DSC） ……………… 149
　5.4　コラーゲンペプチドゾルの動的粘弾性　　　5.6　コラーゲンペプチドの食品への利用
　　　　　　　　　……………… 148　　　　　　　　　　　　　……………… 150
　5.5　コラーゲンペプチドゾルの示差走査　　　　5.7　まとめ ……………………… 151

【第Ⅲ編　フレーバーリリース】

第1章　テクスチャーとフレーバーリリースとの関係　　西成勝好

1　はじめに ……………………… 153
2　食品のテクスチャーとフレーバーリリース関係解明の重要性 ……………… 153
3　液状食品の粘度とフレーバーの感覚強度　　　　　　……………… 154
　3.1　液状食品の呈味強度は粘度だけで決まるのか ……………………… 155
4　ゲル状食品のテクスチャーとフレーバーリリース ……………………… 157
5　味と香り，味と味との相互作用 ……… 158
6　不均質な分布による味・香りの増強 … 160
7　含泡食品 ……………………… 161
8　おわりに ……………………… 162

第2章　エマルション中の油滴の合一が香気成分の放散挙動に与える影響　　松村康生，松宮健太郎

1　はじめに ……………………… 164
2　エマルションからのフレーバーリリースに油滴の合一が与える影響 ……… 165
　2.1　方法の概要 ……………… 165
　2.2　カゼインナトリウム－DO エマルション系における結果 ……………… 166
　2.3　OSA－アミラーゼエマルション系における結果 ………………… 168
3　まとめと今後の展望 ……………… 169

第3章　液状食品からのフレーバーリリース　　小竹佐知子

1　はじめに ……………………… 172
2　増粘多糖類水溶液からのフレーバーリリース ……………………… 173
3　嗜好飲料からのフレーバーリリース … 174
　3.1　モデル水溶液 ……………… 174
　3.2　コーヒー ………………… 174
　3.3　炭酸飲料 ………………… 176
　3.4　アルコール飲料 …………… 176
　3.5　オレンジジュース ………… 176
4　さいごに ……………………… 177

第4章　寒天ゲルのサイズと咀嚼・嚥下特性との関係　　森髙初惠

1 はじめに ………………………… 179
2 摂食前食品サイズと食塊中の食片サイズ分布 ………………………… 179
3 10グループ分割の平均サイズ ……… 180
4 咀嚼過程のモデル化 ……………… 181
5 咀嚼時の咬筋活動量 ……………… 182
6 咀嚼終了から嚥下までの時間 ……… 182
7 テクスチャー特性 ………………… 183
8 咽頭部における食塊の移動特性 …… 184

第5章　フレーバー成分の偏在が感覚強度と摂食挙動に及ぼす影響　　船見孝博

1 はじめに ………………………… 186
2 味成分の偏在が味の感覚強度と摂食挙動に及ぼす影響 ……………… 186
3 香気成分の偏在が香りの感覚強度と摂食挙動に及ぼす影響 …………… 187
4 フレーバー成分の偏在の産業的応用 … 189
5 おわりに ………………………… 190

第6章　塩味・うま味増強香気成分による嗜好性の増強　　下田満哉

1 はじめに ………………………… 192
2 オルソネーザルとレトロネーザル …… 193
3 味と匂いの連携応答 ……………… 193
4 J. Lim と M. B. Johnson の実験 …… 194
　4.1 実験 ………………………… 194
　4.2 結果 ………………………… 195
5 Savory Aroma による塩味増強について ………………………… 197
　5.1 M. Batenburg と R. Velden の実験 … 197
　5.2 結果 ………………………… 197
6 醤油の匂いは塩味を増強する ……… 197

【第Ⅳ編　テクスチャーコントロール】

第1章　マヨネーズ・ドレッシングとハイドロコロイド　　有泉雅弘

1 はじめに ………………………… 200
2 マヨネーズ ……………………… 200
　2.1 マヨネーズの定義 ……………… 200
　2.2 マヨネーズの構造 ……………… 201
　2.3 マヨネーズとハイドロコロイド … 201
3 ドレッシング …………………… 202
　3.1 ドレッシングの定義 …………… 202
　3.2 ドレッシングとハイドロコロイド ………………………… 202
4 マヨネーズ，ドレッシングの新展開 … 203
　4.1 機能付与 …………………… 203
　4.2 調理への応用 ………………… 204

第2章　冷却速度がジェランガムのゲル化挙動と物性に与える影響

新田陽子

1　はじめに …………………………… 207
2　ジェランガムゲルの弾性率に対するゲル形成時の冷却速度の影響 ……… 207
3　ジェランガムゲルの弾性率に対するゲル形成時の保存温度の影響 ……… 208
4　冷却速度の違いがゲル構造に及ぼす影響についての考察 ………………… 209
5　ジェランガムゲルの大変形挙動に対するゲル形成時の冷却速度の影響 …… 209

第3章　トランスグルタミナーゼ

熊澤義之

1　はじめに …………………………… 212
2　トランスグルタミナーゼについて …… 212
3　微生物起源 TGase ………………… 213
4　MTGase と各種食品タンパク質の反応 … 214
5　MTGase による食品のテクスチャー改質と Glu-Lys 結合 ………………… 216

第4章　タンパク質−多糖複合体の応用

服部　誠

1　はじめに …………………………… 220
2　乳化性 ……………………………… 221
3　気泡性 ……………………………… 223
4　ゲル化性 …………………………… 223

第5章　タンパク質・多糖類混合ゲルの開発と応用

付　惟, 中村　卓

1　食品構造の形成と破壊 …………… 224
2　多成分系ゲルの相分離構造の形成と破壊 …………………………………… 224
3　グミキャンディにおける相分離構造の制御 ………………………………… 226
4　プリンにおける相分離構造の破壊 …… 227
5　混合食品の構造と物性—食感の見える化— ………………………………… 228
6　まとめ ……………………………… 229

第6章　「やわらかさ」の客観的な数値化テクノロジーによる各種食品の食感評価

佐久間　淳, 山田浩輔

1　はじめに …………………………… 231
2　触感に基づく変形特性の評価方法 …… 232
　2.1　触れる動作におけるモノの変形 … 232
　2.2　触診メカニクスに基づいたモノの変形特性の計測システム ………… 232
3　食品の「やわらかさ」計測と製品開発 … 234

3.1 さまざまな食品の「柔さ」計測 … 234
    3.2 同一種の食品の「柔さ」計測 …… 234
    3.3 食品の「軟さ」計測 ……………… 236
  4 食感の客観的な評価テクノロジーについて―メカニカルなデザインを目指して
    ……………………………………… 238

第7章 筋電図を用いた摂食中のテクスチャー評価　　神山かおる

1 はじめに Food Oral Processing ……… 239
2 咀嚼筋筋電位 ……………………… 239
3 摂食に関わる筋電位の例 …………… 240
4 咀嚼筋筋電位の個人差 ……………… 243
5 筋電位パラメータと力学機器測定値との関係 ………………………………… 243
6 食品の切り方と筋電図 ……………… 244
7 おわりに …………………………… 244

【第Ⅴ編　食品ハイドロコロイドの機能と応用】

第1章　医療・介護用食品の開発　　宮﨑桂介

1 はじめに …………………………… 246
2 食品ハイドロコロイドの特性を活かした医療・介護用食品 ………………… 247
  2.1 濃厚流動食 …………………… 248
  2.2 とろみ剤 ……………………… 249
  2.3 その他の医療・介護用食品 ……… 250
  2.4 食品ハイドロコロイドの有用性 … 251
3 食品ハイドロコロイドの活用にあたり
  ……………………………………… 252
4 おわりに …………………………… 252

第2章　生理活性とルミナコイド　　大和谷和彦, 森田達也

1 キシログルカンの機能 …………… 254
  1.1 はじめに ……………………… 254
  1.2 キシログルカンの機能 ………… 255
    1.2.1 植物での生理活性 ………… 255
    1.2.2 脂質代謝改善 ……………… 256
    1.2.3 糖質代謝改善 ……………… 257
    1.2.4 環境ホルモンへの影響 …… 257
  1.3 構造と機能の関係 …………… 257
2 食物繊維とレジスタントスターチ―シナジー効果の発現― ……………… 257
  2.1 はじめに ……………………… 257
  2.2 RSのDF節約作用と排便促進効果
    ……………………………………… 258
  2.3 DFとRSの組合せによる遠位結腸への酪酸送達 ………………… 258
  2.4 おわりに ……………………… 260

第3章　ビフィズス菌のシームレスカプセル化技術とその応用

浅田雅宣

1　はじめに …………………… 263
2　シームレスカプセル化技術 ………… 263
3　ビフィズス菌の耐酸性カプセル化 …… 265
4　耐酸性カプセル化ビフィズス生菌の便通改善効果 …………………… 265
5　腎不全患者におけるカプセル化ビフィズス菌製剤の効果 ……………… 266
6　おわりに ……………………… 267

第4章　糖質素材による揚げ加工食品の吸油量の低減

三浦　靖

1　揚げ加工での熱・物質移動 ……… 268
2　糖質素材による揚げ加工食品の吸油量の低減 ………………………… 269

第5章　サケ軟骨プロテオグリカンの開発と応用

加藤陽治，柿崎育子，後藤昌史

1　サケ軟骨プロテオグリカンの新規製造法の開発経緯 ………………… 272
2　サケ軟骨プロテオグリカンの構造 …… 272
3　高分子量PGの機能と応用 ………… 274

第6章　環状グルコオリゴ糖とメガロ糖の構造と機能

北村進一，鈴木志保

1　はじめに …………………… 277
2　シクロアミロース ………………… 278
　2.1　酵素合成と構造 ……………… 278
　2.2　包接機能 …………………… 279
　2.3　水和挙動 …………………… 281
3　シクロイソマルトオリゴ糖 ………… 282

【第Ⅰ編　ハイドロコロイドの基礎】

第1章　序論

西成勝好[*]

1　はじめに

本書初版および本書の各章に盛り込むことのできなかった話題に関して述べる。序論としては全体のバランスも考えて総合的な記述が望ましいと思ったが，浅学非才の身には荷が重過ぎる。特に重要なのにあまり省みられていない事項，今後重要になりそうな事項などを以下にまとめる。

2　ゲル化過程の測定における貯蔵剛性率の極大

微小変形の動的粘弾性測定が普及したことにより，ゲル化過程を一定温度，一定周波数での複素剛性率測定により調べる方法は広く用いられて，ゲル状食品の製造工程におけるゾル－ゲル転移の解析により，製品の品質改善に必要な基礎情報を与えているが，いろいろな問題も多い[1,2]。

この方法により κ-カラギーナン水溶液[3]のゲル化において，G' の極大が報告された。通常の治具を使用すると κ-カラギーナンのゲル化において極大が検出されるが，滑りの起こりえない治具を使用した測定において極大が検出されなかったことから，この G' の極大は，滑りによって出現したものとされた[4]。コンニャクグルコマンナンのゲル化において同様な極大が見られ，滑りの起こらない圧縮力の測定による方法ではやはり極大が見られず，G' の極大は滑りによって生じた見かけのものであると結論された[5]。

しかし，カゼインミセルのゲル化における G' の極大の後の急激な減少は滑りによるが，構造の弱体化によりある時点から G' の減少が起こると報告された[6,7]。構造の弱体化とは応力に抵抗しうる網目を構成する紐の数が減少するかあるいは紐自体がより柔らかく屈曲性になることであると考えられるが，レンネットによるカゼインの凝固過程において共焦点顕微鏡および電子顕微鏡観察，浸透実験により，確認できたと報告された。また，脱脂乳のGDLによるゲル化における G' の極大も報告されている[8]。この場合，GDLの濃度が高いとpHが急速に低下して速くゲル化し，タンパク質分子間の結合の形成と再配列に必要な時間がなくなるため，粗い構造の網目となり弾性率の小さいゲルが形成されると解釈された。弾性率が最大になるpHはGDL濃度によらず，等電点付近であると報告された。また，GDLによる大豆タンパク質のゲル化についても同様の結果が報告された[9]。

一方，拡散波分光法（DWS）とゼータ電位，微小変形動的粘弾性測定により豆乳のGDLによ

---

[*] Katsuyoshi Nishinari　湖北工業大学　軽工学部食品薬品工業学科　特聘教授

るゲル化過程を調べた別のグループの報告では，ゲル形成が起こり始める際の G' の増加開始はDWSにより検出される濁度の増加開始より遅れて検出されることから，振幅が小さいとはいえ，動的粘弾性では構造形成に何らかの阻害的影響が現れるためであるとしている[10]。

3　チキソトロピー・降伏応力

　咀嚼嚥下困難者支援のために作られているようなプリン状あるいはペースト状の食品の粘度は，ずり応力とずり速度だけの関数ではなく，ずり応力とずり速度を印加する時間の長さ，印加後の時間の長さによって変わる。このような弱い構造を持つ液体の粘度はずり速度が一定でも，撹拌すると粘度が減少し，撹拌を止めると元の粘度を回復するものが多い。このように撹拌や振動などにより時間とともに粘度が減少する現象をチキソトロピーと呼ぶ。ずり速度の増加に伴い粘度が減少する現象であるずり流動化 Shear thinning と似ているが，チキソトロピーではずり速度は一定である点が異なる。定義も測定法も困難な面があるが，ずり速度を増加させて，次に減少させるときに描かれる応力をずり速度に対してプロットしたヒステレシスループの測定もよく用いられる[11]。構造が破壊する過程と構造が回復する過程が同時に起こっているので，ずり速度の変化速度が遅ければこのループ面積は小さくなる。最近は，測定装置が改善されてきたこともあり，階段的にずり速度を変化させたときの，ずり応力変化を測定する方法が普及してきた[11]。

　β, 1-3 グルカンは抗腫瘍活性があるとされ，膨大な研究がなされたが，そのひとつスキゾフィラン SPG は三重螺旋の剛直な分子（持続長180nm）であり，特異なレオロジー挙動を示す。SPG は 135℃ 以上の高温か，アルカリまたは DMSO 中で三重螺旋から三本のコイル状分子になることが知られている[12]。食品のテクスチャーコントロールに広く使われているキサンタンガムも同様，低温水溶液中では二重螺旋の剛直な分子（持続長120nm）であるが，アルカリまたは DMSO 中で二重螺旋から二本のコイル状分子になることが知られている。アルカリまたは DMSO により変性させた後に，ヘリックス溶媒に戻すと，元のヘリックスに戻るかどうかは，科学的に興味深いだけではなく，実用上の問題にもつながるので，研究されてきた。

　Fangら[13]はアルカリ変性した SPG の水溶液のチキソトロピー挙動を調べるのに，階段状にずり速度を変化させて生じる応力の時間変化を測定している（図1）。ずり速度が瞬時に増加すると，応力のオーバーシュートが起こり，その後徐々に減少して一定のずり速度に対応する応力に収束する。また，ずり速度が瞬時に減少すると，応力のアンダーシュートが起こり，その後徐々に増加して一定のずり速度に対応する応力に収束する。

　この応力の時間変化は次式により表される。

$$\tau = \left[\frac{1}{\sqrt{\tau_s}} + \left(\frac{1}{\sqrt{\tau_i}} - \frac{1}{\sqrt{\tau_s}} \right) \exp(-kt) \right]^{-2} \quad (1)$$

　ここで，τ_i は応力の初期値，τ_s は応力の平衡値で，k は構造回復と構造破壊の速度定数であ

第1章 序論

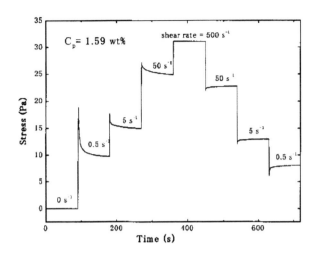

図1 SPGの水溶液に階段状のずり速度を印加したときに生じる応力の時間依存性

る。τ_i と τ_s の差（$\Delta\tau = \tau_i - \tau_s$）の τ_s に対する比 $\Delta\tau/\tau_s$ は応力の変化の割合を表す。

いずれの濃度においても，低ずり速度における変化の割合 $\Delta\tau/\tau_s$ が著しく，$0 \to 0.5\mathrm{s}^{-1}$ の過程においてもっとも顕著な変化が見られた。これはこの程度の低いずり速度で主要な凝集構造が崩壊することを意味する。この式はGrassiら[14]が β，1-3グルカンであるスクレログルカン溶液のレオロジー解析に用いたのと同じ式である。

同様な実験と解析がアラビアガム溶液についてもなされた。アラビアガムは低粘性の乳化剤として広く食品加工に用いられているが，古い解説書ではニュートン流体として扱われている。最近，アラビアガムの非ニュートン性とチキソトロピーが解析された。定常流動粘性測定において，ずり速度を増加させた場合と減少させた場合で，減少させる場合の方が大きな粘性率を示した。応力に対する寄与を弾性項と粘性項に分離すると，低ずり速度においては弾性項が粘性項を上回るが，高ずり速度においては逆になり，粘性率がずり速度に依存しないニュートン的な挙動となることが示された。低ずり速度における弾性項の起源は凝集体の存在であることが光散乱測定により示された[15]。

Brennerら[16]はタラの筋肉タンパク質（濃度およそ20%）について，遅延破壊現象を解析している。一定応力を与えるとき，ある程度以上の応力（静的降伏応力）ではこのゲルは直ちに破壊し，歪が時間とともに線形的に増加した。この静的降伏応力より小さい応力下では時間とともにひずみが増加し，ある時間で急激にひずみが増加するが，このとき破壊が起こる。さらに小さい応力下ではひずみ速度が減少し，ひずみは停滞する。この境界の応力を動的降伏応力という。動的降伏応力以上の応力下ではクリープ過程の間に破壊が起こる。チキソトロピーを示さない物体では，静的降伏応力と動的降伏応力は一致する。

最近，直接消化器官へ注入する咀嚼嚥下困難者用の栄養補給プリンのチキソトロピー挙動が調べられた。試料に一定ずり速度を印加した後の応力の減少が解析された（図2）[17]。

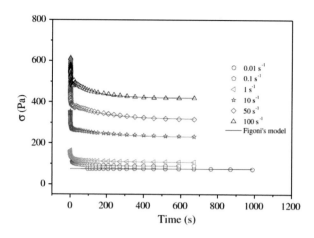

図2 栄養補給プリンのチキソトロピー挙動解析：各一定ずり速度印加後の応力の時間依存性[17]

この挙動はFigoniのモデル

$$\sigma - \sigma_s = (\sigma_{i1} - \sigma_{s1})\exp(-k_1 t) + (\sigma_{i2} - \sigma_{s2})\exp(-k_2 t) \quad (2)$$

によりよくフィッティングできている。ここで，下付添字iおよびsはそれぞれ初期および平衡状態における応力を表し，k_1およびk_2はそれぞれ速い変化および遅い変化に対応する速度定数である。言うまでもないが，これは応力緩和を4要素モデルで解析するのと数学的には同じである[18]。また，このような解析はヨーグルト，マヨネーズ，ベシャメルソースなどについてなされ，*J. Texture Stud.*などに報告されている。

4 ゲルの溶媒浸漬による変化・生理活性物質の放出・吸収の制御

円柱形κ-カラギーナンゲルを各種アルカリ塩溶液に浸漬すると，複素ヤング率は時間の経過につれて増加する[19]。このようなゲルの溶媒浸漬により若干体積は減少し，濃度は増加するが，それだけでは著しい弾性率の増加（塩化カリウム溶液浸漬では17倍程度の増加）は説明できず，コイルヘリックス転移，さらにヘリックスの会合による架橋領域の形成などの内部構造変化が起こったものと考えられた。実際，1.6%カリウム型ジェランガムゲルのDSC，円二色性（CD）の測定において，ある温度でDSC曲線にピークが見られ，その温度付近で波長200nm付近の楕円率が急激に変化した。波長200nm付近の楕円率の変化はジェランガム分子のヘリックス－コイル転移を反映していると考えられている．この温度範囲では，貯蔵ヤング率E'は損失ヤング率E''よりも常に大きくゲルの形状を維持していたことから，DSCとCD測定でみられた変化はゲル中でのヘリックス－コイル転移を反映しているものと結論された[20]。

塩溶液ではなく水に浸漬した場合にも数時間程度まではジェランゲルの弾性率は増加する（図3）[21]。これはゲルの膨潤に伴い，架橋領域間の鎖が引き伸ばされる結果，ゲル全体の弾性率も増

第1章　序論

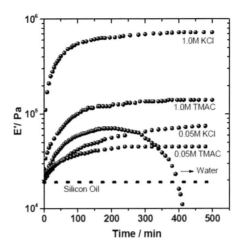

図3　各種塩溶液（20℃）に浸漬した2.0wt%K$^+$-ジェランガムゲルの貯蔵ヤング率 E' の時間変化[21]

加したものと推察される。さらに長い時間ゲルを水に浸漬すると弾性率は徐々に減少し，ついにはゲルの崩壊に至る。それはゲル中からカリウムイオンが外部に出て行き，次に架橋領域に結合していない分子鎖（ゴム弾性理論では自由鎖または遊んでいる鎖と呼ばれている）が放出され，架橋領域が崩壊するためであると考えられる。その後，薬剤のコントロールリリース，浸出液の細胞成長阻害などの研究のため，ジェランゲルの浸漬による膨潤挙動が調べられた[22]。カルシウムを添加したジェランゲルで同様な浸漬実験を行い，Hossainら[21]より高温（37℃）で，29日間にわたってゲルの質量減少を測定し，減少度合いが低いことから，カルシウム添加ゲルでは網目に組み込まれていない分子鎖は少ないと結論している[22]。

Nakaumaら[23]は栄養素モデルとしてのカゼイン酸ナトリウムを寒天ゲルに入れ，人工胃液に浸漬した寒天ゲルからの放出挙動を調べ，1.5%以下の寒天濃度では，放出は寒天ゲル網目のメッシュサイズよりむしろゲルの粘性に支配されると報告している。寒天ゲル網目のメッシュサイズは光の吸収の波長依存性あるいは電気泳動などにより100 μm 程度と見積もられており，カゼイン酸ナトリウムの流体力学的半径35 μm よりかなり大きいため，カゼイン酸ナトリウムは網目を通過できると想像される。

球状タンパク質のゲル化には内部に埋もれている疎水性部分が変性により表面に露出することが必要である。濃度が低い場合には，変性しただけではゲルを形成しないが，これにカルシウムなどの金属イオンを加えると，イオン結合によりゲルが形成される。乳清タンパク質などでは加熱あるいは圧力変性させた後，低温において塩添加によりゲル化させることができることが古くから知られている[24]。

このゲル形成はκ-カラギーナンやジェランガムのようなアニオン性多糖類が金属イオンの作用によりゲル化するのと似ている。これらの多糖類は親水性であるため，疎水性の香料や生理活

性物質などの包埋には適さない。また，熱によって分解するような物質の包埋には低温でゲル化するほうが適する。

　ゲル化濃度より低い大豆タンパク質溶液を加熱して変性させた後，熱に弱いリボフラビンを包埋して，人工胃液，人工腸液中での放出が調べられた（図4）[25]。塩化カルシウムを10mMまたは20mM加えた場合，表面が糸状の滑らかなゲルまたは粒状の粗いゲルが形成された。

　カルシウム濃度を変えるとゲルの構造が変わることから，目的にあわせてゲルをコントロールできるとすれば便利である。

　また，揮発しやすい香気成分や化学的に不安定な機能性成分を包含・保護し，胃液などにより分解されずに腸まで送り届けるために，このような成分をマイクロカプセル（通常，直径が数μmから数百μm程度）に封入する技術が注目されている（本書，第V編第3章）。このカプセル化技術はプロバイオティックス（腸内微生物のバランスを改善することによって宿主動物に有益に働く生菌添加物と定義されており，乳酸菌，納豆菌，酪酸菌などの生菌剤及び発酵乳・乳酸菌飲料などがこれに該当する[26]）が低いpHなど過酷な胃腸環境の中で死滅しないで腸に到達して吸収されるようにするために，プロバイオティックスを包み込んで保護するために盛んに研究が行われている。マイクロカプセルの素材には各種多糖類，タンパク質の複合体形成などが用いられている[27,28]。Caiら[29]は乳酸菌のマイクロカプセル化にアルギン酸を用いている。

　また，セレンは日本ではあまり問題になっていないが，中国やシベリアなど土壌にセレン含量が低い地方では欠乏症として心筋症が発生しているほか，発ガンのリスクが高くなると報告されている。セレンは会合して沈殿しやすいためアラビアガムによるナノ粒子を作ると，安定となる[30]。また，抗酸化作用の指標として水酸化ラジカル消去能やDPPH消去能の最適化などについて報告されている[30]。セレンは過剰摂取では有害なため，適切な量の摂取が求められる。

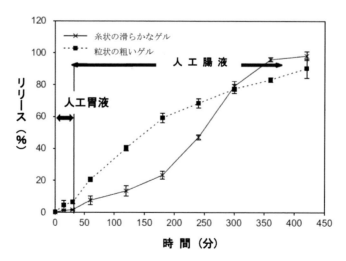

図4　人工胃液，人工腸液中での大豆タンパク質の糸状の滑らかなゲルおよび粒状の粗いゲルからのリボフラビンの放出[25]

5 フィブリル形成による低濃度タンパク質ゲルの形成

アルツハイマー病の原因物質とされるアミロイドはタンパク質のフィブリルであり，強い関心がもたれてきた。

乳清タンパク質の主成分である球状タンパク質ベータラクトグロブリンをpH2程度で80℃に10時間程度保持するとフィブリルが形成されることが報告された。このフィブリルは非常に剛直な分子で持続長が数千nmから数μm程度と報告されている[31]。一般に球状タンパク質のゲル化に必要な最低濃度はκ-カラギーナンやジェランガムのようなアニオン性多糖類と比べて一桁以上高いと思われているが，このベータラクトグロブリンのフィブリルは0.007%でゲルを形成すると報告されている[32]。また，オバルブミンや大豆タンパク質もフィブリルを形成することが報告されており，これらのタンパク質のフィブリルは食品のテクスチャーコントロールなどに有用であると期待されている[33]。

一方，アルツハイマー病の原因物質とされるアミロイドフィブリルを脱会合させる研究も盛んにされている。また，ベータラクトグロブリンのフィブリルは人工胃液により消化されることが示されている[34]。

6 競争的阻害は起こるのか？

ヒアルロナンは関節液，硝子体，臍帯，皮膚などに存在する細胞外マトリックスであり，重要な生理的役割を演じている。高齢になるとヒアルロナンの量が減少し，分子量が低下するという報告もあって，高分子のヒアルロナンに低分子のヒアルロナンが加えられるとレオロジー特性がどのように変化するか，関節炎治療にとっては重要な問題である。高分子のヒアルロナンに低分子のヒアルロナンを加えると劇的に剛性率が減少することが報告された[35]。これは競争的阻害と解釈された（図5）。つまり，低分子の鎖は高分子の鎖の重要な箇所に結合して，高分子の鎖同士が会合したり絡み合ったりするのを妨げる。低分子の鎖のほうが動きやすく高分子同士が会合したり絡み合ったりする前に肝心な箇所に結合してしまうというものである。これに疑問を持ったFujii, Okamotoら[36]は低分子のヒアルロナンを酵素分解だけではなく，超音波および熱分解によって作成し，同様な測定をしたところ，このような劇的な剛性率の減少を見出さなかった。

この二つの実験の相違は，前者の研究グループでは低分子ヒアルロナンの調製に酵素分解を使ったのに，後者の研究グループでは低分子ヒアルロナンの調製に酵素分解のほか，物理的方法を使った試料でも実験している点である。もし，酵素が完全に失活していなければ，粘弾性測定中にも分子鎖の切断が続いてしまうことになる。実際にはどうであったのか，今ではわからない。しかし，後者のグループは，低分子ヒアルロナン添加の影響は①糖の添加，②塩の添加，③分子鎖の長さの影響の三つの効果によって理解できることをそれぞれの移動因子により示している。

アルギン酸は褐藻類から抽出される多糖類で，食品の増粘，安定，ゲル化剤としてのほか，歯

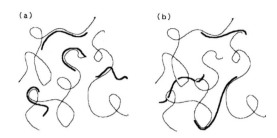

図5 低分子ヒアルロナンによるレオロジー特性変化の模式図
(a)競争的阻害，つまり低分子の鎖〔太線〕は高分子の鎖〔細線〕の重要な箇所に結合して，高分子の鎖同士が会合したり絡み合ったりするのを妨げる。
(b)低分子の鎖〔太線〕でも高分子の鎖〔細線〕の会合や絡み合いを促進する

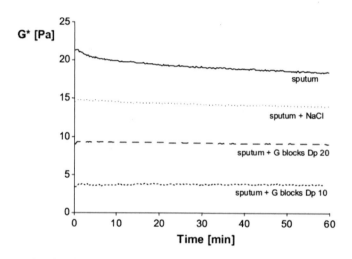

図6 痰，痰に食塩を添加した系，痰に重合度20のGブロックを添加した系，痰に重合度10のGブロックを添加した系の弾性率の時間変化[38]

科材料，手術糸，創傷被覆材などとしても使われている[37]。また，アルギン酸は遺伝性疾患の一種である嚢胞性線維症（Cystic Fibrosis）で重要な役割を演じる。健常人においては気管支粘液は呼吸によって入ってくる異物粒子やバクテリアなどを捕捉し，粘膜繊毛により輸送・排出するが，日和見菌 Pseudomonas aeruginosa は細胞外アルギン酸を産生し，これが気管支粘液と相互作用して，高粘度の気管支粘液・痰を形成し，通常の粘膜繊毛による輸送・排出ができなくなり，気道に蓄積される。痰の粘性が強くなると，気道を閉塞し肺炎を繰り返すようになる。これがCF症の典型的症状である。アルギン酸の粘弾性はグルロン酸 Guluronic acid により強く支配される[37]が，最近，Draget ら[38]は，グルロン酸オリゴマーの添加により痰の粘度が激減することを報告している。この激減は上述のような競争的阻害によるものと説明された（図6）。

今のところ，このグルロン酸オリゴマーの添加によるアルギン酸の粘度低下に対する反証は報告されておらず，これが事実であれば，この病気に苦しんでいる人には大変な福音である。

7 誤嚥防止に向けて物理的・化学的取り組みの協力

海老原によれば[39]，現状では，抗誤嚥薬やその他の嚥下改善法においても特効薬や決定打と呼べるものはなく，実臨床においては難治性の嚥下障害に対してなすすべもないことが多々ある。抗誤嚥薬開発の過程の中で，わかってきたこととして，①体温より離れた温度の方が飲み込みやすい，②知覚神経上の温度感受性受容体である TRP 受容体を活性化することが温度刺激と同じように高齢者の遅延した嚥下反射を改善することが実証されてきた[39]。

このうち，高温度の受容体である TRPV1 のアゴニストであるカプサイシン，カプシエイト，冷温度受容体である TRPM8 のアゴニストであるメンソールも嚥下反射を改善する。また，黒胡椒精油の匂い刺激は嚥下の皮質制御に重要な島皮質 insular cortex を活性化することにより，嚥下反射を改善することなどについても報告されてきた[40]。

これはいわば化学的取り組みであるが，われわれは経験的に知られている高粘性液体は誤嚥されにくいという物理的経験則を確認・定量化することを目指して誤嚥判定溶液の作成に取り組んだ。粘度が高くても，非ニュートン流体であるから，ずり流動化 shear thinning の程度が異なるわけで，どのような流動挙動の液体が誤嚥されにくいかを調べることが必要であると考えた[41]。

口腔内のずり速度と想定されている（嚥下時のずり速度がどのような値であるかについて，目下いろいろな報告が出ている）$50s^{-1}$ において同じ粘度であるが，ずり流動化の程度の異なる3種類の液体（図7）を用いて，嚥下造影撮影が行われた。被験者はいろいろな病歴の患者さんで，概して X2 では誤嚥の確率が低いように見えたが，人によってはむしろ G1 や G2 の方は誤嚥しなかったりする場合もあり，明確な結論は得られていない。今後，異なる角度からの撮影も含め

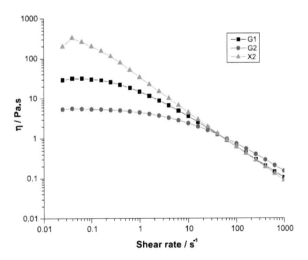

図7 キサンタンガム（X2）とグアーガム（G1 および G2）の粘度のずり速度依存性
グアーガム G2 は G1 をオートクレーヴで加熱殺菌して分子量が低下した試料[41]。

てさらなる検討が必要である。また，味や香りとテクスチャーとの間には相互作用があり（本書第Ⅲ編第1章）[42,43]，上述の化学的取り組みと物理的取り組みを総合した取り組みが必要と思われる。

8 力学測定の進歩

鋼球の押し込みあるいは球状試料を平板で圧縮する場合にHertz理論による弾性率を求めることができるので，大豆タンパク質についての研究に関して紹介したが[44]，近年マイクロカプセル化が盛んに研究されるようになり，食品・薬品の境界領域で盛んに使われるようになった[45～47]。この度，機械工学者が作られた装置で身近にある多くの食品の測定を紹介いただき，さらなる発展が期待される（第Ⅳ編第6章）。

微粒子の媒質中での平均二乗変位計測による媒質の粘弾性測定方法は受動的方法（微粒子のBrown運動計測）と能動的方法（微粒子を電磁場で駆動する）に大別されるが，ゾルゲル転移やエマルション中の相分離領域など不均質部分の粘弾性測定がなされるようになった[48]。Su，米谷，筆者らは高圧下でのメチルセルロースのゲル化の際の蛍光プローブの運動測定により，微視的粘度を決定しているが[49]，今後，不均質なゲルの各部位も含めて貴重な情報が得られると期待される。界面におけるタンパク質層の力学特性はエマルションの生成，安定性に重要な因子であるが，βラクトグロブリンの膜形成がゲル状の網目構造形成なのかジャミング状態からガラス状態への転移なのかについて，受動的方法と能動的方法により調べられた[50]。

大振幅での動的粘弾性は理論的に整備されていないが，構造観察の方法と組み合わせるなどして進歩しつつある。Hyunらは貯蔵剛性率 G'，損失剛性率 G'' の歪振幅依存性を四つの型，①歪軟化（G'もG''も減少），②歪硬化（G'もG''も増加），③弱い歪オーバーシュート（G'は減少するが，G''は増加した後に減少），④強い歪オーバーシュート（G'もG''も増加した後に減少）に分類している[51]。IkedaらはNaI溶液あるいはKCl溶液で作成したκ-カラギーナンゲルについて，前者は弱いゲル（構造的液体）後者は弾性的ゲルの挙動を示すとしている[52]。G'，G''の歪振幅依存性についてのHyunらの分類に従うと，前者が③型，後者が①型の挙動を示すことになる。最近，Funamiらはアルギン酸ナトリウム溶液に炭酸カルシウムを添加した場合のゲルについて炭酸カルシウム濃度が低い場合にはG'もG''も極大を示した後に減少するのに，炭酸カルシウム濃度が高くなると，G''のみが極大を示すようになることを示している[53]。高アシルジェラン/低アシルジェラン/ローカストビーンガムの各混合比（2/1/0, 2/0/1, 1/2/0, 1/0/2）のゲルのいずれもが③型の弱い歪オーバーシュート型の挙動を示すと報告された[54]。

食品分野では固体状食品の一軸圧縮試験によるテクスチャーの大まかな分類として破断応力と破断歪だけを使っているのが現況であるが（歪x，応力-歪曲線軸，応力y軸）が歪硬化（下に凸）であるか上に凸（歪軟化）であるかにより，人の感じるテクスチャーは違うと思われるので，この点に関しての検討が進むことを期待する。

第1章 序論

文　　献

1) 西成勝好, 家政誌, **64**, 811 (2013)
2) M. Djabourov, K. Nishinari, S. B. Ross-Murphy, "Physical Gels from Biological and Synthetic Polymers." Cambridge University Press, p.356 (2013)
3) A. -M. Hermansson, *Carbohydr. Polym.*, **10**, 163 (1989)
4) R. K. Richardson *et al.*, *Carbohydr. Polym.*, **24**, 223 (1994)
5) H. Zhang *et al.*, *Biopolymers*, **59**, 38 (2001)
6) D. S. Horne, *Colloids & Surf. a*, **213**, 255 (2003)
7) M. Mellema *et al.*, *Adv. Colloid Interf. Sci.*, **98**, 25 (2002)
8) M. Jacob *et al.*, *Food Hydrocolloids*, **25**, 928 (2011)
9) S. Schuldt, *et al.*, *LWT-Food Sci., & Technol.*, **57**, 634 (2014)
10) E. Ringgenberg *et al.*, *Food Hydrocolloids*, **30**, 463 (2013)
11) J. Mewis *et al.*, *Adv. Colloid Interf. Sci.*, **147/148**, 214 (2009)
12) M. Gidley, & K. Nishinari, Physico-chemistry of (1, 3)-β-Glucans. In "Chemistry, Biochemistry, and Biology of 1-3 Beta Glucans and Related Polysaccharides" Eds. A. Bacic, G. Fincher, B. Stone, Chap. 2.2, pp.47-118, Elsevier (2009)
13) Y. Fang *et al.*, *Biopolymers*, **74**, 302 (2004)
14) M. Grassi *et al.*, *Carbohydr Polym.*, **29**, 169 (1996)
15) X. Li *et al.*, *Food Hydrocolloids*, **23**, 2394 (2009)
15') X. Li *et al.*, *Food Hydrocolloids*, **25**, 293 (2011)
16) T. Brenner *et al.*, *J. Non-Newton Fluid Mech.*, **196**, 1 (2013)
17) E. O. Brito-de la Fuente *et al.*, In O. Ekberg (ed.), Dysphagia, Medical Radiology. Diagnostic Imaging, pp.493-506, Springer, Heidelberg (2012)
18) 西成勝好,「食品の物性(レオロジー)」,『食品学総論』所収, 舛重正一・野口忠編, 朝倉書店 pp.120-138 (1988)
19) M. Watase *et al.*, *Colloid & Polymer Sci.*, **260**, 971 (1982)
20) Y. Nitta *et al.*, *Trans. MRS-J*, **26**, 621 (2001)
21) K. S. Hossain *et al.*, *Prog. Colloid Polym. Sci.*, **136**, 177 (2009)
22) D. A. De Silva *et al.*, *J Appl Polym. Sci.*, **130**, 3374 (2013)
23) M. Nakauma *et al.*, *Food Hydrocolloids*, **27**, 427 (2012)
24) C. M. Bryant *et al.*, *J. Food Sci.*, **65**, 801 (2000)
25) A. Maltais *et al.*, *Food Hydrocolloids*, **23**, 1647 (2009)
26) 光岡知足,「機能性食品, プロバイオティクス, プレバイオティクス, バイオジェニクス」『プロバイオティクスとプレバイオティクス』, 和田昭允, 池原森男, 矢野俊正編, ネスレ科学振興会監修学会センター関西, pp.1-23 (2003)
27) S. Rathore *et al.*, *J. Food Eng.*, **116**, 369 (2013)
28) L. Hernández-Rodríguez *et al.*, *Food Hydrocolloids*, **36**, 181 (2014)
29) S. Cai *et al.*, *Food Hydrocolloids*, **39**, 295 (2014)
30) H. Kong *et al.*, *Int. J. Biol. Macromol.*, **65**, 155 (2014)

31) J. Adamcik et al., *Nature nanotechnology*, **5**, 423 (2010)
32) C. Veerman et al., *J. Agric. Food Chem.*, **51**, 3880 (2003)
33) E. van der Linden, *Food Hydrocolloids*, **26**, 421 (2012)
34) L. Bateman et al., *J. Agric. Food Chem.*, **58**, 9800 (2010)
35) E. J. Welsh et al., *J. Mol. Biol.*, **138**, 375 (1980)
36) K. Fujii, et al., *Biopolymers*, **38**, 583 (1996)
37) 宮島千尋,「アルギン酸」『食品ハイドロコロイドの開発と応用』, 西成勝好監修, pp.287-303, シーエムシー出版 (2007)
38) K. I. Draget et al., *Food Hydrocolloids*, **25**, 251 (2011)
39) 海老原覚, 日老医誌, **49**, 579 (2012)
40) 大類孝, 2010 食品ハイドロコロイドシンポジウム要旨集 (2010)
41) K. Nishinari et al., *Food Hydrocolloids*, **25**, 1737 (2011)
42) 西成勝好, 家政誌, **65**, 245 (2014)
43) 西成勝好, 2014 美味技術学会シンポジウム要旨集, pp.1-8 (2014)
44) 西成勝好,「食品蛋白質のレオロジー測定法」『新しい食品蛋白質の開発と実用化』, テクノアイ出版部編, pp.170-179 (1985)
45) Zhang et al., *J. Microencapsulation*, **16**, 117 (1999)
46) P. Rayment et al., In P.A.Williams & G.O. Phillips Eds., Gums and Stabilisers for the food industry 14, pp.341-348., RSC Publishing, Cambridge (2008)
47) R. Long, *Biophys. J.*, **101**, 643 (2011)
48) T. Mochakis, *Curr. Opin. Colloid Interface Sci.*, 311 (2013)
49) L. Su et al., *Int. J. Biol. Macromol.*, **64**, 409 (2014)
50) M. H. Lee, *Langmuir*, **26**, 2650 (2010)
51) K. Hyun et al., *Prog. Polym. Sci.*, **36**, 1697 (2011)
52) S. Ikeda et al., *J. Agric. Food Chem.*, **49**, 4436 (2001)
53) T. Funami et al., *Food Hydrocolloids*, **23**, 1746 (2009)
54) G. Lorenzo et al., *Carbohydr. Polym.*, **117**, 825 (2015)

第2章 コロイドと水

八木原　晋[*1]，新屋敷直木[*2]

1　水構造のダイナミクス

　純水の液体構造は，従来の豊富な研究と最近の実験技術の進歩によって深い理解が得られるようになってきたが[1~3]，水分子が他の分子と相互作用している混合系ではいまだに多くの問題が残されている。例えばタンパク質のフォールディング問題や水と他の分子との凝集構造やその複合体の機能発現の分子機構，さらにはお酒の熟成まで，水分子の階層的で動的な凝集構造性が引き起こす自然現象や生命現象は枚挙にいとまがない。このような現象の理解の困難は，広い時間・空間域で発現する水分子の挙動を正確に観測して解析する技術や認識の不足によるところが大きい。さらに輪をかけて問題を難しくしているのは，「ダイナミクスの観測問題」の誤った解釈による混乱である。水系のような典型的な複雑系では，特徴的な構造の特性時間よりも長時間スケールで観測すると，その構造は平均化されて消えてしまい，逆に短時間スケールで観測すると時間・空間ゆらぎとして見える。このような観測問題は，緩和測定などの時間や周波数を明示した観測ではわかりやすいが，たとえ時間を陽に含まない実験手法であっても不可避であることに変わりはない[4]。

　発見者が自ら研究を進めた結果不純物の混入によるものであることが明らかになった，ポリウォーターと呼ばれる特徴的な水構造は，科学史上最も著名な誤りのひとつとされているが[5,6]，今にして思えば，これは水分子が周囲の分子と相互作用して凝集構造を形成した純水とは異なる水構造が明確にされた典型例であるとも言える。その後の水構造の研究では，普遍的な性質よりも各溶質分子や分散粒子に特有な性質が強調されてきた。本稿では，多様な水構造の普遍性を理解するために誘電分光や相補的手法による水素結合ネットワークの広帯域ダイナミクス解析の概要に言及し，広帯域誘電分光を用いた例として低温域での水構造解析について解説する[7]。

2　水素結合ネットワークのフラクタル解析

　高分子のコロイド水溶液の誘電分光では，水と高分子が形成する水素結合ネットワークと高分子骨格鎖の二つのダイナミクスがそれぞれ GHz 域と kHz～MHz 域で観測される。一般には程度の差こそあれ，骨格鎖と溶媒分子の一部は協同的なダイナミクスを示す[8]。このうち GHz 域で観

---

*1　Shin Yagihara　東海大学　理学物理学科　教授
*2　Naoki Shinyashiki　東海大学　理学物理学科　教授

測される水素結合ネットワークの動的挙動は，水分子があたかも大きな分子のように大規模空間スケールで相互作用していたり，緩和時間にn-アルコール溶液系に共通の水素結合アクセプター密度依存性が見られたりすることから，水素結合ネットワークのダイナミクスは水素結合の付け替えを伴うことがわかる。水構造のスローダイナミクスは，構造化に伴う付け替え可能な水素結合サイトの不足によって引き起こされる，という分子機構の普遍的な物理的描像が得られる。誘電分光ではこのようなダイナミクスを平均10ps程度の協同的な双極子配向を反映する緩和過程として観測するが，平均的に5,6分子程度の相互作用の広がりだけでは水構造を正確に特徴づけるのには不足であり，動的挙動の特性時間の分布，すなわち水構造のゆらぎを考えていく必要がある。

　このような水構造ゆらぎを考えるために，最近の誘電分光による新たな解析では，コール・コールの緩和時間分布パラメータを水構造の空間フラクタル次元と関連させて表している[9]。ここでコール・コールの緩和時間分布パラメータとは，複素誘電率ε^*の角周波数ωに対する依存性を次式のコール・コール型の緩和関数で記述する際にβとして定義される。

$$\varepsilon^*(\omega) = \varepsilon'(\omega) - j\varepsilon''(\omega) = \varepsilon_\infty + \frac{\Delta\varepsilon}{1+(j\omega\tau)^\beta} \qquad (1)$$

ここで一般に複素誘電率$\varepsilon^*(\omega)$の実数部と虚数部はjを虚数単位として$\varepsilon'(\omega) - j\varepsilon''(\omega)$と

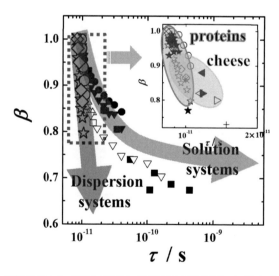

図1　25℃の様々な水系の10GHz域緩和の緩和時間τに対するコール・コール式の緩和時間分布パラメータβのプロット

water(×), Globular proteins；BSA(○), CEWL(◆), OVA(☆), Synthesized polymers；PEG(●), PVP(■), PVME(▼), PVA(△), PAIA(□), and PEI (▽). The inset is the $\tau-\beta$ diagram for proteins(★)and cheeses；mozzarella[◀], camembert[◁], cream[*], processed[▶], gouda[▷], and red cheddar[+]。Adapted from ref. 11 with permission from Elsevier. Copyright 2014.

第 2 章　コロイドと水

表され，誘電率 ε' は物質の分極により貯め込まれるエネルギー，誘電損失 ε'' はエネルギー散逸を意味する。これらの周波数依存性は，印加電場が引き起こす物質内の電荷の変位による分極の時間依存性に対応しており，誘電緩和と呼ばれる。誘電分光とは，外部電場による刺激に対して応答するダイナミックな分極から物質構造や性質の分子メカニズムを解き明かしていく解析手法のことである。ε_∞ は瞬間的に応答する電子やイオンのダイナミクスに対応する瞬間誘電率，$\Delta\varepsilon$ は原子集団の双極子モーメントが電場によって配向して引き起こす分極の大きさに関連する緩和強度，τ は誘電損失のピーク周波数 f_m（$=\omega/2\pi=1/2\pi\tau$）に対応する分極のダイナミクスの特性時間としてあつかわれる緩和時間である。コール・コールの緩和時間分布パラメータ β の値は，水構造を複雑系の階層的時間・空間構造と捉えて，スケーリングやフラクタルの概念を導入することで

$$\beta = \frac{d_G}{2} \frac{\ln \tau \omega_s}{\ln(\tau/\tau_0)} \tag{2}$$

と表現できる[9]。ここで d_G はフラクタル次元，τ_0 は時間スケールのカットオフ時間，ω_s は自己拡散過程の特性周波数

$$\omega_s = \frac{2d_E G^{2/d_G} D_s}{R_0^2} \tag{3}$$

で，ユークリッド次元 d_E，1 より十分に大きい幾何学的係数 G，自己拡散係数 D_s，空間のスケーリングのカットオフサイズ R_0 で記述される。

　このフラクタルな水構造モデルによれば，純水の誘電緩和が示すデバイ型の単一緩和は水素結合ネットワークの深い階層構造性による高いフラクタル次元によってもたらされ，混合系ではそのフラクタル次元の減少が構造ゆらぎを引き起こしていくという数学的な解釈が可能である[10]。図1は様々な高分子−水系や球状タンパク質，チーズ中の水のスローダイナミクスの数学的表現を可視化した平均緩和時間 vs. 緩和時間分布パラメータ・ダイアグラムで，図中で各水系の濃度依存性のプロットが描く双曲線型の軌跡によって，水溶液系から分散系まで包括した特徴付けを行うことが可能である。球状タンパク質水溶液のプロットは図中右上の典型的な高分子水溶液（フラクタル次元1.5程度）の領域から大きく離れた左下の分散系に特徴的な領域に現れ，フラクタル次元の値は，牛血清アルブミン（BSA）で 0.03，鶏卵白リゾチーム（CEWL）で 0.03，オボアルブミン（OVA）では 0.22 と極端に小さな値になった[11]。1以下のフラクタル次元とは破線のフラクタル次元に相当しており，球状タンパク質の分散系に含まれる水分子の凝集構造が観測空間スケールでは断片化していると解釈できることがわかった。フラクタル次元は観測の空間スケールに依存するので，その時間・空間スケールを付記することは必要不可欠である。水構造のゆらぎは狭い時間・空間域での解析では不十分で，広帯域誘電分光（BDS：Broadband Dielectric Spectroscopy）や他のダイナミクス観測手法も相補的に用いた広い時間・空間スケールでの解析が必要である。実際2つの類似の水系のゆらぎの相対的な大小がスケールによって逆転する例もタンパク質などの系で見出されている。このように普遍的な解釈に基づく正確な評価

が徐々に可能になってきており，多様な物質群[12,13]が含まれるコロイド系全般をカバーする今後の展開が期待できる。

3 タンパク質水溶液の低温域ダイナミクス

広帯域誘電分光ではその広い観測時間域の特徴を生かして，室温での液体状態がガラス点以下の低温域で固体になっていく広い温度範囲（80〜298K），広い周波数域（10μHz〜10GHz）で，水系が示す幅広いスローダイナミクスを観測することができる[14,15]。ガラス転移温度付近の低温では水分子固有の局所的な分子運動によるν緩和と溶質と水分子の協同的な運動に起因するα緩和の2種類の水の運動が観測される。α緩和のガラス転移温度（誘電緩和の緩和時間が100〜1000sになる温度）でν緩和の緩和時間，緩和強度の温度依存性が変化することが明らかになった[16〜18]。緩和時間が何桁も異なるこれらの2つの緩和は密接に関係している。一般にガラス状物質では比較的大規模で協同的なダイナミクスを示すα緩和と呼ばれる主緩和の他に，高周波側に局所的なダイナミクスに起因する副緩和が観測される。副緩和のうち Johari-Goldstein（JG）-β 緩和とよばれる緩和はα緩和と密接に関係し，その前駆的な素過程と解釈されている。水系で観測されるα緩和とν緩和にもこれらと類似の普遍性があることが実験と理論の両面で明らかにされた[17〜19]。

このようなα緩和とν緩和は氷結した水溶液系でも同様に観測される。断熱カロリメトリーを用いた氷結した20%（w/w）BSA水溶液の熱測定では，100K，135K，および180K以上の温度で3つのエンタルピー緩和としてガラス転移が報告されている[20]。そこでBSA水溶液のBDS測定を2mHz〜1.8GHzの13桁の周波数域，80〜270Kの温度域で行ったところ，氷結したBSA水溶液で不凍水，氷，水和したタンパク質の3つの緩和が観測された[21]。3つの緩和の緩和時間が100sとなる温度はそれぞれ100K，145K，200K付近であり，断熱カロリメトリーで観測されたガラス転移温度と良く一致し，熱測定で観測されたガラス転移を引き起こす分子運動を誘電緩和でとらえることができた。同様な3つの緩和はゼラチン水溶液[22]や他の球状タンパク質[23]でも観測された。

20〜40wt%ゼラチン水溶液の温度を113K〜298Kの範囲で変化させ，1mHz〜50GHzの周波数域で誘電分光測定を行ったところ[24,25]，35wt%ゼラチン水溶液の複素誘電率の実数部と虚数部は図2のように得られた。図3に260Kにおける誘電緩和曲線と含まれている各緩和過程の成分を示した。BSA水溶液と同様に低温では3つの緩和過程が観測された。それぞれの過程の温度依存性から，これらの3つの過程の起源はBSA水溶液と同じであることがわかった。T_gが128Kの最も高周波数側にある速い緩和過程は，水和層の不凍水，中間周波数域でT_gが139Kの過程は氷，そしてT_gが210Kの最も低い周波数域の遅い過程は水和したゼラチンの局所的な分子鎖のコンフォメーションのゆらぎによるものである[24,25]。

図4には不凍水，氷，水和ゼラチンに由来する各緩和過程の緩和時間の温度依存性を示した。

第 2 章　コロイドと水

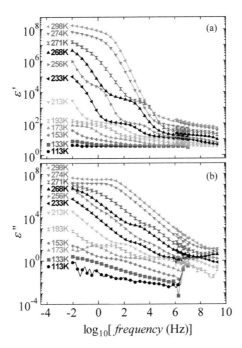

図 2　113〜298K における 35wt%ゼラチン水溶液の複素誘電率の
実数部(a)および虚数部(b)の周波数依存性
図は文献 25 の図を一部修正し転記した。

　ゼラチン水溶液で最も低周波側に観測された水和ゼラチンの緩和は，260K 以上で緩和時間の温度依存性が大きくなる。一方，図 2 に示したように温度の上昇とともに不凍水緩和の緩和強度も 260K 付近から増加する。これは 260K 付近から氷の融解が始まった為である。260K 以上では温度の上昇と共に氷が徐々に融解するため，不凍水緩和の強度は増加する。氷の融解により溶液相のゼラチン濃度が下がり，その結果水和ゼラチンは動きやすくなり，緩和時間の急激な減少が 260K 以上で観測されたと考えられる。ゼラチン水溶液では氷の融解により水和ゼラチンの緩和時間が大きく変化するが，BSA 水溶液でこのような変化は見られない。これは氷の融解により濃度が減少しても，球状構造を保ったタンパク質分子の分子鎖の局所的な運動が変化しない為と考えられる。さらに水和したゼラチンの分子運動と不凍水緩和の関係は，T_g を境に不凍水緩和の緩和時間の温度依存性が高温側の温度の低下とともに見かけの活性化エネルギーが増加する非アーレニウス型から低温側での活性化エネルギーが一定のアーレニウス型に変化する non-Arrhenius/Arrhenius 転移を示すことがゼラチン水溶液でも確認された[24,25]。このような水と水和したタンパク質の 2 つの緩和として観測される分子運動は，水複雑系の階層構造として不可分であり，水和タンパク質の分子運動が水の局所運動を前駆的素過程としていることを意味している[19]。

　水溶液で観測された水和した溶質分子と水の局所的な 2 つの緩和と，van der Waals 液体混合

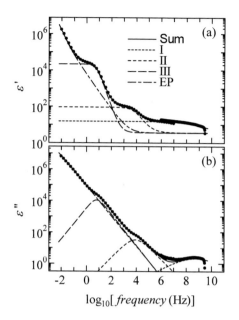

図3 260Kにおける35wt%ゼラチン水溶液の複素誘電率の実数部(a)および虚数部(b)の周波数依存性

不凍水(I),氷(II),水和ゼラチン(III)に起因する緩和および電極分極(EP)のそれぞれの成分と全ての成分の和を曲線で示した。プロットは実測値である。図は文献25の図を一部修正し転記した。

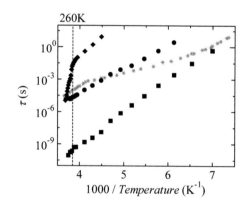

図4 35wt%ゼラチン水溶液の,緩和時間の温度依存性

それぞれのプロットは■；不凍水,●；氷,◆；水和ゼラチンに起因する緩和,＊が（G. P. Johari et al. J. Chem. Phys., 75, 1333(1981)）より得た純水な氷の緩和である。図は文献25の図を一部修正し転記した。

系のα緩和とJG緩和の挙動の類似性から，van der Waals液体混合系で得られた理論的な解釈をより複雑な水溶液へ適用し，さらに複雑な氷結したタンパク質水溶液へと拡張することができる。さまざまな非結晶性物質で観測されるα緩和とJG緩和の関係が，タンパク質-水系の水和タンパク質の緩和と水の局所的な分子運動による緩和の関係と類似しており，普遍的な挙動を

第2章 コロイドと水

とっていることを示している。

　本稿で説明してきたように，コロイド研究の対象となる水系は多岐にわたるため，各系での水構造を正確に評価するための普遍的な特徴づけは極めて重要であり，今後さらに多くの創意に満ちた意欲的な研究が期待されるところである。

文　　献

1) 水ハンドブック，水ハンドブック編集委員会（編集），丸善, 47 (2003)
2) O. Mishima, *J. Chem. Phys.*, **133**, 144503 (2010)
3) 鈴木芳治，応用物理, **80**, 890 (2011)
4) 八木原晋，新屋敷直木，喜多理王，生物物理, **47**, 302 (2007)
5) 荒田洋治，水の書，共立出版 (1996)
6) B. V. Deryagin, *Scientific American*, **223**, 52 (1970)
7) 八木原晋，新屋敷直木，喜多理王，福﨑稔，冷凍, **87**, 547 (2012)
8) N. Shinyashiki, D. Imoto, and S. Yagihara, *J. Phys. Chem. B*, **111** 2181 (2007)
9) Y. E. Ryabov, Y. Feldman, N. Shinyashiki, and S. Yagihara, *J. Chem. Phys.*, **116**, 8610 (2002)
10) 八木原晋，ナノファイバー学会誌, **4**, 26 (2013)
11) Y. Maruyama, Y. Numamoto, H. Saito, R. Kita, N. Shinyashiki, S. Yagihara, and M. Fukuzaki, *Colloids and Surfaces A: Physicochemical and Engineering Aspects*, **440**, 42 (2014)
12) S. Yagihara et al., *Meas. Sci. Technol.*, **18**, 983 (2007)
13) Y. Hayashi, N. Shinyashiki, and S. Yagihara, *J. Non-Cryst. Solids*, **305**, 328 (2002)
14) F. Kremer, A. Schönhals and (eds), Broadband Dielectric Spectroscopy, Springer Berlin Heidelberg (2003)
15) K. L. Ngai, Relaxation and Diffusion in Complex Systems, Springer New York (2011)
16) S. Cerveny, G. A. Schwartz, R. Bergman and J. Swenson, *Phys. Rev. Lett.*, **93** 245702 (2004)
17) N. Shinyashiki et al., *J. Phys. Condens. Matt.*, **19**, 205113 (2007)
18) S. Capaccioli, K. L. Ngai and N. Shinyashiki, *J. Phys. Chem. B*, **111**, 8197 (2007)
19) K. L. Ngai, S. Capaccioli and A. Paciaroni, *Chem. Phys.*, **424**, 37 (2013)
20) K. Kawai, T. Suzuki and M. Oguni, *Biophys J.*, **90**, 3732 (2006)
21) N. Shinyashiki et al., *J. Phys. Chem. B*, **113**, 14448 (2009)
22) A. Panagopoulou et al., *Food Biophysics*, **6**, 199 (2011)
23) K. L. Ngai, S. Capaccioli and N. Shinyashiki, *J. Phys. Chem. B*, **112**, 3826 (2008)
24) K. Sasaki, R. Kita, N. Shinyashiki and S. Yagihara, *J. Chem. Phys.*, **140**, 124506 (2014)
25) 佐々木海渡，藤田圭史，疋田由貴，山本航，栗山直哉，喜多理王，新屋敷直木，八木原晋，東海大学理学部紀要 **47**, 89 (2012)

第3章　懸濁液のレオロジー

金田　勇*

1　はじめに

　懸濁液（suspension）とはコロイド粒子が連続相（分散媒）に離散的に分散した状態をいう。しかしながらコロイド粒子は，その表面特性あるいは連続相への添加物により熱運動程度のエネルギーで解離するものから強いせん断力をもってしても解離しない様々なパターンの凝集状態に陥る場合がある。本稿では弱い凝集（flocculation）を含む理想的な球状分散体の流動特性について概観した後に，現実的な食品にみられる懸濁液のレオロジー特性をどのように評価するかという点について論ずる。

2　剛体球希薄懸濁液の粘度

　Einstein[1]は流れの中にある孤立した球体にかかる粘性抵抗を計算し，分散相の体積分率が十分に低い場合（$\phi < 0.03$）でずり粘度は(1)式で表すことができることを明らかにした。

$$\eta_r \equiv \frac{\eta}{\eta_s} = 1 + 2.5\phi \tag{1}$$

ここでη_rは相対粘度，ηおよびη_sはそれぞれ懸濁液の粘度および分散媒の粘度，ϕは分散相（球状粒子）の体積分率である。

　(1)式は分散体同士の流体力学的相互作用をまったく含まないが，後に2体間あるいは3体間の相互作用を取り入れた修正式が提案された。たとえばBatchelor[2]は2体間相互作用を考慮した(2)式を提案している。

$$\eta_r = 1 + 2.5\phi + 6.2\phi^2 \tag{2}$$

このようにϕの周りで高次展開してゆけば多体間相互作用を取り入れることができるが，本質的には(1)式を考えれば良い。

　(1)式は「球状粒子をたった一つ分散させた系」という極端な条件であるが，これは分散相（粒子）濃度をゼロ外そうした極限と考えることができる。ここでEinstein coefficient k を定義する。

$$k = \lim_{c \to 0} \frac{\eta - \eta_s}{c\eta_s} \tag{3}$$

---

　*　Isamu Kaneda　酪農学園大学　農食環境学群　食と健康学類　教授

ここで c は溶質濃度（体積分率）である。k は溶質分子一つが占める体積に相当する量であるが，球状粒子の懸濁液を考える場合は $k=2.5$ となる。

3 剛体球濃厚懸濁液の粘度

3.1 経験的粘度式

Einstein の式あるいは Batchelor の式は希薄系（$\phi<0.03$）でのみ有効であるが，現実の系は濃厚系を取り扱わざるを得ない場合がある。理想的な球状粒子を考えた場合，どの程度の体積分率で分散粒子同士が接触を始めるかは以下のように類推できる。k はコロイド粒子の分散媒中での「体積」を示すパラメータであるが，球状粒子が互いに接触を開始する体積分率 ϕ^* は k の逆数程度である。

$$\phi^* \approx \frac{1}{k} \tag{4}$$

球状粒子は $k=2.5$ であるから，その逆数 0.4 が概ね球状粒子がお互いに接触を開始する体積分率と考えて良い。球状粒子の最密充填体積分率 ϕ_m は 0.63〜0.64 であり（これは未解決問題である！）体積分率が 0.1 から 0.5 あたりのコロイド懸濁液の流動挙動は極めて複雑であることが容易に想像できる。

Krieger と Dougherty[3] はこのような濃厚懸濁液の経験的な粘度式(5)を提案している。

$$\eta_r = \left(1 - \frac{\phi}{\phi_m}\right)^{-k\phi_m} \tag{5}$$

Krieger-Dougherty（K-D）式を用いれば，実験的に k あるいは ϕ_m を見積ることができる。具体的には体積分率の異なるサンプルを用意してその定常流粘度の測定値からゼロせん断粘度を求め，(5)式の k および ϕ_m をフィッティングパラメータとして決定することができる。たとえば k の値は分散粒子の形状に敏感に依存するので，希薄系では球状粒子が孤立して分散していたものが，濃厚系で凝集を起こした場合は k の値に反映することが期待されるし，当然 ϕ_m の値にも影響を及ぼすことも予想される。

3.2 シェアシニング

一般的に $\phi>0.3$ のコロイド懸濁液の粘度はずり速度に対して敏感である。ここではずり速度の上昇と共に見かけ粘度が低減するシェアシニングについて述べる。コロイド懸濁液中の分散粒子は常に熱運動しており，その系の状態で定まる平衡状態にある。粒子自身が持つ熱エネルギー未満のエネルギー（仕事）が粒子に作用しても粒子はその平衡状態の位置から動かないが，それを上回るエネルギーが作用した場合は平衡状態に破たんが生ずる。ブラウン運動しているコロイド粒子の並進拡散係数 D_0 は(6)式で表すことができる。

$$D_0 = \frac{k_B T}{6\pi \eta_s a} \tag{6}$$

ここで k_B はボルツマン定数，T は温度および a は分散体（球）の半径である。

いま分散体粒子半径分の距離を移動するために必要な時間 t_D を考えると，

$$t_D \approx \frac{a^2}{D_0} = \frac{6\pi \eta_s a^3}{k_B T} \tag{7}$$

この特性時間によって規格化されたずり速度としてペクレ数 Pe が定義される。

$$Pe \equiv \dot{\gamma} t_D = \frac{6\pi \eta_s a^3 \dot{\gamma}}{k_B T} \tag{8}$$

このペクレ数はシェアシニングが生じる臨界ずり速度を与える。逆にいえば実験的にシェアシニングを観察し，そのときのずり速度より(8)式の中の未知パラメータを決定することも可能である。

一方で(8)式の中の η_s，すなわち分散媒の粘度を用いるのではなく，観察される見かけ粘度を用いて規格化したずり応力の形でその臨界値を記述することもできる。

$$\sigma_r \equiv \frac{\sigma \cdot a^3}{k_B T} \tag{9}$$

ここで σ および σ_r はそれぞれずり応力および規格化されたずり応力である。

Krieger[4]はこの規格化されたずり応力を用いてシェアシニングを呈する分散体の粘度式を提案した。

$$\eta_r = \eta_{r\infty} + \left(\frac{\eta_{r0} - \eta_{r\infty}}{1 + b \sigma_r} \right) \tag{10}$$

ここで η_{r0} および $\eta_{r\infty}$ はそれぞれ低ずり速度および高ずり速度領域での粘度の極限値を示す。

(10)式に適当な値を代入して計算された η_r を σ_r に対してプロットしたものを図1に示す。図中の実線は $b=3$ の場合，破線は $b=6$ の場合の結果である。図から明らかなように，(10)式のフィッティングパラメータはシェアシニングの程度を定量化するために用いることができる。ただし，実験で得られる流動曲線に明確な第一および第二平坦領域が現れない場合は(10)式での解析は難しくなる。

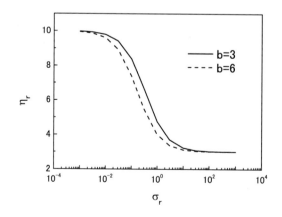

図1　シェアシニングを呈する懸濁液の流動曲線
$\eta_{r0}=10$，$\eta_{r\infty}=3$ として $b=3$ および $b=6$ について本文(10)式を用いて計算した結果をプロットした。

4 変形可能な分散粒子の場合

ここまでは分散粒子が変形しない（剛体球）の場合を考えてきたが，現実の懸濁液では分散粒子が変形する場合もある。具体的には液-液二相系であるエマルションに代表される非相溶二相系や柔らかいミクロゲルの懸濁液などがそれにあたる。ここではエマルションについて考えてみよう。

エマルションの各相（内相および外相）がニュートン流体である場合はエマルションの相対粘度は次式のようにあらわすことができる。

$$\eta_r = 1 + \frac{1 + 2.5M}{1 + M}\phi \tag{11}$$

ここで M は内相と外相の粘度比である。すなわち

$$M = \frac{\eta_{in}}{\eta_{out}} \tag{12}$$

となる。ここで η_{in} および η_{out} はそれぞれ内相および外相の粘度である。

もし η_{in} が η_{out} よりも極端に大きい場合は $M \to \infty$ となり(11)式は剛体球の場合の(1)式と同じになる。

内相比の体積分率が高いエマルションの粘度（η_{r0}）と M との関係を表す実験式として(13)式が提案されている[5]。

$$(\eta_{r0})^{1/K} = \exp\left(\frac{2.5\phi}{1 - \phi/\phi_m}\right) \tag{13}$$

ただし，ここで

$$K \equiv \left(\frac{0.4 + M}{1 + M}\right) \tag{14}$$

である。エマルションのゼロせん断粘度（相対粘度）が実験的に得られれば，ϕ_m をフィッティングパラメータとして求めることができる。

5 食品分野での研究事例

5.1 溶融チョコレートの流動特性

チョコレートはトリグリセライドであるココアバターに不定形の固体微粒子（砂糖，カカオマスなど）が分散したコロイドであるが，室温以下の温度ではココアバターが結晶を形成するために固体である。しかしながら食品加工の工程でチョコレートを溶融して菓子類のコーティングを行う。この際に溶融チョコレートの流動特性は極めて重要である。なぜならば，チョコレートは食品の中でも比較的原料コストが高いために，加工工程のロスを極力抑える必要がある。たとえば平板上のクッキー表面にコーティングする場合と細い筒状の焼成菓子の中に充填する場合では

要求される流動特性（レオロジー特性）は異なるのである。溶融チョコレートの流動特性をコントロールするためには経験的に乳化剤の添加が行われてきており，乳化剤の種類により流動特性に及ぼす効果が異なることがよく知られている[6]。しかしながら乳化剤添加による溶融チョコレートの流動特性変化についての分子論的な機構は完全には明らかになっていない。その理由の一つは分散体である砂糖粒子やカカオマスの形状が不定形であり，その流動曲線を解析することが困難であることがあげられる。The International Office of Cocoa, Chocolate and Sugar Confectionery（IOCCC）では溶融チョコレートの流動特性を Casson 式(15)で解析することを推奨している。

$$\sqrt{\sigma} = k\sqrt{\dot{\gamma}} + \sqrt{\sigma_y} \qquad (15)$$

ここで k は Casson 粘度係数，σ_y は Casson 降伏応力である。Casson 式は経験的に固体分散体の流動特性をよく近似することができ，この解析により得られる見かけの粘度や降伏応力は製品開発あるいは品質管理上は有益であるが，分子論的な機構についての知見はほとんど得られない。そこで筆者らはチョコレートに含まれる主な固体分散相である砂糖微粒子を球状シリカ微粒子に置換したモデルチョコレートを構築して，その流動特性を(5)式を用いて解析することを試みた[7]。図2にココアバター／シリカ微粒子分散系の相対粘度のシリカ微粒子の体積分率（ϕ）依存性の結果を示す。体積分率が0.3を上回ると，この系においても図1に示すような典型的な流動特性（シェアシニング）が観察された。しかしながら実際のデータからは低ずり速度領域での平坦部，すなわちゼロせん断粘度を決定することは難しく，高ずり速度領域の第二平坦部の粘度値を用いて相対粘度を決定し，その値をプロットしている。図2の実線は(5)式での解析によるベストフィットの結果であり，具体的には $k=3.8$ および $\phi_m=0.672$ という値が得られた。3.1で述べたとおり，理想的な球状分散粒子であれば $k=2.5$ となることが期待されるが，ココアバター／シリカ微粒子分散系では4程度と2.5を上回った。この k は分散体の体積に相当するパラメータであり，また粒子の形状因子（アスペクト比）を反映するパラメータであると言われている[8]。すなわち，分散体粒子の形状が球状から回転楕円形などアスペクト比の大きな形状になると k の値は大きくなると予想できるのである。この結果からはココアバター／シリカ微粒子分散系において分散体であるシリカ微粒子は「真球状」の形態をとっていないということを示している。具体的にはシリカ微粒子自体の形態と，これが2次凝集体を形成している可能性が示唆される。一方で ϕ_m については random closed packing の限界値の0.63〜0.64を上回っていることについてはこのシリカ微粒子の粒子径に分布があるために充填率が高く見積もられたと考えることができる。このようなモデルチョコレート系を用いて食品用乳化剤の添加効果を評価した。食品用乳化剤として汎用されているショ糖エルカ酸エステルをモデルチョコレート系に添加して図2と同様なデータを取得し，それを(5)式で解析してフィッティングパラメータを得た。この場合は乳化剤添加により ϕ_m は影響を受けないと仮定してフィッティングパラメータは k のみとした。図3に k の値に対する乳化剤濃度の影響についての結果を示す。乳化剤が添加されていない系では k は

第3章 懸濁液のレオロジー

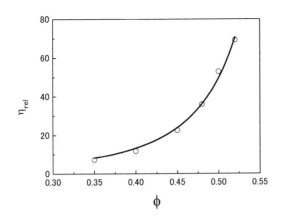

図2 ココアバター/シリカ微粒子系モデルチョコレートの相対粘度のφ依存性
実線は(5)式を用いて行った解析結果

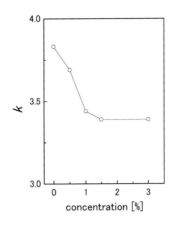

図3 ココアバター/シリカ微粒子系モデルチョコレートの流動特性 (k) に対するショ糖エルカ酸エステルの添加効果

高い値を示すが，0.5%程度の添加によりkは劇的に低下していることが分かる。この結果は乳化剤の添加によりシリカ微粒子の分散性が向上してアスペクト比が小さくなったことを示していると考えられる。モデルチョコレート系の見かけの粘度はこの乳化剤の添加により低下することが確認されているが，この粘度低下の原因の一つは乳化剤がシリカ微粒子に吸着することにより分散性が向上するためではないかということが考えられた。

一般に実在の食品は極めて複雑な系であり，レオロジー測定などによる現象論的観察は可能であるものの，その分子論的な機構の考察は困難であることが多い。そのような場合は本例のように思い切った「近似」を行い，系を単純化することで本質的な問題を整理することも一つの研究の方向性であると筆者は考えている。

5.2 マヨネーズの流動特性

マヨネーズはよく知られている通り，食酢と食用油（液状）の液−液二相系であり，コロイド懸濁液としては「変形可能な分散粒子」が高密度で充填している場合と考えることができる。4節において変形可能な分散粒子より成るコロイド懸濁液の流動特性について述べたが，例えば(13)式を用いてマヨネーズの流動特性を評価することは現実的には困難である。なぜならば，マヨネーズは極めて内相の体積分率が高い（$\phi > 0.7$）エマルションであり，図1のような流動曲線を得ることはできないからである。マヨネーズは明らかに塑性流動を呈するが，静置状態では「弾性」があることは明確である。一般的に分散体のサイズが1μm程度以下であれば，熱運動による復元力が生じるために弾性的ふるまいをするが，そのサイズが10μm程度を超える大きな粒子の場合は非ブラウニアンと考えるべきである。このような分散粒子のサイズが大きい液−液2相系の弾性は以下のように書き表すことができる[9]。

$$G \approx 1.77 \frac{\Gamma}{a} \phi^{1/3}(\phi - \phi_0) \tag{16}$$

ここでΓは二相間の界面張力，a は粒子半径，ϕ は分散相の体積分率である。ϕ_0 は極限値で分散相が合一してしまい弾性率がゼロになってしまう値で0.71である。(16)式から液−液二相系の弾性の起源は界面張力であることが分かる。例えば，回転式レオメータ用いてマヨネーズの動的弾性率のずり応力依存性を測定してみると図4のような結果が得られる。ずり応力の小さな領域では貯蔵弾性率（G'）が一定でありこの平坦な領域では $G' > G''$ であることからマヨネーズは粘弾性体であることが分かる。内相比（ϕ）と乳化粒子径（a）が既知であれば，このような測定値から弾性を評価して(16)式より，エマルションの状態での実質的な界面張力を見積もることも可能である。一般的に界面張力は釣り板法（気／液界面）やペンダントドロップ法で決定するが，いずれも実際のエマルションの界面の状態を再現したものではないので，このようなレオロジー特性からの界面張力の類推は興味深い方法であると思われる。マヨネーズの場合に立ち戻ってみると，マヨネーズの弾性の値を使って(16)式で界面張力を見積もることはできない。なぜなら(16)式の ϕ_0 は0.71となっているが，マヨネーズはこの極限値を超えて充填したエマルションなので理論的に破たんしてしまうからである。したがってマヨネーズのような特殊なエマルションのレオロジー特性を評価するには工夫が必要である。上述のとおりマヨネーズは見かけ上，塑性流動を呈するので，流動開始の臨界値である降伏応力は有用なパラメータになろう。図4を見てみるとずり応力を大きくして行くとある時点で G' が低下する。このポイントのずり応力を降伏応力として評価することは可能である。塑性流動あるいはビンガム流動の流動曲線は(17)式で表すことができる。

$$\sigma = \sigma_y + \eta \dot{\gamma} \tag{17}$$

ここで σ_y は降伏応力である。流動開始後の流動曲線が線形にならない偽塑性流動の場合は，Herschel-Bulkley式(18)を用いると上手く解析できるケースが多い。

$$\sigma = \sigma_y + \mu (\dot{\gamma})^n \tag{18}$$

ここで μ は粘性係数（粘度の次元は持たない！），n は H-B index である。ずり速度あるいはずり応力を変化させて，その際のずり応力あるいはずり速度を測定して流動曲線を作成し，(17)あるいは(18)式でフィッティングを行って，良好な結果が得られれば降伏応力を決定することができる。ただし，この方法にはさまざまな問題がある。まず第一に測定のタイムスケールのとり方に工夫が必要である。理想的

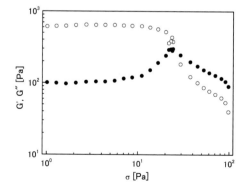

図4 マヨネーズの動的弾性率のずり応力依存性
応力制御型レオメーターで測定

第3章 懸濁液のレオロジー

には，応力制御型のレオメータを用いて小さなずり応力（事前に動的弾性率のずり応力依存性の測定を予備的に行い大まかな降伏応力を確認しておいて，その値より十分に小さな値を選ぶ）を印加してずり歪を観察する。流動が起こらないのであればずり弾性率に応じた歪が生じて，一定値を示すはずであるが，この際の観察時間をどのように決めるかということは難しい問題である。例えば100秒間観察して流動しなかったサンプルを10,000秒観察したらほんのわずかに流動するケースもある。エマルションではないが，大きく膨潤したミクロゲルの高濃度分散液も同様の現象が見られる。この場合，動的弾性率の周波数依存性を観察すると，動的弾性率は弱い周波数依存性をしめし，極めて長い周期運動に対して緩和していることが示唆される。これはマヨネーズのような液−液二相系に真の降伏応力が存在するか否かという難しい問題であるが，現実的には「見かけの値」であっても降伏応力を評価することは有益であるので，測定条件をしっかりと吟味して再現よく測定できる条件での降伏応力と言うことを明確にして評価すれば良い。

定常流粘度も一つの物性評価パラメータとしてよく使われるがこれもどのような条件で測定するかということを考えなければならない。マヨネーズのような塑性流動あるいは偽塑性流動を呈するサンプルの場合，比較的高いずり速度で流動をさせた場合，測定サンプルの中，例えば平行平板型の冶具を用いた場合は一定のギャップ間に挟まれたマヨネーズの中でバンディングが生じてすべり面ができている可能性がある。すなわち，冶具表面近傍ではまったくスリップはなく，中心付近の部分でスリップしてその摩擦係数を測定している可能性がある。平行平板ギャップの長さを変化させると測定される「粘度」が変化する場合はその可能性が高い。そもそも「定常流」に到達するかどうかも不明である。品質管理上，簡便に測定できる粘度は便利であるが，これも測定条件を十分に吟味する必要がある。

筆者らは最近駆動系と応力感知系が独立しているタイプの歪制御型レオメータを用いてスタートアップせん断流下での応力成長挙動を指標にマヨネーズのレオロジー特性を評価することを試みた[10]。

市販の通常のマヨネーズ（FM）とローファットマヨネーズ（LM）を用いてステップ状にずり速度 $0.1s^{-1}$ の流動を印加して応力成長挙動を観察した。図5にFMとLMにずり速度 $0.1s^{-1}$ でせん断流を印加したときの粘度成長曲線を示すが，両者の間で明らかに粘度（この場合ずり速度は一定なのでずり応力と言ってもよい）の立ち上がり挙動が異なる。この測定は静止した状態から強制的に $0.1s^{-1}$ のずり速度で変形させたときのずり応力を観察しているので，観察されたずり応力は密に充填した乳化粒子同士の「ずれ」の摩擦に由来していると考えられる。これらの違いを定量的に評価できれば，食感を表す一つの指標になり得ると考えられる。ステップ状にせん断流を付加した際の粘度成長曲線は一般的に(19)式のように表すことができる。

$$\eta^+(t) = \eta_{steady} \cdot h(t) \tag{19}$$

ここで η_{steady} は定常流粘度，$h(t)$ はダンピング関数である。理想的には $h(t)$ を決定することであるが，マヨネーズのような複雑系ではほぼ不可能と考えた方がよい。そこで筆者らはこの実

験で得られたデータから応力−歪曲線を得て解析することを試みた。ずり速度 $0.1 s^{-1}$ で変形させているので，サンプルが刻々と受ける変形は

$$\gamma = \dot{\gamma} \cdot t \tag{20}$$

で得ることができる。図6に図5のFMの測定データから得たずり応力およびずり歪の値をプロットしたものを示す。図6中の破線はサンプルが弾性体と仮定した場合のラインであるが，測定値は歪が大きくなるにつれてこの破線から下回る傾向にあることが分かる。すなわち歪軟化を起こしているのである。この歪軟化を定量化するためにフックの式を歪まわりで展開した(21)式で解析した。

$$\sigma = P_1 \gamma + P_2 (\gamma)^2 \tag{21}$$

この式の P_1 および P_2 は1次および2次の係数であるが，P_1 は極めて小さい歪領域でのずり弾性率を，また P_2 は歪軟化（負の場合）あるいは歪硬化（正の場合）の程度を示すパラメータである。この方法でFMとLMの特性値を比較すると，P_1 についてはFMの値がLMの2倍以上であり，FMの方が弾性率が高いという結果になり，一方で歪軟化のパラメータである P_2 もFMの方がLMの約2倍という結果が得られた。これらの2つのパラメータを合わせて考えると，FMはLMに比べて，ずり弾性率は高くなおかつ変形過程での軟化の程度も大きい（いずれのパラメータも2倍程度）ということが言える。この結果はそれぞれの想定される構造，すなわち内相の体積分率がきわめて高いO/WエマルションであるFMと内相の体積分率を低下させて（油分を低下させて），連続相に増粘剤を添加したと考えられるLMを考慮すると合理的な結果であると考えられる。

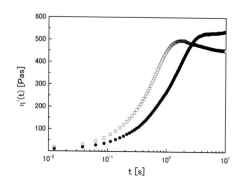

図5　通常マヨネーズ(FM：○)とローファットマヨネーズ（LM：●）の粘度成長曲線 ずり速度は $0.1 s^{-1}$。

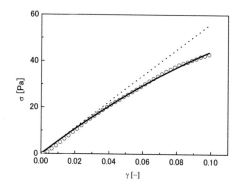

図6　通常マヨネーズ（FM）の応力−歪曲線 データは図5に示したものを用いた。丸印は測定データを，破線は(21)式の次の項から得られる弾性応答を，実線は(21)式によるベストフィットの結果を示す。

第3章　懸濁液のレオロジー

6　まとめ

　分散系のレオロジーは食品や化粧品・生活用品また塗料や製紙工業など幅広い分野で重要な学問分野である。しかしながら本稿の前半で解説したような「理想的な系」は残念ながら現実にはほとんど見当たらない。しかしながら基本的な理論を理解した上で，実在の系を許容される範囲で単純化して数多く提案されている理論式あるいは実験式（経験式）を用いて定量的に解析を試みることは重要であり，そのような研究から課題に対する対処法が見えてくるかもしれない（チョコレートの例）。一方でマヨネーズの例のように複雑な系ではそのレオロジー特性を定量的に評価するためには工夫が必要となる。本稿で紹介した事例はほんの一つの例であり，これを参考にして新しい評価法が提案されることを期待している。

文　　　献

1) A. Einstein, *Ann. Phys.*, **34**, 591 (1911)
2) G. K. Batchelor, *J. Fluid Mech.*, **46**, 813 (1971)
3) I. M. Krieger, T. J. Dougherty, *Trans. Soc. Rheol.*, **3**, 137 (1959)
4) I. M. Krieger, *Adv. Colloid Interface Sci.*, **3**, 111 (1972)
5) F. Pal, *J. Rheol.*, **36**, 1245 (1992)
6) D. Rector, *Manuf. Confect.*, **80**, 63 (2000)
7) I. Kaneda, H. Miyazawa, M. Ito, *J. Rakuno Gakuen University*, **39**, 1 (2014)
8) H. A. Barnes, J. F. Hutton, K. Walters, "An introduction to rheology", Chap. 7, Elsevier (1989)
9) H. M. Princen, A. D. Kiss, *J. Colloid Interface Sci.*, **112**, 427 (1986)
10) I. Kaneda, S. Takahashi, *Food Sci. Tech. Res.*, **17**, 381 (2011)

第4章 泡の構造と物性

田村隆光*

1 はじめに

　食品の望ましい食感を造り上げるため，泡も重要な機能となりえるが，高い粘性の生地やゲルなどに微細な泡を取り込むことが求められる。そのために，適切な撹拌操作や，発酵や化学反応による生地内部での微細気体の発生を利用することが行われているが，好ましい状態の泡を取り入れるには，やはり経験による技術が求められる。しなしながら，食品ハイドロコロイドの内部には高分子網目に保持された大量の自由水が存在するため，この水を巧みに利用することで，食品としての機能を高めることができると考えられる。そこで，本章では，食品系の事例ではないが，液体系での気泡発生の基本的な理解を目的に，水系における界面活性剤を利用した気泡発生の動的観点からの挙動を紹介する。

2 泡の基礎知識

2.1 気泡の発生（起泡力）と泡沫の安定性の違い

　液体の泡立ちは泡沫の量として捉えることが多いことから，泡沫の安定性を主眼に捉えられがちである。しかし，図1の概念図に示すように気泡の発生と泡沫の安定性とは全く異なる物性因子が働いている[1]。すなわち，泡の発生量（起泡力）を高めるためには，液体に多くの気泡を分散させることが必要となるため，液体の表面張力をいかに低下させるかが重要となる。短時間に表面張力を低下させることにより，低いエネルギーで微細な気泡を多数形成させることができる。気泡発生後は，液体から浮上した気泡が集まり泡沫を形成するが，接触した気泡間にできる液膜（ラメラ）には発生直後の数百 μm の厚みから，重力によるラメラを通じた液体の流下がおこり，安定な泡沫であれば数 nm にまで薄化する。その過程で合一や気体の移行などが随所で起こり，経時とともに気泡の分布状態が変化し消滅に至る。ラメラの安定化に影響する物性因子は，厚みの変化とともに異なってくることとなる。

2.2 起泡力に及ぼす動的表面張力

　機械的な撹拌により，気泡を分散させる挙動の把握には，短時間（数ミリ～数百ミリ秒）の動的表面張力の把握が必要で，これが起泡力の指標ともなる。最大泡圧法が手軽に利用でき，短時

---

*　Takamitsu Tamura　工学博士

第4章 泡の構造と物性

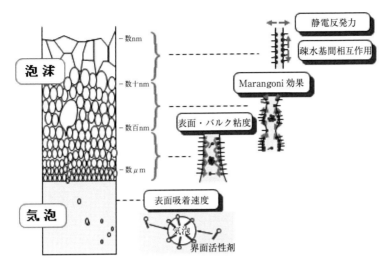

図1 気泡と泡沫を形成する物理的因子の概念図

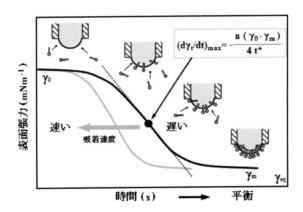

図2 界面活性剤の吸着挙動と動的表面張力の概念図

間から平衡表面張力値に至るまでの変化(γ_t)が図2に示すようなパターンとして測定され，低下速度の違いを簡便に判定できる。この時間に対するγ_tの変化は，(1)式の緩和関数で近似できる[2,3]。

$$\gamma_t = \gamma_m + (\gamma_0 - \gamma_m)/[1+(t/t^*)^n] \tag{1}$$

ここで，γ_mは30秒間の表面張力変化が1mN・m^{-1}以下になった時の表面張力，γ_0は溶媒（水）の表面張力，t^*はγ_tがγ_0とγ_mの中間になった時間，nは定数を示す。界面活性剤などの乳化剤の起泡力の定量的比較には，この(1)式を時間で微分した表面張力の最大低下速度（$d\gamma_t/dt)_{max}$として(2)式で得られる値が指標となる。

$$(d\gamma_t/dt)_{max} = n(\gamma_0 - \gamma_m)/4t^* \tag{2}$$

2.3　泡膜の安定性に及ぼす因子

　生成したラメラは，重力による液体の流下や接触部分（PB：Plateau border）への液体の流入により徐々に薄くなる。これは図3のように，PBは曲率を持つことから負の圧力が生まれ，PBに向かって液体の流入が必然的に起こるため排液が加速される。この排液速度を抑えるには，液体のバルク粘度や表面粘度を高めることが有効となる。すなわち，気泡同士の衝突の緩和や，排液に伴うラメラの液体ロスを抑えることで，泡沫全体の排液が妨げられ破泡しにくくなる。食品コロイドでは，多くの高分子によりこの排液が抑えられ安定なラメラは形成されるが，反面，気泡発生段階で取り込む気泡の微細化には高い粘度が不利な条件となるため，起泡力とともに泡沫の安定性の定量的な評価も必要となる。

　泡沫のラメラは周囲からの様々な変形を受けているが，それに対する耐性を評価することで泡安定性を評価できる。起泡力と切り分けてラメラの安定性を調べるにはラミノメーター法が簡便で，筆者らも表面張力測定計用の白金リングを使い，一定速度で引き上げることによりできる液膜にかかる力を電子天秤で連続的に測定する方法を利用している[4,5]。図4に示すように，リングに凸のメニスカスが現れると張力が発生し，リング面に垂直な液膜の状態になった時に最大値を示す。さらに伸ばすと液膜は溶液上の膜端をすぼめながらも伸びるため，張力はやや低下するが破断するとゼロになる。この最大張力値を示す点 L_{max} と破断点 $L_{rupture}$ との距離を $L_{lamellae}$ と定義し，泡膜の伸び性を評価する。

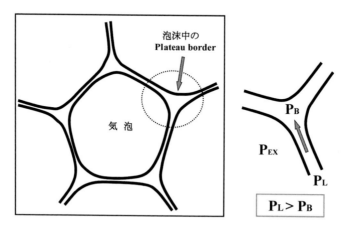

図3　泡沫のPBの曲率に伴う，ラメラ中の液体の流動の概念図
右拡大図中の記号は，P_B：プラトーボーダーにおけるラメラの圧力，P_L：ラメラの圧力，P_{EX}：泡沫中の気泡の圧力

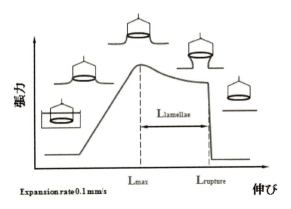

図4 円環ラミノメーターによるラメラの安定性の測定法の概念図

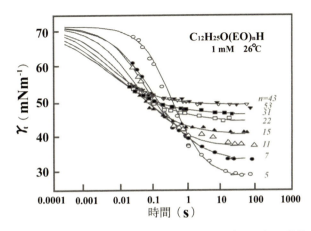

図5 ポリオキシエチレンドデシルエーテル（$C_{12}E_n$）の動的表面張力。nはEOのモル数。

3 界面活性剤の起泡力と泡沫安定性

3.1 非イオン性界面活性剤の親水基と泡立ち性

前述した解析方法を用いて，典型的な非イオン性界面活性剤であるポリオキシエチレンドデシルエーテル（$C_{12}E_n$）の動的表面張力を図5に示す[5]。1mMの$C_{12}E_n$水溶液のγ_tの時間依存性は，長時間領域（＞1s）ではEO（エチレンオキシド基）鎖長の減少とともにγ_tは低下するが，短時間領域（＜0.1s）では逆にEO鎖長の増加とともにγ_tは低下する現象が観測された。$(d\gamma_t/dt)_{max}$で表すと，EO鎖長40モル以下まで直線的な増加を示し，それ以上でほぼ一定となる。一方，$L_{lamellae}$のEO鎖長の関係を調べると，急激な$L_{lamellae}$の減少がEO鎖長10モル以下で見られ，それ以上で徐々に減少を示した。これら物性パラメーターとマクロな泡立ちとの関連を対比させた結果を図6にまとめて示す。マクロな泡立ちは，Ross & Miles法の装置を用い，試験液（200ml）を同じ液体（50ml）の液面へ，高さ90cmから流下させ，流下直後の初期泡立ち性と

食品ハイドロコロイドの開発と応用 II

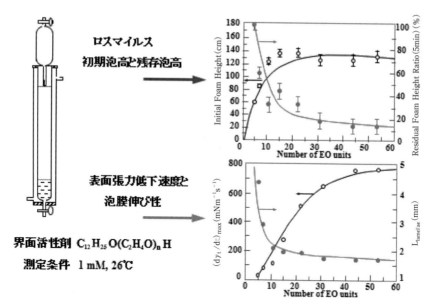

図6 Ross&Miles 法による泡立ち性と動的物性パラメーター

5分後の泡沫残存率を測定した。その結果，初期泡立ち性は，EO鎖長が22モルまで高まり，それ以上でやや減少傾向を示したが，5分後の泡沫残存率は，対称的にEO鎖長の増加とともに減少する傾向を示した。物性パラメーターと対比させると，$(d\gamma_t/dt)_{max}$が初期泡立ち性と相関し，$L_{lamellae}$が泡沫残存率と相関が見られ，起泡力（初期泡立ち性）と表面吸着速度が，安定性（泡沫残存率）と泡膜伸び性が大きく関係している。これらが相関したことから，$(d\gamma_t/dt)_{max}$が大きい系ほど一定エネルギーで大きな気泡面積を形成できるため，初期泡立ち性と良い相関性を示したこと，また，$L_{lamellae}$は伸張する条件下で泡膜が維持する距離を示しているため，その泡沫残存率と良い相関性を示すことが示唆された。

3.2 非イオン性界面活性剤の疎水基と泡立ち性

界面活性剤水溶液は，濃度を高めると臨界ミセル濃度（CMC）でモノマーの表面吸着量は飽和し，さらに濃度を高めるとバルク中でミセルを会合して溶解する。一般的に，CMCはアルキル鎖長が長くなるとともに低下するが，それは泡立ち現象とも密接な関係がある。図7に，Satkowskiらがポリオキシエチレンアルキルエーテル（C_mE_n）の Ross&Miles 法による起泡力と，泡沫の安定性を測定した結果を示す[6]。初期泡立ち性は，C10以上では同じEO鎖長においてアルキル鎖長が長くなるとともに減少する傾向を示す一方，5分後の泡沫の残存性は，やや不明確ではあるが，アルキル鎖長が短いほど減少する傾向がある。

この現象を理解するために，EO鎖長分布のないC_mE_8の動的表面張力の変化を図8に示すが，アルキル鎖長が長くなるにつれて短時間での表面張力の低下の遅れがみられる[7]。これは，CMCが低くなるため，短時間では表面へのモノマーの供給が間に合わなくなることが関係し，反対に

第4章　泡の構造と物性

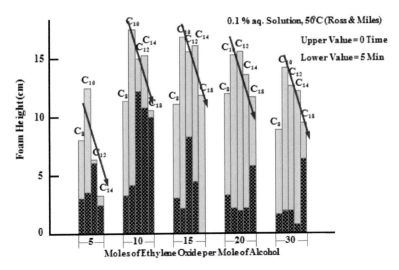

図7　ポリオキシエチレンアルキルエーテル（C_mE_n）のRoss&Miles法による泡立ち

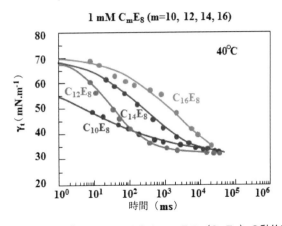

図8　オクタエチレングリコールアルキルエーテル（C_mE_8）の動的表面張力

$C_{10}E_8$のCMCは1mM以上にあり分子が全てモノマー状態で溶解しているため，速やかな表面張力低下が起きていると考えられる。この傾向は，図7に示した初期泡立ち性がアルキル鎖長が長くなるにつれて低下する結果を良く反映している。一方，泡沫残存性に関しては，ラメラの安定性が大きく影響している。図9にFT-IR法により求めた垂直液体膜の厚み（d2）の時間変化を示すが，$C_{10}E_8$では短時間の厚いラメラでの崩壊が起こるが，アルキル鎖長が長くなると長時間で十分な排液が進んだ薄いラメラまで安定である。これを図7のマクロな泡立ちの結果と対比させると，モノマー濃度の高い短いアルキル鎖長では速い表面張力低下が起こるため，初期の泡立ちが高まるが，発生した泡沫のラメラの安定性が低いため，泡の残存率は低下している。反面，長いアルキル鎖長では，表面張力の低下速度は遅くなり初期の泡立ちは低下するが，発生した泡沫のラメラの安定性が高まるため，残存する泡の量は多くなることと対応する。泡膜の安定性に

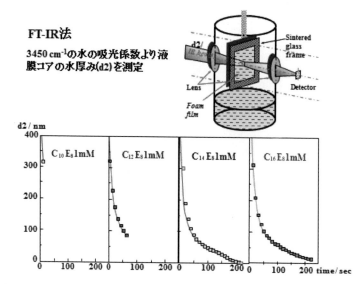

図9 オクタエチレングリコールアルキルエーテル（C_mE_8）の垂直液膜の厚みの時間依存性

関しては，多くの物性因子が関与するため参考文献を記す[8,9]。

このように，分子構造のわずかな違いで起泡性と安定性が大きく異なるため，材料の物性に即した添加剤を利用することで，複雑な多成分からなる食品製品であっても，泡によっても新たな機能開発に寄与することも期待できる。

4 おわりに

界面活性剤水溶液の起泡性と安定性の違いを主眼に泡立ちの機構を紹介してきた。本書の目的である食品系での泡物性を直接扱った事例ではないことから，理解し難い内容であったかと思う。しかしながら，水分を多く抱えたハイドロコロイドにおいて，微細な気泡の形成や大きな泡の微細化などを必要とする場があれば，速やかな表面張力の低下や，安定なラメラを形成する添加剤の選択が重要であることを示唆している。本節での知見が食品分野で利用できる界面活性物質の有効な使い方の知見となり，高い機能性や触感を持った製品開発への発展の一助となることを願って止まない。

第4章 泡の構造と物性

文　献

1) 田村隆光, 表面, **38**, 482 (2000)
2) X. Y. Hua, M. J. Rosen, *J. Colloid Interface Sci.*, **124**, 652 (1988)
3) 竹内祥訓, 田村隆光, 第3版現代界面コロイド化学の基礎, p.245, 丸善 (2009)
4) 田村隆光, 化学と教育, **44**, 646 (1996)
5) T. Tamura, Y. Kaneko, M. Ohyama, *J. Colloid Interface Sci.*, **173**, 493 (1995)
6) W. Satkowski, *et al.*, "Nonionic Surfactants", p.108, Marcel Dekker (1967)
7) T. Tamura, Y. Takeuchi, Y. Kaneko, *J. Colloid Interface Sci.*, **206**, 112 (1998)
8) 田村隆光, オレオサイエンス, **9**, 197 (2009)
9) S. I. Karakashev, M. V. Grozdanova, *Adv. Colloid Interface Sci.*, **176-177**, 1 (2012)

第5章　NMRによるコロイドの構造と物性

松川真吾*

1　はじめに

　多糖やタンパク質などの生体高分子の凝集によってできる食品ゲルやレシチンなどが界面活性剤の働きをして形成されるエマルジョンなどは，その粘弾性や物理的安定性が食品の品質として重要な要素の一つであり，開発においては重要な課題である。このような巨視的な物性の発現は高分子や界面活性剤の凝集構造や分子運動性が反映されており，これらの分子レベルでの運動性の変化や構造形成を把握することが粘弾性などの巨視的な物性を理解し，コントロールする上で重要である。例えば，多糖ゲルの場合，糖鎖の凝集により架橋領域が形成されて3次元ネットワーク構造を持った物理架橋ゲルとなる。この時，架橋領域に組み込まれた高分子鎖のセグメントスケールの運動性は極端に低下する。また，高分子鎖─溶媒間の相互作用が変化するので溶媒の運動性にも変化が見られる。さらに，架橋領域に高分子鎖が取り込まれるに従い，網目間隙の高分子鎖濃度は低下する。したがって，架橋領域が成長し，網目構造が強固になると，網目間隙における溶解分子の運動性は高くなる。このような分子レベルで見た運動性と構造の変化は，巨視的物性を左右し，食品ゲルの食感やジューシー感，呈味挙動，フレーバーリリースなどに影響する。

　食品ハイドロコロイドにおける分子レベルの運動性や構造変化を検討する上でNMR測定は様々な知見を与える。分子の局所的な運動は T_1，T_2 などの緩和時間に反映される。さらに，水溶液中においては，高分子鎖上の水酸基などの化学交換可能なプロトンは水分子のプロトンとの間で化学交換を行い，水の見かけの $^1H T_2$ 緩和時間は大きく変わる。また，高分子網目鎖，溶解分子，界面活性剤などの拡散挙動は磁場勾配NMR法によって観測できる。例えば，界面活性剤の拡散挙動はエマルジョン界面上にある場合には抑制されており，連続水相に溶解している場合とは大きく異なる。本章では，NMR法を用いたハイドロコロイド系における分子運動と構造の評価方法について解説した後，これを多糖溶液および混合レシチン溶液のゲル化機構の解明に応用した例を示す。

2　NMR法による分子運動と構造の評価

　NMRスペクトルに見られる各ピークの化学シフトとスピン−スピンカップリングによる分裂

---

　*　Shingo Matsukawa　東京海洋大学　海洋科学系食品化学部門　准教授

第5章　NMRによるコロイドの構造と物性

は，それぞれ，核の周りの電子密度と化学結合を介した近隣のNMR核との相互作用を反映しており，有機化合物の化学構造決定において有用な情報となっている。一方，NMR緩和時間は主に核同士の空間的な相対位置関係の搖動に関連しており，分子運動についての情報を与える[1]。したがって，ゲル化に伴う分子運動の変化は緩和時間の変化として観測される[2]。また，空間的な磁場の勾配を用いる測定においては拡散による変位が信号強度の減衰として評価され，そこから拡散係数が得られる[3]。本節ではこれらNMRを用いた分子運動性の評価方法について概説する。

2.1　分子運動性とNMR緩和時間

　高分解能NMR測定は大きく分けると溶液測定と固体測定に分類されるが，ハイドロコロイドは溶液と固体の間の分子運動性を持つので，測定にはこの点を配慮する必要がある。図1には分子運動性とT_1，T_2との関係を示した[1]。τ_cは運動の相関時間であり，長くなるほど遅い分子運動に対応する。T_1は最小値を持つのに対してT_2は運動性の低下に伴い単調に減少していく。T_2の減少はスペクトル上のピークの広幅化やエコー信号強度の減衰を引き起こす。溶液試料の測定ではT_2はある程度の長さを持っているので，線幅の狭いシャープなピークが得られるが，高分子溶液などでは粘度の増加に伴い，ピークのブロード化が見られる。さらに，粉体などの固体試料になると非常に短いT_2のため通常の測定では信号が観測されなくなる。また，T_1が非常に長くなるために繰り返し積算の間に磁化が飽和して信号が消えてしまう。固体試料の測定では，これらを解決するためにマジック角スピニング（MAS），高出力デカップリング，交差分極（CP）などの技術を駆使することでシャープなピークの高分解能NMR測定を可能にしている。

　ハイドロコロイドの場合には凝集構造形成に関わっている分子の運動性は低下するが溶媒や溶解成分は溶液状態とほぼ同じ運動性を保っている。例えば，多糖ゲルの場合には網目構造を形成する凝集糖鎖は局所的な運動と拡散運動が低下するため，T_2緩和時間と拡散係数が低下する。

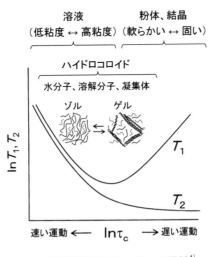

図1　分子運動性とT_1，T_2との関係[4]

この時，通常の溶液測定では T_2 緩和時間がしばしば NMR 信号取り込み開始時間（数マイクロ秒程度）よりも短くなるので，信号が観測されなくなる。しかしながら，分子量が低く，凝集構造に取り込まれなかった糖鎖は網目構造の間隙に溶解しており，溶液状態と同程度の T_2 緩和時間を持っているために信号が観測される。運動性の抑制された凝集糖鎖の NMR 信号を観測するためには上述の高分解能固体 NMR 測定が有効であると考えられる。しかし，MAS による離水，高出力デカップリングによる発熱，CP 効率の悪さなどの問題のため，実際の測定には多くの困難がある。今後，測定法の改良が望まれる。

2.2 ハイドロコロイド中の水の $^1H T_2$ 緩和時間

多糖やタンパク質などの高分子を含む食品ハイドロコロイドにおいては，観測される水の $^1H T_2$ は，高分子鎖の影響を受けていない通常の水（自由水）のプロトン，高分子鎖を水和している水（水和水）のプロトンおよび高分子鎖上の交換可能なプロトン（labile プロトン）との化学交換の影響を受ける[1]。通常，水和水は自由水と非常に速く交換しているので，$^1H T_2$ はそれらの平均値が観測される。ここでは，これを T_{2w} とし，自由水と水和水を合わせて水分子と呼ぶことにする（特別に強い結合水は考えない）。

まず，多糖やタンパク質が均一に溶解している溶液について考える。水分子のプロトン（H_w）と高分子鎖上の labile プロトン（H_p）の成分比を F_w および F_p，平均滞在時間を τ_w および τ_p とする。また，それぞれの本来の $^1H T_2$ を T_{2w} および T_{2p}，化学交換の影響を受けた見かけの $^1H T_2$ を $T_{2w, obs}$ および $T_{2p, obs}$ とし，完全に平均化された $^1H T_2$ を T_{2av} とする。一般に $T_{2w} \gg T_{2p}$ であり，また，数％の高分子鎖濃度の場合には $F_w \gg F_p (\tau_w \gg \tau_p)$ である。したがって，通常は T_{2p}，$T_{2p, obs}$ は観測されず，T_{2w}，$T_{2w, obs}$，T_{2av} などが観測される。交換速度の遅い低温領域（$1/T_{2w}$，$1/T_{2p} \gg 1/\tau_w$，$1/\tau_p$）においては，本来の水分子の $^1H T_2$ である T_{2w} が観測される。交換速度が $1/T_{2w}$，$1/T_{2p} \sim 1/\tau_w$，$1/\tau_p$ 程度になると，次式で示されるような見かけの緩和時間が観測される。

$$1/T_{2w, obs} = 1/T_{2w} + 1/\tau_w \tag{1}$$

$1/T_{2w} < 1/\tau_w$ かつ $1/T_{2p} \sim 1/\tau_p$ となると，T_{2p} と τ_p の影響があらわれ

$$1/T_{2w, obs} = F_w/T_{2w} + F_p/(T_{2p} + \tau_p) \tag{2}$$

となる。さらに交換が早くなり，$1/T_{2w}$，$1/T_{2p} \ll 1/\tau_w$，$1/\tau_p$ となると，次式となる。

$$1/T_{2av} = F_w/T_{2w} + F_p/T_{2p} \tag{3}$$

このように，平均の緩和速度（緩和時間の逆数）は H_w と H_p の緩和速度の加重平均になっており，T_{2p} が極端に短い場合には F_p が小さい（高分子濃度が低い）場合でも，T_{2av} は T_{2w} に比べてずっと小さな値となる。

次に，ゲル化に伴い溶解状態の多糖やタンパク質のコンフォメーション変化が起こり，2重螺

第5章 NMRによるコロイドの構造と物性

旋などの配向構造や凝集構造などの高次構造が生成する場合を考える。この時,これらの高分子鎖の運動性の変化に伴い,T_{2p} が極端に短くなり,τ_p も大きく変化するので観測される水分子の $^1HT_2$ に影響を与える。この交換速度領域における高分子の溶解鎖と配向鎖の共存状態をケースAからCまでの3つの場合(図2)に分けて考察した[5,6]。

ケースA:溶解鎖か配向鎖のどちらかの状態

$1/T_{2w} < 1/\tau_w$ で $1/T_{2p} \sim 1/\tau_p$ の時には,(2)式より,

$$1/T_{2w,obs} = F_w/T_{2w} + F_p/(T_{2sol} + \tau_{sol}) \quad \cdots\cdots 溶解鎖状態$$
$$1/T_{2w,obs} = F_w/T_{2w} + F_p/(T_{2ord} + \tau_{ord}) \quad \cdots\cdots 配向鎖状態$$
(4)

となる。ここで T_{2sol} と T_{2ord},$1/\tau_{sol}$ と $1/\tau_{ord}$ はそれぞれ溶解鎖と配向鎖の T_2 と交換速度である。さらに,交換速度が速くなり $1/T_{2w}$, $1/T_{2p} \ll 1/\tau_w$, $1/\tau_p$ となると,(3)式より,

$$1/T_{2av} = F_w/T_{2w} + F_p/T_{2sol} \quad \cdots\cdots 溶解鎖状態$$
$$1/T_{2av} = F_w/T_{2w} + F_p/T_{2ord} \quad \cdots\cdots 配向鎖状態$$
(5)

となる。T_{2sol} と T_{2ord},$1/\tau_{sol}$ と $1/\tau_{ord}$ はそれぞれ大きく異なるので,(4)式,(5)式で示されるように,高分子鎖が溶解状態から配向状態へと変化すると観測される水分子の $^1HT_2$ は大きく変化する。

ケースB:溶解鎖と配向鎖が共存する場合

観測される $T_{2w,obs}$ は溶解鎖と配向鎖上の両方の labile プロトンとの化学交換の影響を受ける。

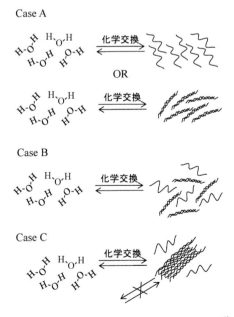

図2 水分子と高分子鎖との化学交換の模式図[2]

$1/T_{2w} < 1/\tau_w$ で $1/T_{2P} \sim 1/\tau_P$ の時には，(2)式より，

$$1/T_{2w,obs} = F_w/T_{2w} + F_p f_{sol}/(T_{2sol} + \tau_{sol}) + F_p f_{ord}/(T_{2ord} + \tau_{ord}) \tag{6}$$

となる。ここで f_{sol} と f_{ord} はそれぞれ高分子鎖における溶解鎖と配向鎖の分率であり，$f_{sol} + f_{ord} = 1$ である。さらに，交換速度が速くなり $1/T_{2w}, 1/T_p \ll 1/\tau_w, 1/\tau_p$ となると，(3)式より，

$$1/T_{2av} = F_w/T_{2w} + F_p f_{sol}/T_{2sol} + F_p f_{ord}/T_{2ord} \tag{7}$$

となる。$T_{2sol} \gg T_{2ord}$ なので，f_{ord} が増加すると T_{2av}（あるいは $T_{2w,obs}$）は減少する。ゾル－ゲル転移のように f_{ord} が急激に増加する場合には T_{2av} にも急激な減少が見られ，また，溶解鎖と配向鎖の運動性の違いが大きいほど変化も大きい。

ケースC：溶解鎖と配向鎖と凝集構造が共存する場合

配向鎖がさらに凝集すると凝集構造内部には水分子との化学交換が出来なくなる配向鎖が存在するようになり，そのような配向鎖上の labile プロトンは化学交換に寄与しなくなる。このような条件において観測される $T_{2w,obs}$ は，$1/T_{2,w} < 1/\tau_w$ で $1/T_{2,B} \sim 1/\tau_B$ の時には，(2)式より，

$$1/T_{2w,obs} = \left\{ F_w/T_{2w} + F_p f_{sol}/(T_{2sol} + \tau_{sol}) + F_p f_{ord}/(T_{2ord} + \tau_{ord}) \right\}/(1 - F_p f_{agg}) \tag{8}$$

となる。ここで f_{agg} は高分子鎖中の凝集鎖の分率であり，$f_{sol} + f_{ord} + f_{agg} = 1$ である。さらに，交換速度が速くなり $1/T_{2w}, 1/T_p \ll 1/\tau_w, 1/\tau_p$ となると，(3)式より，

$$1/T_{2av} = \left\{ F_w/T_{2w} + F_p f_{sol}/T_{2sol} + F_p f_{ord}/T_{2ord} \right\}/(1 - F_p f_{agg}) \tag{9}$$

となる。f_{agg} が増加する f_{ord} と f_{sol} とは減少するので，T_{2av} は増加することになる。凝集構造内部の配向鎖が化学交換に関与しなくなり，水分子の寄与が相対的に大きくなることを考えると理解できる。

2.3 ハイドロコロイドゲル中の網目鎖のNMR信号強度

NMR信号強度は緩和時間が短くなると，信号取り込み開始時間（数マイクロ秒）の間や，スピンエコー法を利用する測定ではエコー時間（数ミリ秒）の間で信号強度が減衰する。NMR緩和を引き起こす主な要因は核同士の空間的な相対位置の揺動であり，高分子の場合にはセグメントスケールでの局所運動に相当する。ゲル化がコイル－ヘリックス転移を伴う場合，ランダムコイル状態では比較的高い運動性を持っていた高分子鎖がヘリックス構造へと変化し，さらに凝集構造を形成すると極端に運動性が抑制され，この時，T_1 および T_2 NMR緩和時間も急激に短くなる。拡散係数測定などに用いられるスピンエコーを基本としたパルスシーケンスにおいては，エコー時間の間に T_2 緩和による信号の減衰が起こる。通常，ランダムコイル状態で溶解している高分子では $^1H T_2$ はエコー時間よりも長い場合が多く，その間の減衰は少ない。しかし，ヘリックス状態へと変化すると，$^1H T_2$ がエコー時間よりも極端に短くなって，完全に減衰する

ために，エコー信号からは消失してしまい，ランダムコイル状態の高分子だけがエコー信号として観測される。したがって，信号強度の大きさの変化から，ヘリックス構造および凝集構造の形成度合を見積もることができる。

2.4 網目鎖の拡散係数

NMR測定において，空間的な磁場勾配を利用することにより，共鳴条件，歳差運動速度，位相核などの空間分布を生み出すことができる[7]。拡散係数測定においては，スピンエコーを基本としたパルスシーケンスの中に2つのパルス状磁場勾配（PFG）を印加するパルス磁場勾配スピンエコー（Pulsed-Field Gradient Spin Echo；PGSE）法が用いられる[8]。測定は磁場勾配強度 g を変えながら測定され，各 g における信号強度 $I(g)$ は次式で表される。

$$I(g) = I(0)\exp\left[-(\gamma g \delta)^2 D \left(\Delta - \frac{\delta}{3}\right)\right] \tag{10}$$

γ は核磁気回転比，δ は磁場勾配継続時間，Δ は磁場勾配間隔，$I(0)$ は磁場勾配が無い時の信号強度である。$I(g)$ を $(\gamma g \delta)^2 (\Delta - \delta/3)$ に対してプロットして，(10)式へのフィッティングにより D と $I(0)$ を求めることができる。ここで $I(0)$ は T_1，T_2 緩和によってエコー形成までの時間（τ_1 と τ_2）によって次式のように減衰する。

$$I(0) = I_0 \exp\left[-\frac{\tau_2}{T_2} - \frac{\tau_1}{T_1}\right] \tag{11}$$

I_0 は $\pi/2$ パルス直後の信号強度である。したがって，前節で述べたように凝集構造を形成している網目鎖の信号はエコー信号からは消失しているので，溶解状態で存在している鎖のみの拡散係数を得ることができる。

2.5 プローブ分子の拡散係数

ゲル内の物質（プローブ分子）の拡散係数（D）は，網目鎖との流体力学的相互作用により，網目が無い場合の拡散係数（D_0）に対して，分子サイズ（R）と流体力学的網目サイズ（ξ）の比に応じて減少すると考えられる（図3）。

ここで，分子のランダムな動きに対する摩擦係数 f が次のように表せるとする。

$$\delta f \sim f \delta (R/\xi) \tag{12}$$

ここで δf と $\delta (R/\xi)$ はそれぞれ f と R/ξ の微少変化量である。
$f \sim D^{-1}$ なので，次式となる。

$$\frac{D}{D_0} = \exp(-R/\xi) \tag{13}$$

すなわち，D/D_0 は R/ξ に応じて指数関数的に減少する[2]。R はプローブ分子の分子量 M_w が小さい場合には $M_w^{1/3}$ に比例し[10]，高分子の場合には流体力学的半径 R_h となることがNMR法

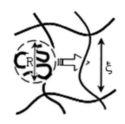

図3 ゲル網目中におけるプローブ高分子鎖の拡散挙動[6]
ゲル網目の流体力学的網目サイズξと高分子鎖の流体力学的直径R
との比(ξ/R)によって拡散抑制の度合が決まる。

によるD測定の結果から示されている[11]。よって，次式が得られる。

$$\xi = -\frac{R_\mathrm{h}}{\ln(D/D_0)} \tag{14}$$

したがって，R_hが既知のプローブを用いることにより，拡散係数測定結果からξを見積もることができる。

3 食品ハイドロコロイドへの応用例

NMRによる緩和時間や拡散係数の測定は多糖やタンパク質の凝集によって形成される食品ゲルやエマルジョン系などの粘弾性や物理的安定性を理解する上で有力な研究手法となる。筆者らはこれまでに，ジェラン[12,13]，プルラン[14]，カラギーナン[5,15]，寒天[16]，アガロース[17]などの多糖ゲル，ゼラチン[18]，魚肉すり身[19]などのタンパク質ゲル，混合レシチン溶液のゲル状溶液[20]について，水の緩和時間，信号強度変化，網目鎖の拡散係数，プローブ分子の拡散係数などを測定し，粘弾性などの巨視的な物性と比較することでゲル化機構と網目構造の解明を行ってきた。ここでは，カラギーナン，寒天，ジェランおよび混合レシチンについての研究例を紹介する。

3.1 水の緩和時間から見たカラギーナンのゲル化機構

カラギーナンは硫酸基の含有量によって，ゲル化能や溶液特性が大きく変わる。κタイプのカラギーナンは硫酸基が少なく，カリウムイオンなどのカチオン存在下で強固なゲルを形成する。また，一旦，ゲル化温度でゲル化した試料は高温まで加熱しないと溶解しない。

図4には，4%のλ-，ι-およびκ-カラギーナンについて測定した，水のプロトンT_2（T_2obs）の温度変化を示した[5]。λ-タイプのT_2obsは温度変化による運動性の変化を反映して緩やかに増減しており，この溶液がゲル化しないことに対応している。ι-タイプにおいては，降温過程ではゲル化温度の60℃付近でT_2obsが急に減少した。この時，水の拡散係数には急激な変化は見られなかった。したがって，T_2obsの急激な減少は溶解状態のカラギーナン鎖が凝集構造へとコンフォメーション変化したことよりT_2hwとT_2pが急激に減少したことを反映していると考えられ

第5章 NMRによるコロイドの構造と物性

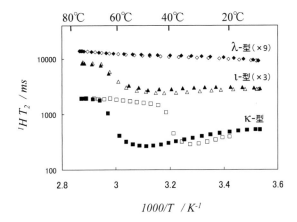

図4 κ，ι，λの各タイプの4％カラギーナン水溶液の水の$^1HT_2$の温度依存性[5]
高温で溶解した試料を降温過程で測定し（白抜き），引き続き昇温過程で測定した（塗りつぶし）。

る。続く昇温過程では，ほぼ同じ温度でT_{2obs}が上昇しており，可逆的なHelix → Coil転移を示している。κ-タイプのT_{2obs}では，降温過程では40℃付近に急激な減少，昇温過程では60℃付近に急激な増加が見られ，それぞれゲル化温度と融解温度に対応している。また，ι-タイプに比べてκ-タイプのT_{2obs}が非常に小さな値となることから，凝集構造が強固であることを示しており，ゲル強度が大きいことに対応している。

κ-カラギーナン水溶液におけるゲル状態での昇温過程を詳しく見てみると，T_{2obs}は降温過程でのT_{2obs}よりも大きな値となっている。低温において構造の大きな凝集体が形成され，それが残っていて水との接触面積が小さくなりT_{2hw}とT_{2p}寄与が小さくなったためと考えられる。この時のT_{2obs}は(9)式で表される。このように高分子鎖の凝集が進んで水との接触面積が少なくなるためにT_{2obs}が大きな値になる傾向は，高い濃度のカルシウムイオンを含むジェランガムにおいても見られている[13]。

3.2 網目鎖の運動性評価による寒天のゲル化機構の解明

パルス状の磁場勾配を用いたNMR測定により，寒天ゲル内物質の拡散係数Dを測定した[16]。図5に2.3％寒天水溶液を徐々に冷却しながら磁場勾配NMR測定を行って得られたスペクトルを縦に並べて示した。手前から磁場勾配強度gを150から700G/cmまで変化させている。各磁場勾配強度における信号強度$I(g)$から(10)式により$I(0)$とDを求め，温度に対してプロットした（図6）。

$I(0)$はゲル化温度（45℃）付近で減少している。$I(0)$はT_1，T_2緩和によってエコー形成までの時間に減衰しているので，寒天がゲル化時に凝集構造を作ると，凝集に取り込まれた高分子鎖の分子運動性は極端に低下するために^{1}HのT_1およびT_2は短くなり，エコー形成時間までの

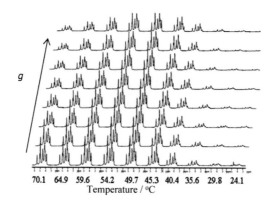

図5 2.3%寒天溶液の磁場勾配NMRスペクトル(降温過程)[16]

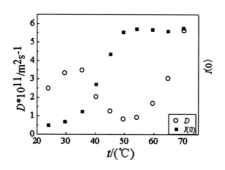

図6 2.3%寒天溶液中の寒天鎖の拡散係数とエコー信号強度(降温過程)[16]

間に減衰して信号は検出されなくなる。したがって，この信号強度の低下は凝集構造を形成した高分子鎖の増加を示している。図6の結果より凝集構造形成はゲル化温度より数℃高い温度から始まり，また，ゲル化温度以下においても，溶解高分子鎖が存在し，温度低下とともに徐々に減少していくのが分かる。Dの変化を見てみると，60℃まで急激な低下を見せているが，これは溶液状態において見られる対流による信号の減衰の影響であると考えられる。小さなDを測定する場合にはこの対流による減衰の影響が相対的に大きくなるので注意が必要である。ゲル化温度以降を見ると，温度が低下しているにもかかわらず，Dが増加している。ゲル化前後において，分子量の大きな高分子鎖が優先的に凝集構造に取り込まれるために，分子量の小さな高分子鎖が溶解成分として残されているものと思われる。さらに低温で見られるDの減少は温度低下に伴ってこの溶解成分が会合していることを示唆している。これらの考察はGPCによる分子量分布測定結果と一致するものであった。

3.3 ジェランガム溶液のゲル化機構と流体力学的網目サイズ変化

ゲル内物質のDは網目が無い場合のD (D_0) に対して，分子サイズ (R) と網目鎖の動的遮蔽長κ^{-1}との比に応じて指数関数的に減少する[9]。κ^{-1}をゲルの網目サイズ (ξ) と考えると

第5章 NMRによるコロイドの構造と物性

D/D_0 は(13)式にしたがって減衰する。ξは均一な網目構造の場合には網目鎖濃度の$-3/4$乗に比例する[21]。しかし、網目鎖の凝集によって網目構造が形成される場合には、同じ濃度でも凝集構造が成長すると流体力学的網目サイズξは大きくなる。したがって、Rが既知のプローブ分子のD/D_0を測定することでξを見積もることができる。さらに、PGSE法では凝集鎖からの信号は緩和時間が短いためにエコー信号には表れない。したがって、強度$I(0)$から溶解鎖の濃度c_{sol}を見積もることができる。

1%ジェラン5mMCaCl$_2$溶液にプローブとしてプルランを0.1%添加してNMR測定を行った[13]。ジェラン鎖のピークの$I(0)$はゲル化温度（38℃）付近から信号強度が低下し、T_2の短い2重螺旋の形成を示している。一方、プルラン鎖のピークの$I(0)$はほとんど変わらず、ジェラン鎖の2重螺旋形成の影響を受けなかった。図7には、ゲル内のプルランの拡散係数Dの低下の度合いからD/D_0から(14)式により見積もった網目サイズξとジェラン鎖のメチル基のピーク強度のI_0の温度変化を示した。温度を下げていくと、40℃付近のゲル化温度T_gにおいてI_0が減少し始めている。2重螺旋や凝集構造をとるとジェラン鎖の運動性は低下するためにT_2が短くなる。このため、エコー時間の間に信号が消失するためにランダムコイルとして溶解しているジェラン鎖のみが検出される。したがって、I_0の減少は溶解ジェラン鎖の減少を示している。この時、ξは増加している。これはジェラン鎖の凝集に伴い、網目鎖の間隙が広がり、プルランの拡散に対する溶媒の流れを介した流体力学的な相互作用が弱まったからであると考えられる（図8）。

3.4 混合レシチン溶液のゲル化機構の解明

レシチンの一種であるホスファチジルコリン（PC）は脂肪酸を2つ持っており、平板状のミ

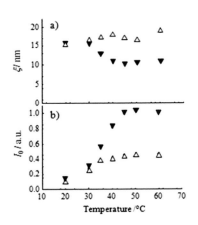

図7 1％ジェランガム水溶液（5mMCaCl$_2$）における網目サイズξ(a)とエコー信号強度I_0(b)の温度依存性[13]
△は降温過程、▼は引き続き行った昇温過程における測定結果。網目サイズξはプルラン（M_w10万）の拡散係数測定から求めた。

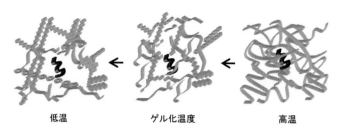

図8 降温過程におけるジェランガム水溶液のゲル構造の変化とプローブ分子の運動性[13]

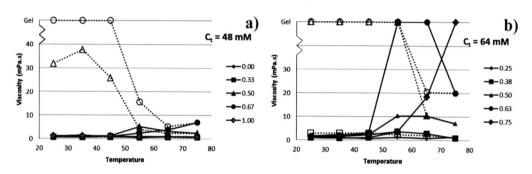

図9 混合レシチンの各PC/LPC比における粘度の温度依存性[20]
実線が昇温過程，破線が降温過程。PCとLPCの合計濃度はa)では48mM，b)では64mM。

セルを形成するが，その1つが脱離したリゾホスファチジルコリン（LPC）は球状ミセルを形成する。レシチンは生体膜の主要構成成分であり，動植物体内に広く分布する。食品分野においては天然の乳化剤として利用されている。最近，筆者らは卵黄由来のPCとLPCを混合して加熱するとゲル化する現象を見出し，ゲル化機構をNMR法による拡散係数測定によって検討した[20]。

まず，粘度測定のために，72mMのPCとLPCを氷浴中で冷却しながらホモジナイザーで溶解し，それぞれ単独のマスター試料を調製し，次に，これらを混合，希釈して8〜72mMのPC，LPCおよびその混合レシチン溶液を調製した。レシチン溶液の粘度を転落球法によって測定したところ，低温ではいずれの試料も低粘度だったが55℃以上に加熱すると増粘・ゲル化する試料があった。PCとLPCの混合割合を変えた試料について粘度の温度依存性を測定したところ，合計濃度が48mM（図9a）の場合には昇温過程において粘度変化はほとんど無かったのに対し，続く降温過程においてLPC分率が0.50と0.67の試料においては粘度上昇がみられた。合計濃度が64mMになると（図9b），LPC分率が0.50より大きい試料において，昇温によって増粘・ゲル化が見られ，また，降温によっても粘度が下がることはなかった。また，ゲル化に伴い試料の透明性が上がるのが観察された。以上の結果から，混合溶液においては，PCとLPCが単独で形成するミセルが加熱によって融合し，非可逆的にひも状のミセルが形成され，その絡み合いによってゲル状になった事が示唆された。

このPCとLPCの混合レシチン溶液において見られたゲル化機構を明らかにするために，磁

第5章　NMRによるコロイドの構造と物性

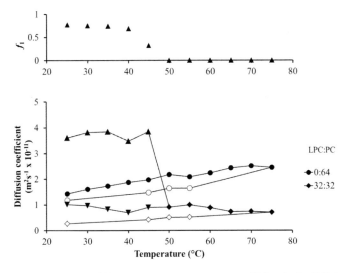

図10　64mMのPC溶液と32mM PC/32mM LPCの混合レシチン溶液における拡散係数の温度依存性[20)]
混合レシチン溶液では定温において2成分解析を行い，速い拡散係数成分の分率 (f_1) を上図に示した。

場勾配NMR法による拡散係数測定を行った。64mMの単独溶液の25℃での拡散係数 (D) は，LPCでは $3.99\times10^{-11} m^2s^{-1}$，PCでは $1.25\times10^{-11} m^2s^{-1}$ であり，前者は球状ミセル，後者は平板状ミセルとなっていると考えられる。一方，混合溶液の25℃の D 測定では，速い D と遅い D の2成分が観測された。図10にはPC単独溶液と混合溶液の拡散係数の温度変化を示した。PC単独溶液では温度上昇に伴い徐々に上昇し，降温過程では昇温過程とほぼ同じ値となっている。一方，混合試料では40℃までは，拡散成分が2成分みられ，45℃付近から速い成分の分率 f_1 が低下し，50℃では遅い成分のみとなった。また，降温過程においては遅い1成分のままであった。これらの結果から，低温では球状ミセルと平板状ミセルの混合状態だったものが，45℃付近から熱運動によって再編成され，より安定なひも状（または棒状）ミセルへと不可逆的に変化したと考えられる。

4　おわりに

NMR緩和時間および D 測定は食品ハイドロコロイドの分子運動性を評価する上で有用な方法であり，分子運動性はゲル構造や巨視的な物性を理解する上で有用な情報を提供する。これらは，食品分野における品質設計において有力な研究手法となるものである。近年，装置の改良が進み，パルス状の超高磁場勾配の印加が可能となっている。これは，遅いプローブの拡散や網目鎖の小さな変位の検出が可能であることを示している。さらに，固体高分解能NMR測定法が改良され，ゲル状試料における測定が可能となると新たな展開が期待できる。

文　　献

1) a) T. C. Farrar and E. D. Becker, "Pulse and Fourier Transform NMR. Introduction to Theory and Methods", Academic Press, New York, (1971); b) T. C. Farrar, E. D. Becker 著（赤坂一之，井元敏明訳）「パルスおよびフーリェ変換 NMR」，吉岡書店，京都（1976）
2) 松川真吾他，高分子論文集，**60**，269（2003）
3) W. S. Price, Diffusion and its measurements. (pp1-68) In NMR study of translational motion, 1 st ed; Cambridge University Press, New York (2009)
4) N. Bloembergen, E. M. Purcell, R. V. Pound, *Physical Review*, **73**, 679 (1948)
5) Q. Zhang, S. Matsukawa, T. Watanabe, *Food Hydrocolloids*, **18**, 441 (2004)
6) S. Matsukawa, *Nippon Shokuhin Kagaku Kogaku Kaishi*, **58**, 511 (2011)
7) S. Matsukawa & I. Ando, NMR measurements using field gradients and spatial information (pp125-130). In Handbook of Modern Magnetic Resonance Vol. 1 Chemistry, Springer, Kluwer Academic Publishers (2006)
8) E. Stejskal, J. Tanner, *J. Chem. Phys.*, **42**, 288 (1965)
9) R. Cukier, *Macromolecules*, **17**, 252 (1984)
10) M. Tokita et al., *Pys Rev E*, **53**, 1823 (1996)
11) S. Matsukawa, I. Ando, *Macromolecules*, **30**, 8310 (1997)
12) a) S. Matsukawa et al., *Prog. Colloid Polym. Sci.* **114**, 15 (1999); b) S. Matsukawa, *et al.*, *Prog. Colloid Polym. Sci.*, **114**, 92 (1999)
13) a) M. Shimizu et al., *Food Hydrocolloids*, **26**, 28 (2012); b) T. Brenner et al., *Food Hydrocolloids*, **38**, 138 (2014)
14) R. Okada, S. Matsukawa and T. Watanabe, *J. Mol. Struct.*, **602-603**, 473 (2002)
15) a) Q. Zhao, S. Matsukawa, *Polymer Juarnal*, **44**, 901 (2012); b) Q. Zhao,T. Brenner, S. Matsukawa, *Carbohydrate polymers*, **95**, 458 (2013)
16) B. Dai & S. Matsukawa, *Food Hydrocolloids*, **26**, 181 (2012)
17) B. Dai & S. Matsukawa, *Carbohydrate Research*, **365**, 38 (2012)
18) K. Abe, S. Matsukawa, M. Abe and T. Watanabe, *Trans. MRS-J*, **26**, 589 (2001)
19) a) M. U. Ahmad et al., *J. Food Sci.*, **69**, 497 (2004); b) M. U. Ahmad et al., *J. Food Sci.*, **72**, 362 (2007)
20) N. Fafaungwithayakul et al., *Japan Journal of Food Engineering*, **15**, 233 (2014)
21) P. G. de Gennes, *Macromolecules*, **9**, 594 (1976)

第6章　食品コロイドにおける相図の基礎と応用

武政　誠[*1]，西成勝好[*2]

1　相図とは？〜相図の見方〜

　相図とは，系の相（固体，液体，気体など）と熱力学的な状態量との関係を表したものである。ここでは相図の基礎について例を挙げて簡単に説明し，食品系で相図を考える際に重要となるコロイドや，多成分系における相図の実際とその応用について述べる。食品は本質的に多成分系であり，水や金属などの単一成分の相図（温度と圧力等による変化）と比較すると，各成分の組成比が系の状態に大きな影響を与えるため，より複雑な状況となる。相図は多成分系になると複雑さを増すため，以下では1成分系から順に説明する。

　はじめに，水を例に相図の基礎を復習しながら，食品加工上重要となる「乾燥」の際に何が起きるかを相図で確認してみよう。食品を乾燥させるためには，一般に食品中の水を気体として除去する工程が必要となる。食品中における水はタンパク質や多糖類を溶解したり，脂質と相互作用しており，単独で存在する場合と異なるが，ここでは単純化のために水だけに注目して考える。液体の水を気化させる方法には複数ある事が，また，大気圧，室温にある水（図1α）は液体である事が相図から確認できる。αの液体状態から気体にするために減圧する（図1$\alpha \rightarrow \varepsilon$）と突沸してしまう。$\alpha$から温度を上昇させると，蒸気圧曲線OCを超えて（図1$\alpha \rightarrow \beta$の経路で）気体になる。これは，水を沸騰させる事に対応している。食品の場合では，加熱によりタンパク質が変性する事で食感を損なう等，欠点も多く問題になる事が多い。一方で，液体の水を冷却して氷にして（図1$\alpha \rightarrow \gamma$）から，圧力を下げて昇華曲線を超える（図1$\gamma \rightarrow \delta$）ことで水を加熱することなく，液体から気体にする経路もある事が相図から分かる。こちらは凍結乾燥法に対応している。このように，相図を用いると，一通りではなく複数の経路が存在することが一目瞭然であり，どの経路を経由して状態を変化させるのが得策であるかを考えるのに便利である。このような相図は，水だけでなく純物質（1成分系）においては本質的に同様となる。

　2成分以上の多成分系に移る前にGibbsの相律，$F=C-P+2$についても復習しておこう。1成分系（成分数$C=1$）で相の数$P=1$相の場合，自由度$F=2$が相律より得られる。つまり，示強変数2個で状態を記述可能になる事が分かる。この場合は例えば，理想気体の状態方程式$PV=RT$において3変数あるが，うち2個を自由に選んで設定できる。$P=2$であれば，$F=1$となり，温度を決めれば飽和蒸気圧が決まる等，に対応する。

---

*1　Makoto Takemasa　早稲田大学　創造理工学部　講師
*2　Katsuyoshi Nishinari　湖北工業大学　軽工学部食品薬品工業学科　特聘教授

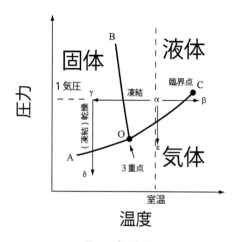

図1　水の相図
固体，液体，気体の各相の状態が平衡になっている点がOの3重点，曲線OAが昇華曲線，OBは融解曲線，OCが蒸気圧曲線と呼ばれる。

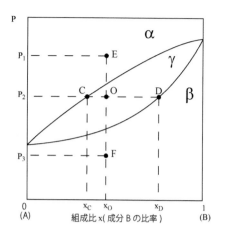

図2　2成分系における相図の例
温度一定で圧力Pと組成比Xは独立変数。

次に2成分系を考える。Gibbsの相律は，$F=4-P$となり，相の数が4〜1の各々に対応して，自由度は0〜3となる。つまり自由度は最大3であり，これは圧力，温度に加えて各成分の組成（構成比率）である。これらを各軸にとった3次元のグラフを用いる事により系の状態を記述することが可能であるが，通常3変数のうちの1つを固定して，他の2変数を軸にとった平面図で表す事が多い（図2）。

2成分系において，二曲線でかこまれた中央部分の領域（図2γ）では，2相共存領域となっている。本領域内における，成分AとBの比率に関しては，水平線と平行に引いた直線CD（タイラインと呼ばれる）上で，OCとODの長さの比から見積もることが可能である。点OではCの組成比に対応するx_CとDの組成比x_Dの2相が共存しているが，その量はそれぞれOC：ODのモル比となっている。

3成分系においては，Gibbsの相律は，$F=5-P$となるので，相の数$P=1〜5$に対応して自由度Fは4〜0となる。自由度が4の場合に系の状態を記述するためには，4次元の図が必要となり紙面上で簡便に表す事ができない。温度，圧力一定の条件下においても3成分の成分比を紙面上で表すためには工夫が必要であり，通常正三角形で表す（図3）。三角形の各頂点は3成分各々が100％の構成比率である事に対応する。各辺は，両端の頂点からなる2成分系に対応する。つまり，頂点Aの対辺には成分Aは全く含まれない。三角形の中は3成分の混合状態を表す。点Oの各成分の組成は，各辺に平行な線を引き，各辺と交差する点が各成分の組成となる（図中のA30, B60, C10の部分を参照）。各成分のモル分率をX_A, X_B, X_Cとすると，$X_A+X_B+X_C=1$が成り立つ。

図4に3成分系における相図を，比較的単純な例として示す。曲線UPWはバイノーダル線（共存線），Pはプレートポイント（臨界点の一種）である。タイラインは，RSTやOQなどで

第6章　食品コロイドにおける相図の基礎と応用

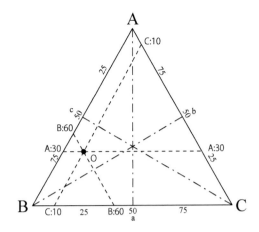

図3　3成分系の相図
各成分の組成を三角形の各辺から読み取れる。

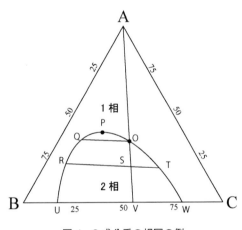

図4　3成分系の相図の例

あるが、この場合ではAの濃度が増加するに伴いタイラインが徐々に短くなっていく。タイラインの両端が一致する点（→P）をプレートポイントと呼ぶ。Pでは、混合液（等）は2相に分離せずに均一相になる。タイラインRSTで考えると、SはRとT、それぞれの組成の成分2相に分離する。各成分の量の比は、2成分系におけるタイラインと同様にてこの原理から、（Rの組成の溶液の量）：（Tの組成の溶液量）＝ST：RSとなる。

2成分系と異なり、3成分系におけるタイライン、例えばOQがBCとは平行にならない。これは、成分AがCよりもBに溶けやすい等の要因で発生する。タイラインの形状は、各成分組成におけるGibbsの自由エネルギー曲面の形状に依存する。（詳細は成書[1]を参照のこと）

水の中に油（＋界面活性剤）を少量づつ添加していく場合と、油の中に水（＋界面活性剤）を添加していく場合では、各成分の最終濃度が同じ（つまり相図では構成比に応じた1点に対応する）であっても、途中の経路が異なる。その場合、形成されるエマルションの状態は経路により

支配されるケースもあり，その場合は経路上の各相について調べる事で系の状態を制御する指針が得られる。界面活性剤の種類により，相図上の挙動は著しく異なるが，場合によっては液晶相などを経由して終濃度へと向かう事がある。液晶相が一度形成されてしまうと，その後成分組成が変化して，相図上では（つまり平衡状態においては）別の相となるはずの組成比になっても，系内には液晶相がそのまま，または部分的に残るなどで非平衡状態に長時間留まり，実質的に系の物性自体を支配してしまうケースもある。その場合でも，別の経路で週濃度に向かうよう，つまり各成分の濃度をどのように調整するか（各溶液の濃度をどう設定して，どのように混合していくか），などハイドロコロイドの設計時の指針が得られる意味でも，相図が重要であるといえる。

以上，1～3成分系における相図の基礎を紹介したが，全般において「相図は平衡状態における相の状態を表している」事には常に注意を要する。非平衡状態にある系に関しては本来，相図に状態を表したり，予測することはできない。現実には，ゆっくりした変化（正確には準平衡状態）であれば相図中でどの経路を通って移動するか，などの議論か可能な場合もある。エマルションの系では，本質的に非平衡状態にある系が多い。時間的な変化がほとんど見られず，一見平衡状態に見える場合でも，実際には非平衡なケースも多い。例えばマヨネーズの乳化などでは，はじめに水と油，乳化剤の混合手順で，作成法に依存して系の状態は大きく変化する。これは，系が非平衡状態にある事を意味しており，相図を作成する際や，相図に基づいて系の状態を予測，操作する際には注意が必要である。

実際に相図を作成する際には，各成分が異なる濃度で調整したサンプルを密閉容器で用意して，系の状態を目視，または各種計測機器により識別する事を繰り返す。その際にほぼ平衡状態とみなす事ができるかどうかの検討も重要となる。

現実のエマルションや他のコロイドの系においては，撹拌の程度や，温度の履歴などに応じて，最終的に得られるエマルションの状態が著しく変化する事もある。この場合でも，相図が得られていれば，エマルションの作成法が何故最終状態に影響を及ぼすのか，どのような指針でその制御を行うか，について相図から知見を得られることも多い。

2　食品における相図

2.1　牛乳の相図と応用

牛乳は多成分系であり，調理加工する際にも生乳と同様のエマルション状態で扱うことが多い。牛乳を乾燥させて，パウダー（粉ミルク等）を作成する場合では，前述の水と同様，工程を検討するために相図が有用となる。牛乳に含まれる各成分は各々で融点が異なり，特にラクトースは乳脂肪や乳清タンパクなどに比べて高い融点を持つ。乾燥の前後で味や風味を変化させる要因は複数あるが，乾燥時にエマルションの油滴を膜で完全に被覆する事が牛乳のエマルションの状態を，乾燥前後においてなるべく同一な状態へ近づけるためには重要であり，そのため乾燥等の処理工程において，ラクトースの結晶化を防ぐ事が求められる[2~4]。そのためには，全乳の相

第6章 食品コロイドにおける相図の基礎と応用

図を前提に各成分の状態を把握しながら濃縮及び乾燥条件を決定する必要がある。ラクトースの結晶化を防止するためには，結晶核の生成をなるべく減らし，また結晶を成長させない（させにくい）工程が有利になる。

図5に全乳の相図と，スプレードライ時にたどる経路の例を示す[3,4]。工程①では，牛乳は加熱され，50%程度まで濃縮される。その際相図中央付近の点線で囲まれた領域に入らないようにすることで，ラクトースの核形成が瞬間的に起きることを防ぎ，系全体がアモルファス状態に維持することが可能になる。濃縮によりT_Sを超えると，ラクトースの結晶化は始まるが，結晶化に要する時間は，温度Tとガラス転移温度T_gとの差（T－T_g）に応じて長くなるため，T_gから十分離れた（つまりはT_Sを超えた直後の）領域において結晶化まである程度の時間を要すると考えられる。

工程②はスプレードライ法，つまり高温のガスを導入してさらなる乾燥を行う工程に対応している。十分な速度でクエンチされ，系全体がアモルファス状態を保つようガラス状態まで迅速に移行される。すなわち，ラクトースの結晶化が進行しないうちに，一気にT_gを超えればガラス状態となり，その後は事実上結晶化は凍結されるため，ラクトースの結晶化を最小限に留めながら乾燥させる事が可能となる[2〜4]。

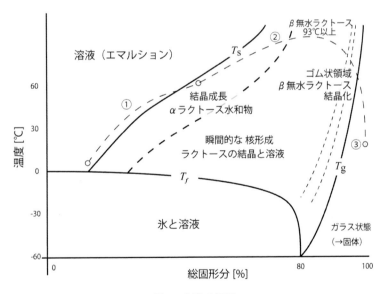

図5 牛乳の相図
ラクトースの融解曲線，T_gはガラス転移温度，T_fは牛乳の凍結点を表す。T_g付近の点線は，核形成の前に時間遅れがある事を示している。①〜③は，粉ミルクを作る際の工程を表している。（図は文献3, 4のデータを簡略化）

2.2 デンプン水溶液の相図

次に，アミロース／アミロペクチン混合系での例を紹介する。我々の主なエネルギー源となる炭水化物はそのほとんどがデンプン由来であり，またその構成要素がアミロースとアミロペクチンである。直鎖状のアミロースと，分岐を多数有するアミロペクチンでは，構造とそれに伴い物性も大きく異なっている。デンプンには両者が混合状態で存在するが，食品の加工工程において，図6のような分離を生ずる事もある。

アミロースとアミロペクチンそれぞれの溶液を混合すると，混合した直後から粒状の構造が液体中に確認され，十分な時間静置すると完全に2液に分離する。この系の相図が図7のようになる。

デンプンは起源によって各種物理化学的性質が変化する事が知られているが，この現象は，エ

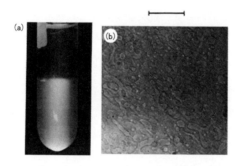

図6 アミロース，アミロペクチン混合系における相分離
(a)アミロース，アミロペクチン各6％水溶液を混合，80度で48時間静置した後に，液−液で2相分離する様子が観察される[5]。
上部の透明度の高い部分にはアミロースが，下部の白濁部分にはアミロペクチンが含まれていた。(b)3％アミロースアミロペクチン混合水溶液の顕微鏡写真[5]。撹拌後5分経過したときの写真が(b)となる。スケールバーは $100\,\mu m$。

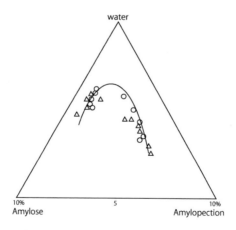

図7 アミロース／アミロペクチン／水混合系の相図
エンドウマメより抽出したアミロース(70℃でろ過した後，70℃(○)と90℃(△)で抽出)（データは文献5より）。

第6章 食品コロイドにおける相図の基礎と応用

ンドウマメやトウモロコシデンプンなど異なる作物由来のデンプンについて確認されており、一般的に見られる現象であるといえる。デキストラン/アミロース系についても同様の現象が報告されており、デンプンに限らず他の多糖類間においても一般的な現象であると考えられる[5]。

混合の自由エネルギーがわずかでも正であれば一般に相溶性は限定的となる。この混合時におけるエントロピー増加が原因となって相分離が起きる事が知られている[6]。相分離の原因についても相図から情報が得られる。図7のようにアミロース/アミロペクチン/水混合系においては、2相共存線が非対称の形になる。この現象は、2成分系における高分子溶液、特に分子量が等しくない2成分系においても報告がある[5,7,8]。つまり図7のようにバイノーダル線が非対称となる事などからも、分子量や分岐度に差があることなど、高分子物性に関する間接的な情報も得ることができる。

2.3 タンパク質－多糖類混合系の相図とその応用

図8(a)は、生体高分子の2成分混合系の典型的な相図である[9]。太い実線は2相共存領域を表す。つまり、共存線の下側は1相、上側は2相領域である。2相領域では、water-in-waterエマルションを形成する。言い換えると、不溶成分の水溶液が、他の溶質の水溶液にドロップレットとして分散している状態となっている。タンパク質水溶液Aと、多糖水溶液Bを混合した際、混合溶液Cは2相に分離する。2相それぞれの液相は、タンパク質が濃縮されたDと多糖が濃縮されたEである。直線DEはタイラインとなり、それぞれの濃縮相の存在比率をECおよびCDの比から得ることができる。つまり、系がCからタイラインDE上で移動した場合は、各相の比率が変化することになる。

共存線が相図の縦軸、横軸と交差していないのは、相溶性が高くない事を示している。タイラインの中間点と、臨界点Gを通る直線は、直径線と呼ばれる。この条件下では、系が同一体積の2相に分離する。Fは相分離の下限閾値である。つまり、相分離を起こすための下限濃度であ

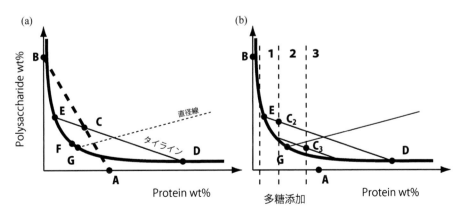

図8 タンパク質－多糖類混合系における(a)相図と、(b)溶液混合時の濃度との関係
バイノーダル線は太線（———）、タイライン（———）、直径線（-----）で表した。（データは文献9より）

る。食品は通常その低い相溶性ゆえに相分離している。つまり，食品中における各成分の濃度は，通常この臨界濃度を上回っている事を意味している。

　食品の混合による生産を相図から考察してみよう。通常，2種類の高分子溶液を混合した場合には各成分は希釈されると考えられている。実際には混合された溶液は2相分離して溶けない事が多々ある。例えば，図8(a)において，AとBを混合し，CはDとEの2相に分離するケースである。この場合では，混合前のタンパク質濃度Aは，混合後にDとなり濃度が増加する一方で，多糖濃度はBからEに希釈される点に注意を要する。多糖類をタンパク質に加える際に，どの濃度の系に対して添加するかにより，系の性質は大きく変化する。例えば，共存線をほぼ下回る多糖濃度領域（図8(b)中の点線の1），または共存線，を上回る点線2，または3の領域のそれぞれで大きく変化する。例えばw/wエマルションを作成する場合では，通常タイラインの中間付近で相の逆転がおきるため，前述の2と3の間の領域であり，この条件における混合により系のドラスティックな変化を期待できる。

　このように，混合時における系の安定性と相分離挙動，各成分の濃度等を考慮しながら食品を生産する事は，系の状態を操作するために重要となる。食品の場合では，単純な相図では表しきれない他の成分の影響や，また混合による相乗効果などが影響し，それらが決定づける食感などのレオロジー的な性質や，他の機能性も考慮しながら生産する必要があるものの，基礎的な指針として考慮する価値がある。

　混合する高分子の物性を反映してタイラインが非対称性になるケースも珍しくない。例えば，乳清タンパク質と多糖類を混合する際，多糖の種類によってタイラインは大きく変化する[10]（図9）。共存相における高分子濃度は各相の間での水の分配によって決まるが，水の分配は，タンパク質溶液と多糖溶液の間の水の化学ポテンシャルの差により決定される。分子量が十分に大きい領域では，濃厚溶液中における溶媒の化学ポテンシャルは分子量には依存せず，化学構造のみで決定され，また親液性も決定される。高分子の溶媒との相互作用はχ_{p-s}パラメータで記述できるが，相溶性のないタンパク質と多糖類の親水性の相違をそれぞれのχパラメータの差$\Delta\chi$で表す（Flory-Huggins理論参照）。タンパク質と多糖類と水と混合系においては，濃厚な相はより高いχ_{p-s}の高分子を，希薄な相はより低いχ_{p-s}の高分子を含むことになる。$\Delta\chi$が小さければ，ほぼ等しい濃度の相が平衡状態で共存することになる。したがって，相図におけるタイラインは非対称であり，タンパク質のχ_{p-s}パラメータのほうが多糖類のそれより大きいことになる。これは化学構造の違いを反映している。一般に，ポリペプチド鎖の疎水的な側鎖は水に対して部分的にしかアクセスできないため，タンパク質の多くの物理化学的な性質は親水的物質の典型的なものになる。一方，多糖の多くの官能基は，極性基か非イオン性であり，多糖が親水性になりやすい要因でもある。このように，タンパク質-多糖-水系における相図におけるタイラインの非対称性から，相分離の閾値に対して臨界点がずれる事等を通して$\Delta\chi$効果など高分子の基礎的知見についての情報も得る事ができる。

第6章 食品コロイドにおける相図の基礎と応用

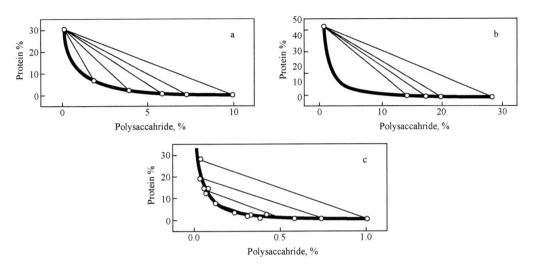

図9 スキムミルク由来のタンパク質－多糖類－水系の相図（pH＝6.4）
多糖類は(a)アラビアガム(b)アラビノガラクタン(c)高エステル化ペクチンである。太線及び細線は，それぞれ共存線とタイラインを表す。各多糖類の分子量は(a) 220，(b) 30，(c) 70kDa である。（図は文献10のデータから再描画）

3 まとめ

相図の見方や食品における応用例をいくつか紹介した。食品や化粧品等の製品は多数の成分の混合系であり，複雑な相図になるばかりか，実際の保存や利用時では非平衡状態であるために現象が単純に相図だけで考えられるケースばかりではないが，重要な指針が得られる事も多く，基礎科学だけでなく応用時においても相図を用いた検討をする価値は高いといえるだろう。

文　　献

1) P. Atkins, J. Paula, Atkins' Physical Chemistry, Oxford University Press
2) J. Pisecky, Handbook of milk powder manufacture, Niro A/S, Copenhagen, Denmark (1997)
3) J. Ubbink et al., *Soft Matter*, **4**, 1569 (2008)
4) G. Vuataz, *Lait*, **82**, 485 (2002)
5) M. T. Kalichevsky et al., *Carbohydrate. Polymers*, **6**, 75 (1986)
6) M. T. Kalichevsky, Ring S. G, *Carbohydrate Research*, **162**, 323 (1987)
7) L. Zeman, D. Patterson, *Macromolecules*, **4**, 513 (1972)
8) C. C. Hsu, J. M. Prausnitz, *Macromolecules*, **7**, 320 (1974)
9) V. Tolstoguzov, *Food Hydrocolloids*, **17**, 1 (2003)
10) V. Ya. Grinberg and V.B. Tolstoguzov, *Food Hydrocolloids*, **11**, 145 (1997)

第7章　コロイドと調味料の相互作用

高橋　亮[*1]，平島　円[*2]

1　はじめに

　食べ物の「おいしさ」は様々な要因により決定される[1,2]。食品の調理過程で制御可能なおいしさの要因は，味やにおいなどの化学的要因や，テクスチャーなどの物理的要因といった食品の特性であり，これらの特性は食べ物のおいしさに大きく貢献する。なかでも「テクスチャー」は固体または半固体状の食品のおいしさに大きな影響を与える[3]ものである。食品のテクスチャーはタンパク質や多糖類などの食品ハイドロコロイドにより支配されている場合が多く，ゼラチンや寒天，カラギーナン，キサンタンガム，デンプンなど様々な食品ハイドロコロイドに関する研究が行われている。

　実際の食品では，食品ハイドロコロイドとその分散媒のみで構成されているものは少なく，砂糖や食塩など味を呈する低分子物質が共存していることが多い。これらの呈味物質は食品ハイドロコロイドの形状や相互作用の状態に対して作用し，その結果として食品の化学的な味ばかりかそのテクスチャーを左右する。本章では，食品の増粘剤やゲル化剤として最も頻繁に利用されているデンプンが呈味物質によりどのような影響を受けるのかについて調べられた一連の研究成果を紹介する。なお対象のデンプンは食品産業界で最も広くまたは多く用いられているコーンスターチである。調味料には甘味料としての砂糖やみりんが，塩味料として食塩，しょうゆ，味噌が，酸味料として食酢や柑橘系の果汁が，うま味調味料としてだし汁などが使われるほか，調味および風味の調整の目的で酒類も利用される。しかしハイドロコロイドと調味料の相互作用の研究では，結果が複雑になることを避けるために，まずは単一の呈味成分を取り上げるのが常法である。

2　デンプンの糊化とデンプン糊の粘弾性

　デンプンはグルコースが $\alpha-(1,4)$ 結合した直鎖状のアミロースと，アミロース構造を主鎖および側鎖として $\alpha-(1,6)$ 結合の分岐をもつアミロペクチンの二種類のグルカンからなり，これらが集まった粒子として植物により生産される。デンプン粒子は冷水には溶けないが，これを水とともに加熱することにより崩壊し，デンプン粒子内からアミロースとアミロペクチンの両

---

*1　Rheo Takahashi　群馬大学　大学院理工学府　助教
*2　Madoka Hirashima　三重大学　教育学部　准教授

第7章 コロイドと調味料の相互作用

グルカンが溶出する。デンプンの水分散液は加熱の継続により粘性を増し，いわゆる増粘効果を示す。これがデンプンの糊化である。デンプンの粘弾性挙動やゲル強度は糊化の起こり方により大きく左右される。すなわち，分散液中で糊化するデンプン粒子の数，デンプン粒子の大きさ（膨潤率），溶出するグルカン鎖の分子数（濃度）や大きさ（モル質量と分岐度）の影響を受ける。

3 デンプンとショ糖（スクロース）

食品に甘味を付与する目的でおもに使用される砂糖には，さまざまな種類がある。日本やアジアの一部地域ではショ糖にブドウ糖や果糖が1％程度含まれる上白糖が好んで用いられるが，世界的には砂糖といえばショ糖の純度がほぼ100％のグラニュー糖をさす。食品におけるショ糖の役割は，甘味の付与のほかに，苦味や酸味を和らげる抑制効果や，それ自体が高い親水性を有することによる保水効果，浸透圧を高くし水分活性を低下させることによる微生物の繁殖抑制効果，油脂の酸化防止効果，デンプンの老化防止効果などがある。ハイドロコロイドに対する効果としては，増粘多糖ゲルの強度を高くしたり，タンパク質の熱変性を抑制したりする効果がある。

ショ糖はデンプンの糊化を阻害することが知られている。ショ糖濃度が増加するとデンプンの糊化温度が高くなり，また糊化エンタルピーも増加する（図1上左）。これはショ糖がデンプン粒子の膨潤に必要な自由水の減少を引き起こすことによりデンプン粒子が充分に膨潤せず糊化が起こりにくくなるためと理解されている[4~8]。しかしデンプン糊の粘弾性はショ糖濃度の増加に伴い減少するわけではなく，ショ糖の濃度範囲により異なる。ショ糖を添加したデンプン糊の定常ずり粘度および複素粘性率はともにショ糖濃度20wt％以下ではショ糖濃度の増加とともに増加するが，それ以上の添加濃度では逆にショ糖濃度の増加に伴い減少する。ショ糖濃度が40wt％以上では粘度はほぼ一定である。この原因について，20wt％まではショ糖濃度が高いほどデンプン粒子の膨潤を促進するが，それ以上の濃度では逆に膨潤が阻害されるためであることが顕微鏡観察で確かめられている（図2）。

ショ糖の添加によるデンプンの糊化度の減少を解消するためには，まずデンプンと水のみで加熱し，デンプンを充分に糊化させた後にショ糖を添加すれば良い。こうすることで，ショ糖濃度が55wt％まではショ糖濃度の増加に伴い糊液の粘度は増加し，粘弾性の制御が容易になる。一般に食品への甘味の付与の目的では調理過程のごく早い段階でショ糖が添加されるが，食品の食感制御をおもな目的とする場合にはショ糖は調理過程の遅い段階で添加したほうが有利である。

4 デンプンと食塩（塩化ナトリウム）

デンプンに食塩を添加して加熱すると，添加食塩濃度が10wt％までは食塩濃度の増加に伴い糊化温度は高くなり，糊化エンタルピーも増加する。しかし10wt％以上の食塩を添加すると，逆に食塩濃度の増加に伴い糊化温度は低くなり，糊化エンタルピーは減少する（図1上右）。す

食品ハイドロコロイドの開発と応用Ⅱ

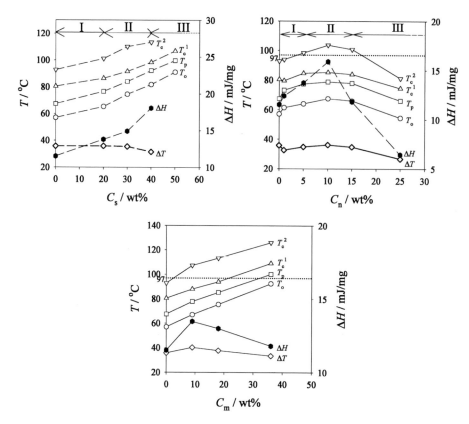

図1 3.0wt%コーンスターチ水分散液の糊化温度（T）および糊化エンタルピー（ΔH）に及ぼすショ糖濃度（C_s）（上左），食塩濃度（C_n）（上右）およびグルタミン酸ナトリウム濃度（C_m）（下）の影響[18〜20]
T_o：糊化開始温度，T_p：糊化ピーク温度，T_c^1：アミロペクチンの糊化終了温度，T_c^2：アミロース＋脂質複合体解離温度，ΔT：糊化温度範囲（$T_c^2 - T_o$），ΔH：コーンスターチ1mgあたりの糊化エンタルピー

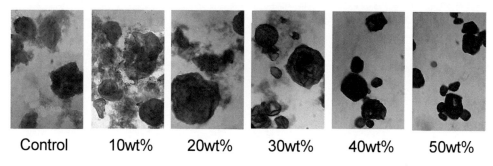

図2 ショ糖を添加した3.0wt%コーンスターチ糊中のデンプン粒子[4]
ショ糖はデンプンの加熱前に添加した。デンプン粒子はヨウ素溶液で染色した。写真のサイズは725μm×390μm。

なわち，ショ糖添加の場合とは異なり，食塩添加時のデンプンの糊化は添加量の増加により大きく阻害されるわけではなく，10wt%程度でもっとも阻害される。

第7章 コロイドと調味料の相互作用

味噌（12wt%）や醤油（15wt%），梅干し（22wt%）などの保存食品を除くと，一般に食品の食塩濃度は5wt%以下である。この塩分濃度ではデンプン粒子の粒子径は食塩無添加のものと比べてほぼ同じかわずかに大きく，またアミロースとアミロペクチンの溶出量が多くなる。これはNa$^+$イオンやCl$^-$イオンがデンプン粒子内に浸透し，デンプンの膨潤を促進[9]するためであり，デンプン糊の定常ずり粘度と複素粘性率は食塩無添加のデンプン糊のそれらよりもわずかに高くなる。これに対し，食塩濃度が5wt%を超えて15wt%まではデンプン粒子の膨潤率は変化がないが，溶出するグルカン鎖は塩析効果により減少し，そのためデンプン糊の定常ずり粘度や複素粘性率は食塩無添加のものとほぼ変わらない。

食塩濃度が15wt%以上では，デンプン粒子の大きさは食塩無添加のものとほぼ同じか若干小さくなるが，グルカン鎖はより多く溶出し，定常ずり粘度と複素粘性率は大きく増加する。これはCl$^-$イオンがグルカン間の水素結合を切断する[10]ためとされている。

糊化前ではなく糊化後に食塩を添加することによりデンプン糊の粘度は食塩濃度の増加に伴い単調に増加するようになる。しかし，実際の調理では食塩濃度が5wt%を超えることは無いため，デンプンの増粘効果に関しては食塩添加の影響はほとんどない。

5　デンプンと有機酸（クエン酸，酢酸，乳酸，リンゴ酸，酒石酸，アスコルビン酸）

糊化の挙動は酸の種類に関係なく糊液のpHに左右される[11]。pHが3.5以上のデンプン分散液を加熱すると，デンプン粒子の大きさは酸無添加（pH=6.3）とほぼ同様かわずかに小さく，溶出するグルカン鎖は多くなる。pHが3.5未満ではデンプン粒子は崩壊する。これはグルカン鎖

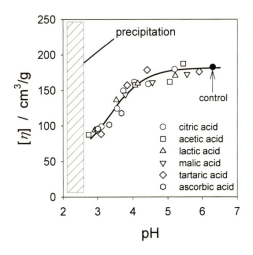

図3　3.0wt%コーンスターチ糊の固有粘度（$[\eta]$）のpH依存性[7]
pHはクエン酸，酢酸，乳酸，リンゴ酸，酒石酸およびアスコルビン酸を用いて，デンプンの加熱前に調整した。測定はすべて40.0℃で行った。

の加水分解によることが固有粘度測定の結果から確かめられている（図3）。さらにpHが低い2.7以下では酸加水分解で低分子量化されたグルカン鎖が沈殿する。

酸を添加したデンプン糊の定常ずり粘度や複素粘性率はpHの低下に伴い低下するわけではない。pHを5.5以上でデンプンを糊化させると，デンプン糊の粘度は酸無添加のデンプン糊（pH＝6.3）の粘度とほぼ同じか小さく，pHが5.5から3.5では粘度は酸無添加のときよりも大きくなる。その理由は，デンプン粒子の大きさが小さいにもかかわらず，溶出するグルカン鎖の数が多く，分子間での絡みあいが多くなるためである。pHが3.5以下ではデンプン粒子が崩壊し，グルカン鎖の加水分解が急速に進むため，デンプン糊の粘度は大きく減少する。

酸による加水分解は高温条件下で促進されるため，酸を添加しない状態で糊化させ，そのデンプン糊の冷却後に酸を添加してpHを調整すれば，酸による加水分解を避けることができ，粘度低下が起こらないばかりか，むしろ酸無添加のデンプン糊よりも高い粘度が得られる。酢酸などの液体状の酸は蒸発を避けるためにデンプンの加熱後に添加されることが多いが，これは粘度低下を防ぐ上でも効果のある添加方法である。

6　デンプンとカフェイン

デンプンにカフェインを添加して加熱すると，カフェイン濃度が2.6wt％以上ではカフェインがデンプン糊中で沈殿する。カフェインは水中で凝集し，高濃度では沈殿するためである[12〜16]。カフェイン単独では4.5wt％以上で沈殿するが，デンプンに添加する場合には，臨界沈殿濃度が低下する。これはデンプンがカフェインの溶解性を低下させるためである。沈殿が起こらない低濃度のカフェインをデンプンに添加して加熱しても，そのデンプン粒子の大きさや溶出するグルカン鎖の量には変化はなく，定常ずり粘度や複素粘性率も変化しない。したがって，カフェインはデンプンの糊化にはほとんど影響を及ぼさないと考えて良い。食品に含有されるカフェイン濃度は高くても0.3％程度であることから，一般的な利用の範囲ではカフェインをデンプンに添加してもそのデンプン糊の粘度にほとんど影響を与えない。

7　デンプンとグルタミン酸ナトリウム

グルタミン酸ナトリウム（MSG）を添加して加熱したデンプンの糊化温度は，MSG濃度の増加に伴い高温側に移行する。しかしこのときの糊化エンタルピーはMSG濃度9wt％程度まではMSG濃度の増加に伴い高くなるが，MSG濃度がそれよりも高くなると低くなる（図1下）。この糊化エンタルピーの減少はデンプンの糊化が起こりやすくなるためではなく，高濃度のMSG添加によりデンプンの糊化が妨げられるためである。MSGを9wt％程度以上添加するとデンプン粒子の膨潤が阻害されるため，その大きさはMSG無添加のものと比べて非常に小さくなる。ショ糖をデンプンに添加した場合も同様にデンプンの糊化が妨げられるが，より高温にすること

で糊化は起こる。しかし MSG を添加した場合にはデンプンの糊化がさらに起こりにくくなり，100℃以下では糊化の起こるデンプンの割合が減少し，たとえば 18wt％以上の高濃度の MSG を添加すると，膨潤することのできないデンプンがデンプン糊内で沈殿する。

MSG を添加したデンプン糊の定常ずり粘度および複素粘性率は，9wt％程度未満の添加では MSG 無添加のデンプン糊とほぼ同様であるが，それ以上の添加では MSG 濃度の増加に伴い減少する。MSG にはショ糖のようにデンプンの膨潤を促進するような働きがないため，低濃度の MSG を添加しても粘度増加は起こらない。高濃度の MSG 添加による粘度の減少は，ショ糖を添加する場合と同様にデンプンと水のみで加熱後に MSG を添加するとデンプンの糊化が阻害されず，MSG 濃度の増加に伴い増加する（MS 濃度 18wt％程度まで）。しかし調理において用いられる MSG 濃度は，食塩やカフェイン同様，非常に低濃度であることより，MSG を添加することによるデンプン糊の粘度への影響はほとんどないと考えて良い。

8 おわりに

以上，デンプンに種々の調味料（呈味物質）を添加したデンプン糊について，呈味物質がデンプンの糊化に及ぼす影響をまとめた。呈味物質にはデンプンの糊化過程でデンプン粒子または溶出したアミロースやアミロペクチンに作用するものが多くあり，デンプンの増粘効果に著しい影響を与える。デンプンの増粘効果が低下する原因はデンプン粒子の膨潤が阻害され糊化が抑制されるためである。この粘度低下は糊化後に呈味物質を加えることで防ぐことができる。逆に呈味物質にデンプン粒子の膨潤促進作用やデンプン粒子からのアミロースまたはアミロペクチンをより多く溶出する作用があれば，デンプンの増粘効果が高められる。デンプンを用いて「とろみを付ける」または「ゲル状食品を作る」場合，デンプン濃度の設定は重要であるが，糊化過程において，より効果的にデンプン粒子を膨潤させ，粒子内からアミロースやアミロペクチンを溶出させることが重要である。本章に記載しきれなかった事柄については文献[17〜24]を参考にされたい。

文　献

1) 島田淳子, 臨床栄養, **77**, 367 (1990)
2) 勝田啓子, 新食感事典, p.20, サイエンスフォーラム (1999)
3) 松本仲子, 松元文子, 調理科学, **10**, 97 (1977)
4) A.-C. Eliasson, *Carbohydr. Polym.*, **18**, 131 (1992)
5) A. S. Kim, C. E. Walker, *Cereal. Chem.*, **69**, 212 (1992)
6) R. L. Cheers, J. Lelievre, *J. Appl. Polym. Sci.*, **28**, 1829 (1983)
7) K. Kohyama, K. Nishinari, *J. Agric. Food. Chem.*, **39**, 1406 (1991)

8) F. B. Ahmad, P. A. Williams, *Biopolymers*, **50**, 401 (1999)
9) B. J. Oosten, *Starch/Stärke*, **34**, 233 (1982)
10) E. Chiotelli, G. Pilosio, M. L. Meste, *Biopolymers*, **63**, 41 (2002)
11) M. Hirashima, R. Takahashi, K. Nishinari, *Food Hydrocoll.*, **19**, 909 (2005)
12) H. Bothe, H. K. Cammenga, *Thermochemica Acta*, **69**, 235 (1983)
13) K. Weller, H. Schütz, I. Petri, *Biophys. Chem.*, **19**, 299 (1984)
14) R. Rymdén, P. Stilbs, *Biophys Chem.*, **21**, 145 (1985)
15) Y. Yanuka, F. Bergmann, *Tetrahedron*, **42**, 5991 (1986)
16) N. Iza, M. Gil, J. L. Montero, J. Morcillo, *J. Mol. Struct.*, **175**, 25 (1988)
17) 平島円・高橋亮・西成勝好, 調理科学会誌, **36**, 225 (2003)
18) 平島円・高橋亮・西成勝好, 調理科学会誌, **36**, 371 (2003)
19) 平島円・高橋亮・西成勝好, 調理科学会誌, **37**, 48 (2004)
20) 平島円・高橋亮・西成勝好, 調理科学会誌, **37**, 57 (2004)
21) 平島円・高橋亮・西成勝好, 調理科学会誌, **37**, 249 (2007)
22) 高橋亮, 実践的官能評価事例集, p.281, 技術情報協会 (2013)
23) 高橋亮, 西成勝好, ぶんせき, **8**, 388 (2010)
24) 高橋亮, HiKaLo 技術情報誌, **38**, 6 (2010)

第8章　乳化系の品質評価と改変

松宮健太郎[*1]，松村康生[*2]

1　乳化系の品質評価

1.1　乳化系とは

　本稿では「乳化系」を対象にさまざまな内容を解説するが，乳化系とはそもそもどのようなものなのであろうか。乳化系は英語ではエマルション（emulsion）といい，「互いに混ざり合わない液体の一方がもう一方に分散された状態」と定義される。これらの液体は，食品や医薬品においては，一般的に水と油であることが多い。もちろん，ひとくちに「油」といっても，一般的な動植物性の油脂から，植物の精油にいたるまでその種類は多岐にわたるため，水の中の成分をある程度自由に変えられることも考えると，組成からみた乳化系そのものの種類は無限に存在すると考えてよいだろう。

　その一方で，乳化系は図1に示すように，構造的には大きく分けて2つに分類される。一方は水の中に油が分散された水中油滴（O/W）型エマルションであり，食品では牛乳やマヨネーズがこれにあたる。もう一方は，油の中に水が分散された油中水滴（W/O）型エマルションであり，マーガリンやスプレッドなどがこれにあたる。その他にも，分散された油滴や水滴の中に，さらにそれぞれ水滴や油滴が分散された多相型エマルションも存在するが，産業的に安定して製造・利用される例がまだ少ないことから，ここでは割愛する。本稿では，個別具体的に何らかの材料をとりあげて解説をするのではなく，図1に示す構造をもとに，乳化系に共通して観察される現象や，それに対するアプローチの基礎を取り上げたいと思う。

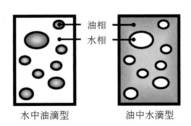

図1　一般的な乳化系の構造

＊1　Kentaro Matsumiya　京都大学大学院農学研究科品質評価学分野　助教
＊2　Yasuki Matsumura　京都大学大学院農学研究科品質評価学分野　教授

1.2 乳化系の品質

「品質」は JIS によると,「品物またはサービスが,使用目的を満たしているかどうかを決定するための評価の対象となる固有の性質・性能の全体」と定義される。ここで,食品や医薬品の使用目的とは,食品においてはその栄養性や嗜好性,あるいは生理活性であり,医薬品においてはその薬理作用である。これらの目的を達成するため,すなわち嗜好性の向上や薬理作用の発揮を目指して,我々は製造過程において乳化系をつくり出すわけであるが,評価対象となる乳化系「固有」の性質・性能とは一体何なのであろうか。

乳化系には油が含まれているため,当然酸化ストレスを受けるであろう。一般的には水分が多いことから腐敗の影響も受ける。しかしながら,これらは乳化系に特異的な現象ではない。乳化系固有の性質は,その定義からもわかるように,本来混ざり合わない液体同士が混合されていることにより発現するものである。すなわち,製造工程を経て作出した乳化系が,もともと混ざり合わない「水と油」へと分離していき,意図した作用を発揮しなくなることにある。それには例えば,乳化系のおいしさが損なわれてしまったり,あるいは油相に溶解した有効成分が意図しないタイミングで溶出してしまったりといったことが含まれる。乳化系の品質とは,どの程度良好な分散状態が保たれているか,裏を返せば,どの程度水と油の分離が進んでいるかを評価することにより,決定することができる。

1.3 乳化系の不安定化の様式

乳化系は時間を経ることで,上述のように一般的にはエネルギー的に安定な状態,すなわち分離した水と油へと変化する。これを物理化学の専門用語では,乳化系は熱力学的に不安定であると表現するが,原理的にその進行を止められないという点は非常に重要である。もちろん,我々が普段目にする乳化系は必ずしもすぐに水と油に分離するわけではなく,ものによっては何年間も変化が生じないことがある。このように必要とされる期間,乳化系が顕著な変化をしないことを速度論的に安定であると表現する。同じ「安定」という言葉を含んでいても,意味することはまったく異なっていることに注意が必要である。

乳化系の良好な分散状態が変化しにくいとき,それは「安定性が高い」と定義され,良好な分散状態が変化し,水と油への分離が進行することは系の不安定化ととらえられる。時間を追って不安定化を観察すると,乳化系はさまざまな段階を経て不安定化していることがわかる。ここで,水中油滴型の乳化系を例にとった乳化系の不安定化の様式を図2に示す。時間軸にそって系の状態を確認すると,速度論的に安定なエマルションは,油滴同士の凝集とクリーミングを経て,その後油滴同士の合一に至り,最終的に水と油の二相に分離する。凝集とクリーミングは独立して起こるのではなく,大抵の場合は同時進行的に起こることが多い。乳化系の不安定化を評価するとき,これらのメカニズムを同時に扱おうとするのではなく,それぞれがまったく別物であるという認識のもとで解析をするのが肝要である。以上の内容を受け,次項では,それぞれの不安定化を概観するとともに,どのように評価するかについて解説する。詳細な手法論については,引

第8章 乳化系の品質評価と改変

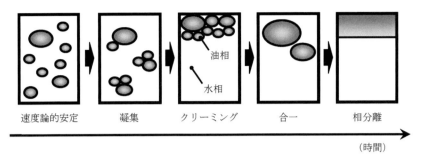

図2　エマルションの不安定化の様式

用した文献を参照されたい。なお，本稿では，研究が比較的進んでいるO/W型の乳化系を代表として解説を行う。

1.4　不安定化の評価法
1.4.1　クリーミング

クリーミングは，乳化系中の水と油の二相間の比重差によって生じる。すなわち，水よりも軽い油が水よりも上に浮かび上がろうとする力がその原動力になっている。市販されているペットボトル入りのミルクコーヒーの上部に，白いミルクのリングを見かけることがあると思うが，これは典型的なクリーミングの例である。クリーミングを評価する場合，サンプルを必要な温度条件下で静置し，その挙動を確認するというのが原則である。

図3に典型的なクリーミングの例を示す。クリーミング試験は本来筒型の容器で実施することが望ましいが，図3のように水と油滴クリーム層の境界が明確な場合，ある時点での乳化系の全長（H_E）に対する清澄層（H_S）の割合で評価するクリーミング指数という数値がよく利用される[1]。この手法は特に油相の濃度が高い場合や，あるいは粒子径の大きな油滴を含む乳化系を扱う場合には，境界線が比較的明確にあることが多く，有効であると思われる。

その一方で，油相の濃度が低い場合や，粒子径の小さい油滴を含む乳化系を扱う場合，境界線が曖昧なことも多く，肉眼による巨視的な観察が難しいことも多い。そのような場合は，まずサンプルの特定の部分をシリンジ等で抜き取り，濁度を測定するという方法がある。これを使うと，比較的簡便な方法でクリーミングを定量化することができる。より詳細な解析が必要な場合には，サンプルの鉛直方向の透過光と後方散乱光の強度を同時に測定し，その時間的な変化を解析するタービスキャンという専門の装置も販売されている[2,3]。その測定原理を図4に示す。クリーミングを起こしたエマルションでは，油滴の多い上部の層では光が透過されにくく，散乱されやすいが，逆に油滴の少ない下部の層では光が透過されやすく，散乱されにくいという性質を利用したものである。この装置ではさらに凝集の一部も検出・定量化できるが，詳細は後述する。

さて，希薄な条件で，粒子同士の相互作用がないと仮定したとき，クリーミング速度は次のストークスの式に従うことが知られている[4]。

食品ハイドロコロイドの開発と応用Ⅱ

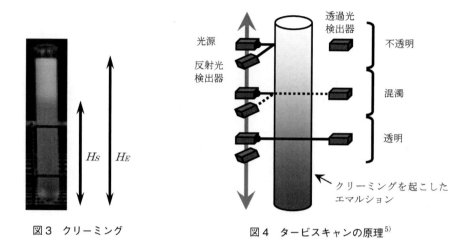

図3 クリーミング　　　　　図4 タービスキャンの原理[5]

$$v_s = \frac{2r^2(\rho_0 - \rho)g}{9\eta_0}$$

ここで，v_s はクリーミング速度，r は粒子の半径，ρ_0 は分散媒（水相）の密度，ρ は分散質（油相）の密度，g は重力加速度，η_0 は分散媒（ほぼニュートン流体）のずり粘度を表す。

ストークスの式で注目すべきは，分子にある重力加速度 g である。これは，理想的な乳化系を遠心処理することにより，クリーミング速度を比例的に促進することができることを意味する。製品のクリーミングに対する安定性を確認する場合，通常は数ヶ月単位の試験を行うのが一般的であるが，希薄な一部の乳化系では，遠心処理により迅速にクリーミング試験を行うことができる。光学機器と遠心処理装置を組み合わせたような装置はすでに実用化されており，ルミサイザーという名称で広く販売されているため，利用するのも一つの方法であろう[6]。ただし，遠心処理によるクリーミングの迅速な評価結果は，必ずしも長期試験の結果と一致しないことがある。これは，油滴粒子が凝集性の高い乳化系サンプルであった場合，粒子の見かけ上の大きさが凝集によって増大し，ストークスの式における r，ひいてはクリーミングに大きな影響を与えてしまうことに起因する[7]。

1.4.2 凝集

凝集は油滴粒子同士が独立性を保ちつつ互いに接着する現象である。凝集は一般的に比較的弱い力で接着し，容易に解離する凝結（flocculation）と，容易には解離しない凝集（aggregation）とに区別される。前者の評価方法として，もっとも直観的なのが顕微鏡による観察であろう。図5に大豆油をカゼインナトリウムで水中に安定化した乳化系の光学顕微鏡写真を示す。本来は自由に動きまわっている油滴同士が，凝集して数珠状につながっていることがわかる。クリーミングの項で述べたように，この凝結の形成はクリーミング速度に大きな影響を与えることがある。顕微鏡はあくまでも定性的な評価方法ではあるが，遠心処理による迅速評価の結果と実際の結果が食い違う場合には，その原因を探る強力な評価手法となることもある。

第 8 章　乳化系の品質評価と改変

　その一方で，凝結を定量的に評価したい場合，どのような手法が有効なのであろうか。実のところ，凝結を定量的に評価する確実性が高くかつ汎用的な手法はまだ確立されていないというのが現状である。クリーミングの項で述べたように，タービスキャンを用いて，後方散乱光の強度の変化から，凝結の形成を検討するという試みも近年行われているようである[8,9]。また，粒子同士の凝集効率には油滴表面に吸着した界面活性物質の厚さや，油滴表面近傍の電位（ゼータ電位）が関与することが知られていることから，それらを測定し，間接的に凝結性を評価する方法もコロイド科学者の中では伝統的によく採用されている。この領域のさらなる発展を期待したいところである。

　容易には解離しない凝集を評価するもっとも基本的な方法は，上述の顕微鏡観察を行うことに加えて，レーザー回折式の粒度分布計により，粒子径の変化を測定することである。凝結体はこの粒子径測定に必要な希釈操作により解離してしまうことがあるが，通常の凝集の評価には簡便かつ効果的であるといえる。また，よく行われるのが，特別な処理をせずに測定したサンプルの粒度分布と，超音波処理またはSDS溶液[10]との混合処理を施したサンプルの粒度分布を比較するというものである。超音波処理やSDSの添加は，凝集体を強制的に解離させる作用があることから，これらの処理によって粒度分布が変化した場合，次に述べる合一とは異なったものであ

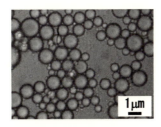

図5　顕微鏡で観察した油滴の凝集

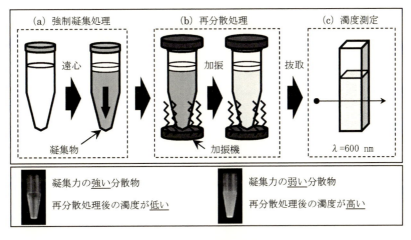

図6　加振再分散法の概要

ると，高い確率で結論付けることができる。凝集の程度を評価する場合，粒度分布計の使用はまず検討したい。

他方で，粒子同士の凝集力そのものを評価する場合，著者らが開発した加振再分散法[11]が有用である。加振再分散法の概要を図6に示す。加振再分散法ではまず，乳化系の油滴粒子を遠心処理により強制的に凝集させる。その後，バイブレーションを用いた再分散過程を経て，再分散された粒子を濁度で数値化する。粒子の凝集力の強弱によって得られる濁度が異なり，凝集力の弱い粒子ほど再分散処理後の乳化系の濁度が高くなる。

1.4.3 合一・相分離

合一（coalescence）は2つ以上の油滴が1つの油滴になる不可逆的な現象で，合一した油滴が大きくなると，最終的には油と水が完全に分離して相分離へと至る。相分離は巨視的に観察されるようになった「合一」と考えて差し支えない。凝集との大きな違いは，合一後の粒子同士は互いに独立ではないということである。

合一を評価するのにもっともよく使われるのは，凝集の場合と同じく，定性的には顕微鏡観察であり，定量的には粒度分布測定であろう。凝集の評価の項でも述べたように，粒度分布測定においては，超音波やSDSを使うことにより，合一と凝集の区別は比較的容易にできる。合一が進み，巨視的に油の相分離が観察されている場合は，分離した油を回収し，その重量を測定するのが簡便な手法であろう。さらに正確な評価を行うのであれば，乳化系中の不安定化して分離した油を有機溶媒で抽出し，溶媒を揮発させた後に残る油の重量を測定するという方法も存在する[12]。これは乳化状態にある微細な油滴と，非乳化状態（バルク）の油では，有機溶媒に対する溶解性が異なるという原理に基づく評価手法である。また，同じように両者の挙動が異なることを利用する方法に，色素で染色した油を用いる方法がある[12]。これは不安定化して粒子径の大きくなった油滴のみがバルクの油と均一に混合されるという性質を利用したものであり，基本的に必要なのはサンプルと油溶性の色素，吸光度計であることから，今後現場での使用頻度が高くなっていくことが期待される。

1.5 不安定化の制御の重要性

ここまで乳化系の品質とは何かを議論し，その評価方法を解説した。「不安定化」というキーワードのもと，クリーミングや凝集，合一・相分離というメカニズムに分けて解説を行ったため，読者の中には内容についてどちらかというとネガティブな印象を受けた人もいるかもしれない。しかしながら，不安定化というのは，必ずしもネガティブなことではなく，本書の他の記事で紹介されるように，さまざまな場面で乳化系の強みとして利用されている現象でもある。たとえば，アイスクリームでは，独特のテクスチャーを生み出すために，部分的に油滴の合一を引き起こすことが必要である。医薬品の分野では，意図的に乳化系を不安定化させ，必要な場面で油中の有効成分を放出させるような研究も盛んである。肝心なのは，不安定化がなるべく起こらないようにすることではなく，不安定化が開発者によって適切に制御されているかどうかということであ

第8章 乳化系の品質評価と改変

る。研究開発者らは，不安定化を制御することを目的として，さまざまな材料や加工工程により，しばしば乳化系の改変を行う。次節では，この乳化系の改変の概要について解説する。

2 乳化系の改変

2.1 乳化系の構造

乳化系の改変を解説するにあたり，前節で紹介した乳化系の構造をもう少し詳しく見てみよう。乳化系は図7で示すように，原則として他方の液体を分散させている連続相（分散媒）と分散している分散相（分散質），そしてその境界にある界面層からなっている。ここでは分かりやすくするためにかなり大きめに描いているが，界面層には両親媒性の乳化剤が存在し，系の状態を安定化させている。乳化剤に関しては，狭義の低分子量の乳化剤に加え，食品乳化系ではタンパク質や多糖類もその範疇に含まれる。

乳化系の改変を試みる場合，効率的に開発を進めるためには，追加する加工工程や新たに使用する材料がどの部分を変化させ，そしてそれが乳化系の安定性にどのように影響するかという観点から，アプローチを選択する必要がある。ここでは，前節に引き続き，本書のタイトルの一部にもなっているハイドロコロイドの応用を念頭に，水中油滴型の乳化系を例にして解説を行うこととする。

2.2 乳化系改変のためのアプローチ

2.2.1 連続相からの改変

連続相はマヨネーズなどの一部の例外を除いて，一般的には乳化系の半分以上の体積を占めることが多いことから，特に希薄な系では乳化系全体の物性に影響を与える部分でもある。連続相から乳化系全体を改変する場合，よく利用されるのは増粘多糖類と，ときにゲル化剤であろう。もちろんこれらは主にハイドロコロイドである。増粘多糖類を添加することにより，水相の粘度が上昇すると，分散された油滴の運動性が低下することは容易に想像できるであろうが，これにより，一般的には油滴の浮上に伴うクリーミング速度の低下や，あるいは油滴同士の衝突が減少することに伴う凝集の減少といった効果が得られる。これらは安定性の向上に直結する。ゲル化剤で連続相がゲルになった場合は，分散された油滴の運動性はほぼ失われ，前節で述べたような

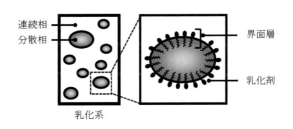

図7 乳化系の詳細な構造

不安定化はさらに起こりにくくなると考えて良いだろう。ゲル化は系全体の物性を劇的に変えてしまうことから，安定性向上のツールとしては利用しにくいかもしれない。その一方で，応用的な側面として，ゲル−ゾルの相転移を適切なタイミングで制御できれば，急激な乳化系の不安定化開始のトリガーとして，物質のリリース挙動などを制御できるツールになる可能性がある。

2.2.2 界面層からの改変

界面層，すなわち油滴表面は，油滴同士の接触が起こるときに直接的に触れ合う部分であることから，特に凝集と合一に対して大きな影響をもつ。もちろん，先述のように，凝集の形成はクリーミングにも影響をあたえることから，クリーミングへの影響も無視できないであろう。界面層を変化させるものとして，もっとも簡便なものに，水相の酸度（pH）の調整と塩強度の調整，そして系全体の加熱という3つの手段がある。これらは特に乳化系をタンパク質や多糖類などの高次構造を有する化合物で安定化させている場合に有効である。前二者は連続相の操作であるが，変化するのは界面層の電気的な性質である。すなわち，酸度によって界面に存在する高分子化合物の電荷が変化したり，あるいは塩由来の対イオンによって高分子化合物の荷電が遮蔽されたりすることによるものである。油滴表面の電気的性質が変わると，当然のことながら粒子同士が接近したときの反発力も変わるため，結果として凝集の起こりやすさも変わる。その一方で，系全体を加熱することで，しばしば界面に存在するタンパク質の構造が変化する。一般的に球状タンパク質は加熱によって変性することが知られており，変性したタンパク質は油滴表面の疎水性度を増加させる。表面の疎水性度が上昇した油滴は，水との接触面積を減らすため，同じく疎水性度の高くなった他の粒子と接着する傾向にある。これはすなわち，凝集が起こりやすくなったことを意味する。

他には，乳化系を調製した後に，ある種の両親媒性物質で覆われた油滴表面を，その両親媒性物質と反対の電荷をもつハイドロコロイドでさらに被覆するという方法もある。そのようなことを行うと，界面層にさらなる厚みが生じるため，凝集や合一を起こりにくくさせることも可能である。また，産業的には主にタンパク質とその複合体で活用されるものであるが，界面層に存在する両親媒性物質を酵素で修飾し，油滴表面の性質を変化させることも行われる。酵素による修飾には多数のパターンがあり，応用の可能性をここで列挙することは難しいが，これらも基本的には凝集や合一への安定性を変化させるものであると考えて良い。

2.2.3 分散相からのアプローチ

分散相は水中油滴型の乳化系の場合は油滴であり，油の性質を変化させるということからは，主に2つのことが実行可能である。1つは油の密度を変えること，そしてもう1つは油の結晶化挙動を変えるということである。前者の場合，結晶性の高い油を分散相に加えるか，あるいは何らかの脂溶性成分を溶解させることで，油の密度を上げることができ，水との密度差から生じるクリーミングの速度を遅らせることが可能である。また，後者の場合，油相に融点の異なる油を添加したり，あるいはHLB値の低い乳化剤を溶解させたりすることで，油滴の結晶化挙動が変化し，それによって油滴の部分的な合一に影響を与えられる可能性がある。

第8章 乳化系の品質評価と改変

2.2.4 まとめ

　本節では，乳化系の構造に着目し，連続相と分散相，そして界面層を変化させるという観点から，乳化系を改変させるための方法について解説した。クリーミングと凝集，そして合一は，必ずしもお互いに独立した現象ではないことが，この種の議論を難しくさせている。すなわち，例えばクリーミングが起こると粒子の濃度が増加して凝集が起こりやすくなる，あるいは凝集が起こると見かけの粒子径が大きくなり，クリーミング速度が上がる，または凝集が起こると粒子同士が合一する可能性が高くなるなどといったようなことである。

　今回，乳化系の改変については，時間軸と関連する「不安定化」をキーワードに解説を行った。実は，乳化系の改変自体は，例えば系の色を変えたり，あるいは粒子のサイズを変えたりといった，従来のいわゆる「静的」な切り口でもいろいろと議論が出来たはずである。しかしながら，現在ハイドロコロイドの研究では，系全体を動的に変化させることで，何らかの特性を発現させるというのが大きなトレンドになっていることから，乳化系全体の「動き」を意識して本章を解説した。本章が研究開発の指針となれば幸いである。

文　　　献

1) K. Demetriades *et al.*, *J. Food Sci.* **62**, 342 (1997)
2) O. Mengual *et al.*, *Coll. Surf. A, Physicochemical and Engineering Aspects*, **152**, 111 (1999)
3) O. Mengual *et al.*, *Talanta*, **50**, 445 (1999)
4) 藤田哲（著），食品の乳化—基礎と応用，幸書房（2006）
5) タービスキャン技術資料，EKO 英弘精機株式会社，http://eko-eu.com/jp
6) T. Sobisch and D. Lerche, *Coll. Polym. Sci.*, **278**, 369 (2000)
7) Eric Dickinson（著），西成勝好ら（訳），食品コロイド入門，幸書房（1998）
8) Theo BJ. Blijdenstein *et al.*, *Langmuir*, **19**, 6657 (2003)
9) E. Silletti *et al.*, *Food Hydrocolloids*, **21**, 596 (2007)
10) J. L. Gelin *et al.*, *Food Hydrocolloids*, **8**, 299 (1994)
11) K. Matsumiya *et al.*, *Food Hydrocolloids*, **34**, 177 (2014)
12) J. Palanuwech *et al.*, *Food Hydrocolloids*, **17**, 55 (2003)

【第Ⅱ編　新規素材開発と応用】

第1章　多糖類ハイドロコロイド

1　多糖類の構造

円谷陽一*

1.1　糖の化学
1.1.1　単糖

　動植物多糖，微生物多糖の構成単位は単糖である。単糖（monosaccharide）がグリコシド結合で重合して多様なオリゴ糖（oligosaccharide：少糖），多糖（polysaccharide：グリカン）が生じる[1]。単糖にはD型とL型の区別がある。生物に含まれる各種単糖は基本的にはD-グルコースが出発材料となって合成される。D-グルコースの構造式（直鎖状構造式と環状構造式）の表し方は略記法も含めると様々である（図1）。各種多糖に含まれる代表的な単糖を表1に，その構造を図2に示す。主な中性糖は五炭糖（ペントース）と六炭糖（ヘキソース）である。植物に多く含まれるアラビノースは天然にはほとんどがL型として存在している。これらの中性単糖は修飾されて，酸性糖（カルボキシル基を持つ），デオキシ糖（$-CH_2OH$ が $-CH_3$ に置換），アミノ糖

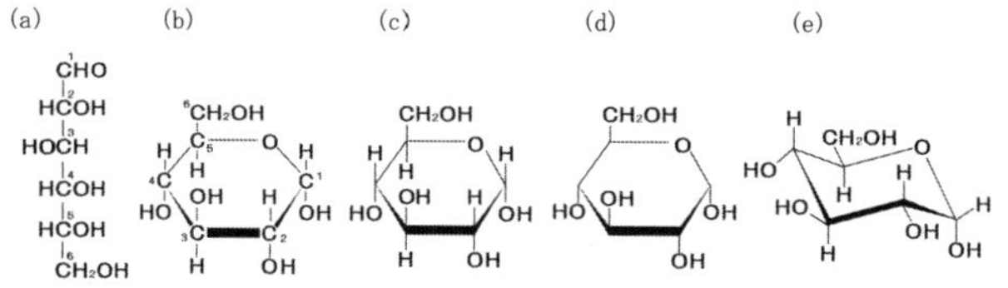

図1　D-グルコースの構造式

　(a)はD-グルコース（分子式 $C_6H_{12}O_6$）をFischer投影式（直鎖状構造式）で表した構造式である。炭素は1～6の番号を付けて区別する。なお，糖のD型，L型は最も番号の大きな不斉炭素（その炭素に結合している4種の原子・原子団がすべて異なる炭素：グルコースでは炭素5に結合している-OHが右向きをD型，左向きをL型と定義する。(b)(c)(d)はα-D-グルコースのHaworth投影式（環状構造式）で，(c)は環を構成する炭素原子を省略，(d)はさらに環に結合している水素原子を省略した表記法である。D-グルコースはα型とβ型の区別（アノマー）がある。Fischer投影式で環状構造を書いたとき，炭素1に結合している-OHがD，Lを決める基準炭素原子（グルコースでは炭素5）の-OHと同じ向きのものをα，反対向きのものをβと定義する。環状構造は一般的にはFischer投影式でなくHaworth投影式で書かれることが多いので，Haworth投影式では炭素1に結合している-OHが炭素5に結合している-CH_2OH と trans の位置関係（-OHが環の下向き）の場合がα型となる。逆（-CH_2OH と-OHが cis の位置関係＝-OHが環の上向き）の場合はβ型となる。他のD型糖の場合でも同様である。(e)はα-D-グルコースの立体配座（立体構造式）で，イス型構造である。他には，ボート型などの立体配座が知られている。

＊　Yoichi Tsumuraya　埼玉大学　大学院理工学研究科　教授

第1章　多糖類ハイドロコロイド

表1　各種多糖を構成する主な単糖類

分類	単糖		
	和名	英語名	略号
中性糖			
五炭糖（ペントース）	D-キシロース	D-xylose	D-Xyl
	L-アラビノース	L-arabinose	L-Ara
六炭糖（ヘキソース）	D-グルコース	D-glucose	D-Glc
	D-ガラクトース	D-galactose	D-Gal
	D-マンノース	D-mannose	D-Man
酸性糖	D-グルクロン酸	D-glucuronic acid	D-GlcA
	D-ガラクツロン酸	D-galacturonic acid	D-GalA
デオキシ糖	L-フコース	L-fucose	L-Fuc
	（別名6-デオキシ-L-ガラクトース）		
	L-ラムノース	L-rhamnose	L-Rha
	（別名6-デオキシ-L-マンノース）		
アミノ糖	N-アセチル-D-グルコサミン	N-acetyl-D-glucosamine	D-GlcNAc
	N-アセチル-D-ガラクトサミン	N-acetyl-D-galactosamine	D-GalNAc

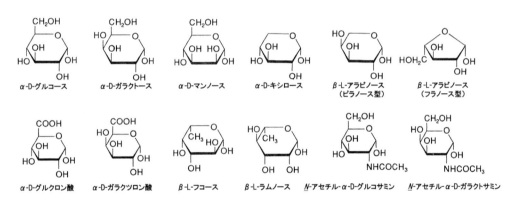

図2　各種多糖に見いだされる主な単糖の構造式
主な単糖11種の名称と構造式を示す。多糖を構成する単糖はほとんどが図のようにピラノース型（6員環、略号 p）で存在している。しかし、L-アラビノースは多糖中ではピラノース型だけでなくフラノース型（5員環、略号 f）でも結合している。例えば、D-グルコピラノースは D-Glcp、L-アラビノフラノースは L-Araf と略記される。D-型糖は α-型の構造式を示す。C1に結合している-OHの向きは D-型と L-型糖とも下向きで同じだが、L-型糖では β-型となる（図1参照）。

（-NH₂基を持つ）等が生じる。デオキシ糖のフコース、ラムノースも天然には L 型で存在する。アミノ糖は生体内では、通常、N-アセチル化（-NHCOCH₃）されて存在する。これら以外の単糖も知られている。例えば、植物細胞壁多糖であるペクチンは D-アピオース、L-アセル酸、等を含んでいる。さらに各種単糖はメチルエステル基、アセチル基、硫酸基、フェルラ酸などのフェノール性化合物、等で修飾される場合がある。なお、一般的に、D-型糖の D は省略して、L-型糖は L を付けて表記されることが多い。例えば、D-グルコースは単にグルコースと書き表されることが多い。本書でも、特に必要な場合以外は D は省略する。糖はアルデヒド基（図2に挙げた単

糖，など）かケトン基（フルクトース＝果糖，など）を持つので還元性を示す。

1.1.2　オリゴ糖と多糖

　単糖がグリコシド結合で重合して二糖，三糖，四糖などのオリゴ糖，多糖が生じる。オリゴ糖，多糖を「糖鎖」と呼ぶこともある。オリゴ糖・多糖は方向性を持つ。前節で述べたように糖は還元性を示すので，グリコシド結合していない末端側の糖残基は還元性を保持している。この糖残基を還元末端，反対側の末端糖残基は還元性を示さないので非還元末端を呼んで区別する。ただし，ショ糖はグルコースのアルデヒド基とフルクトースのケトン基がグリコシド結合しているので非還元性である。非還元性オリゴ糖にはこのような方向性の区別はない。また，分岐しているオリゴ糖・多糖では還元末端は一つだが，複数の非還元末端を含むことになる。

　単糖が約10残基以上グリコシド結合した化合物を多糖という。1種類の構成糖からなる単純多糖（ホモ多糖），2種類以上の構成糖からなる複合多糖（ヘテロ多糖），中性糖だけの中性多糖，ウロン酸などを含む酸性多糖，等に分類される。多糖の命名は構成単糖の名称の語尾の'オース（-ose)'の代わりに'アン（-an)'を付けて呼ぶ。例えば，D-グルコースが構成単糖の多糖はグルカン（glucan）という。D-グルコースが$\alpha-(1\rightarrow4)-$結合で連なった貯蔵多糖（アミロース）を$\alpha-(1\rightarrow4)-$D-グルカンと表すこともある。複合多糖は構成単糖の名称をアルファベット順に並べる。例えば，D-ガラクトースとD-マンノースからなる多糖はガラクトマンナンと呼ぶ。多糖の表記法（特にグリコシド結合の表記法）は様々で，例えば，同じ多糖（リケナン）でも$\beta-(1\rightarrow3)(1\rightarrow4)-$D-グルカン，$(1\rightarrow3)(1\rightarrow4)-\beta$-D-グルカン，$\beta$-1,3；1,4-D-グルカン，など若干異なるスタイルで書き表される。多糖は多数の水酸基を持っており基本的には親水性化合物であるが，水酸基は水素結合を形成して多糖の物性に大きく影響することがある。例えば，セルロース分子は分子内，分子間で水素結合を形成し水に不溶なミクロフィブリル（微小繊維）を形成する。

1.1.3　複合糖質

　糖鎖が糖以外の生体成分と結合した化合物を複合糖質と呼ぶ。その内で糖鎖とタンパク質が共有結合したものが糖タンパク質，脂質と結合した化合物が糖脂質である。また，動物に含まれるコンドロイチン硫酸などの糖鎖はグリコサミノグリカン（glycosaminoglycan, GAG）と呼ばれる。古くはムコ多糖と呼ばれた。グリコサミノグリカンがタンパク質と結合した化合物はプロテオグリカンと呼ばれる。

1.2　植物多糖

　植物多糖の代表はデンプンである。植物の細胞壁は主に細胞壁多糖で構成されており，主にセルロース，ペクチン，ヘミセルロース，に分けられる[2,3]。ペクチンとヘミセルロースは分画法に基づく名称であり，細胞壁から熱水あるいはシュウ酸アンモニウム，キレート試薬の溶液などで抽出される一群の多糖をペクチンと呼んでいる。ペクチン抽出後の細胞壁をアルカリ溶液で可溶化した多糖をヘミセルロースと呼んでいる。最近は，ペクチンとヘミセルロースをまとめてマ

第1章 多糖類ハイドロコロイド

トリックス多糖と呼ばれることが多い。なお，前書「食品ハイドロコロイドの開発と応用」に，デンプン，セルロース，ペクチン，ヘミセルロースの一種であるキシログルカン，の製造法，構造，特性，用途，等が詳述されているので参照されたい[4]。さらに，マメ科植物のガラクトマンナン，コンニャクのグルコマンナン，アラビアガム（アラビノガラクタン），ガティガム，も記載されている。本稿では，植物細胞壁マトリックス多糖について概説するとともに，前書では取り上げられていない多糖についても記載する。

1.2.1 ペクチン

ペクチンは多くの被子植物の主要な細胞壁多糖の一つである。単子葉植物の一部（イネ科植物）にはわずかにしか含まれていない。ペクチンはホモガラクツロナン（homogalacturonan, HG），ラムノガラクツロナン-I (rhamnogalacturonan-I, RG-I)，ラムノガラクツロナン-II（RG-II）の3つの構造領域で構成され，HG が大部分を占める[2,3]。

HG はガラクツロン酸が $\alpha-(1\to4)-$結合した直鎖状多糖である（図3）。ガラクツロン酸の一部のカルボキシル基はメチルエステル化されている。メチルエステル化されていない（脱メチル化された）HG はカルシウムイオンと結合して架橋構造を形成する。この架橋構造によってHG 溶液はゲル状となる。

RG-I は L-ラムノースとガラクツロン酸が交互に結合した2糖〔$\to4)-\alpha$-Gal$p$A-$(1\to2)-\alpha$-L-Rha$p$-$(1\to$〕が繰り返し単位となっている。主に L-アラビノースやガラクトースからなる側鎖が L-ラムノース残基のC4位に結合した複合多糖である。アラビナン側鎖は $\alpha-(1\to5)-$結合した L-アラビノフラノースが主鎖となり，主鎖の C2 位と C3 位に L-アラビノースが分岐結合している。ガラクタン側鎖は $\beta-(1\to4)-$結合したガラクタンが主である。このガラクタン

$$\to4)-\alpha\text{-Gal}p\text{A-}(1\to4)-\alpha\text{-Gal}p\text{A-}(1\to4)-\alpha\text{-Gal}p\text{A-}(1\to4)-\alpha\text{-Gal}p\text{A-}(1\to$$

図3 ホモガラクツロナンの構造式

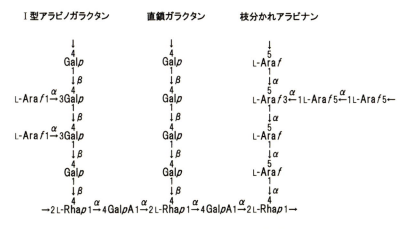

図4 ラムノガラクツロナン-I の構造模式図
L-Rha$p$ に結合している側鎖構造の例も示す。

鎖にL-アラビノースが結合している場合もある（I型アラビノガラクタン）（図4）[5]。和漢薬として利用される当帰（トウキ：セリ科の多年生草）などのRG-Iはβ-(1→3)-結合したガラクタン直鎖にβ-(1→6)-結合したガラクタン分岐鎖が結合した糖鎖がL-ラムノース残基に結合している。この糖鎖にはさらにL-アラビノフラノースが結合している（II型アラビノガラクタン）。これらの糖鎖が和漢薬の免疫薬理活性等の生理活性に関わっている[6]。

RG-IIは複雑な構造領域で，α-(1→4)-結合したガラクツロン酸オリゴ糖主鎖に，構造の異なる4種類の側鎖が結合した分岐多糖である。側鎖を構成する単糖の種類も多く，特徴的な糖として，アピオース，L-アセル酸，3-デオキシ-D-マンノ-2-オクツロン酸（Kdo），3-デオキシ-D-リキソ-2-ヘプツロン酸（Dha），等が含まれている。

1.2.2 キシログルカン

キシログルカンは真正双子葉植物と裸子植物の細胞壁の主要な細胞壁多糖の一つでヘミセルロースに分類される。その構造はβ-(1→4)-結合したグルコースが主鎖をなし，グルコース残基のC6位に規則的にα-キシロース残基が分岐結合している。キシロース側鎖にはガラクトース，さらにL-フコースが結合する場合もある（図5）[2,3]。ナス科植物のキシログルカンはL-アラビノースを含んでいる。植物組織内ではキシログルカンはセルロース微繊維と水素結合し植物組織の伸長成長に関わっている。マメ科植物タマリンドの種子中には貯蔵物質としてキシログルカンが豊富に含まれている。このキシログルカンにはL-フコースは含まれていない。タマリンドキシログルカンは様々な食品に使用されている[4]。

1.2.3 キシラン

キシランはβ-(1→4)-結合したキシランが主鎖をなすヘミセルロースである。通常，キシロース残基の主にC3位にL-アラビノース残基が，C2位に4-O-メチル-グルクロン酸残基またはグルクロン酸残基が側鎖として結合している。キシロースとグルクロン酸から構成されるグルクロノキシランは広葉樹に多く見られる。イネ科植物のキシランはキシロースとL-アラビノースから構成されるのでアラビノキシランと呼ばれる（図6）。針葉樹のキシランはキシロース，L-アラビノースとグルクロン酸から構成されるアラビノグルクロノキシランである。アラビノキシランのL-アラビノース側鎖にはフェルラ酸などのフェノール性化合物がエステル結合してい

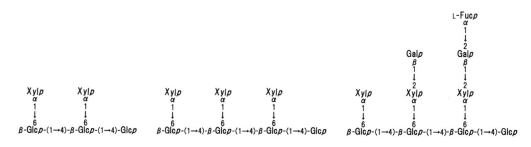

図5　キシログルカンの主要なオリゴ糖単位
これらのオリゴ糖単位がβ-(1→4)-グルコシド結合で連なってキシログルカン分子が構成される。

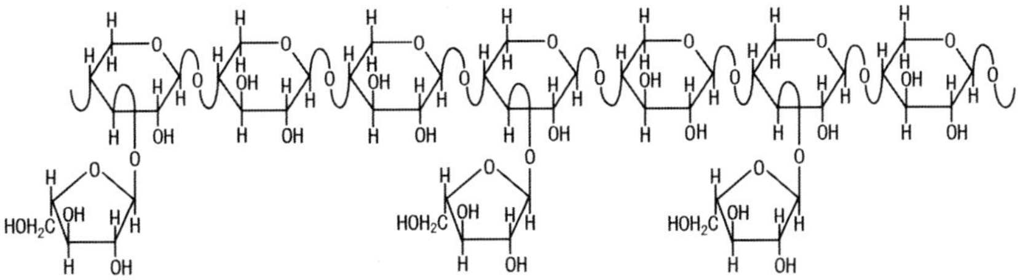

図6 アラビノキシランの構造模式図

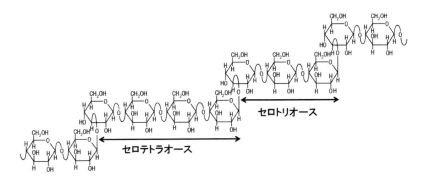

図7 β-(1→3)(1→4)-グルカンの構造模式図
β-グルカンはグルコースがβ-(1→4)-結合で3残基（セロトリオース）か4残基（セロテトラオース）連なった単位がβ-(1→3)-結合した直鎖状多糖である。

る場合がある。

1.2.4 β-(1→3)(1→4)-グルカン

グルコースがβ-(1→3)-とβ-(1→4)-結合で連なった直鎖状多糖で，ヘミセルロースの一種で，イネ科植物に多く含まれる。その構造は主にセロトリオースやセロテトラオースの単位が，β-(1→3)-結合で連なった分子である（図7）。特に，大麦種子には多く含まれ（穀粒全重量の3～5%），水溶性食物繊維として整腸作用等の健康機能性が注目されている。

1.3 海藻多糖

前書に，紅藻多糖類の寒天とカラギナン，コンブやワカメなどの褐藻類のアルギン酸，が取り上げられているので参照されたい[4]。

褐藻類にはα-(1→2)-結合したL-フコースを主成分とする粘質性多糖のフコイダンも含まれている。L-フコースの主にC4位に硫酸基がエステル結合している。主鎖をなす一部のL-フコースのC3位に硫酸化されたL-フコースが側鎖として結合している場合や，構成糖としてキシロース，グルクロン酸などを含む場合もある。フコイダンはヘパリンと同様に血液凝固阻止作用を示すことが知られている[7]。褐藻類はまた貯蔵多糖としてラミナランも含んでいる。ラミナランはグルコースがβ-(1→3)-結合で連なったβ-(1→3)-グルカンが主成分である。

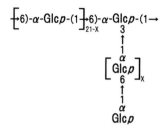

図8 デキストランの構造模式図
L. mesenteroides B-512のデキストランの反復糖単位。平均23残基のグルコースに1個の割合で枝分かれしている。図中の主鎖と側鎖を構成するグルコースの和が平均21残基となる。

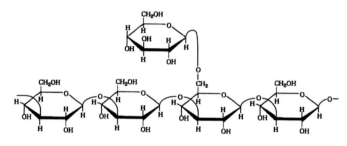

図9 $\beta-(1\to3)(1\to6)$-グルカンの構造模式図

1.4 微生物多糖

微生物が産生する多糖は様々である。前書に，*Xanthomonas campestris* が菌体外に産生するキサンタンガム，*Sphingomonas elodea* のジェランガム，*Agrobacterium biovar 1* のカードラン，が記載されているので参照されたい[4]。

Leuconostoc 属の乳酸菌はショ糖培地で生育すると菌体外多糖としてデキストランを産生する。デキストランは主に $\alpha-(1\to6)$-結合したグルコースが連なった多糖である。菌株によっては，$(1\to3)-$，$(1\to4)-$，$(1\to2)-$結合なども含む（図8）[8]。デキストランは細菌の作る酵素，デキストランスクラーゼによってショ糖が基質となってグルコース転移反応によって合成される。デキストランは医薬品，化粧品，写真フィルムなどに用いられる。天然デキストランの分子量は数百万〜数千万であるが，低分子化（分子量 75,000±25,000）したデキストラン（クリニカルデキストラン）は代用血漿として医療に用いられる。

カビやキノコといった真菌類には β-グルカンが含まれている。ブラジル原産のアガリクス（日本名カワリハラタケ，*Agaricus blazei* Murrill）などのキノコの β-グルカンはその構造特性に基づいて $\beta-(1\to3)(1\to6)$-グルカンと呼ばれる。$\beta-(1\to3)$-結合したグルコースの主鎖のC6位にグルコースが側鎖として結合した分岐多糖である（図9）[9]。分岐の割合はキノコの種類によって異なり $\beta-(1\to3)$-結合したグルコース残基2個当たりに1個の分岐から，5個に1個と分岐度が少ない場合もある。生理機能は多彩で，抗腫瘍作用，抗血栓作用，コレステロール

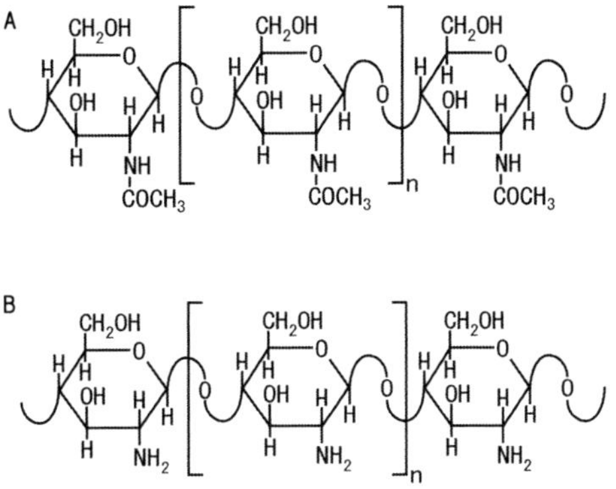

第1章 多糖類ハイドロコロイド

図10 キチン(A)とキトサン(B)の構造模式図

低下作用,等が報告されている。

1.5 動物多糖

　昆虫やカニやエビの甲殻類の外皮（外骨格）にはキチンが含まれている。キチンはN-アセチルグルコサミン（GlcNAc）が$\beta-(1\rightarrow 4)$-結合した直鎖多糖である（図10）[10]。キチンは真菌類の細胞壁にも含まれている。真菌類は,また,キチンが脱アセチル化されて生じるキトサンも含んでいる。キチンは水不溶性で,ヒトが摂取しても消化されず植物細胞壁多糖と同様に,消化管内で食物繊維としての作用を発揮した後,大部分はそのまま糞中に排泄される。キチンはセルロースに次いで大量に地球上に産生される有機化合物で,天然資源の有効利用が期待されている。

文　　献

1) 阿武喜美子,瀬野信子,『糖化学の基礎』,講談社サイエンティフィク（1984）
2) 西谷和彦,梅澤俊明編集,『植物細胞壁』,講談社（2014）
3) P. Albersheim *et al.*, "Plant Cell Walls", Garland Science, New York (2011)
4) 西成勝好監修,『食品ハイドロコロイドの開発と応用』,シーエムシー出版（2007）
5) B. B. Buchanan, W. Cruissem, and R. L. Jones, "Biochemistry & Molecular Biology of Plants", American Society of Plant Physiologists, Maryland, p.72 (2000)
6) 宮崎利夫編,『多糖の構造と生理活性』,朝倉書店,pp.134-173（1990）
7) L. W. Doner and R. L.Whistler, In "Industrial Gums", R. L. Whistler and J. N. BeMiller eds., Academic Press, New York, pp.115-120 (1973)
8) 原田篤也,三崎旭編,『総合多糖類化学（下）』,講談社サイエンティフィク,pp.536-551（1976）
9) 大野尚仁監修,『βグルカンの基礎と応用』,シーエムシー出版（2010）
10) 宮崎利夫編,『多糖の構造と生理活性』,朝倉書店,pp.182-206（1990）

2 食品産業における多糖類の応用

船見孝博*

2.1 はじめに

　食品は人の食欲を増進させて食生活を豊かにするとともに健康に貢献しなければならない。食品には栄養，嗜好，および生理などの機能が求められるが[1]，食べることによって幸福感，満足感が得られてこそ食品であり，嗜好性（おいしさ）を高めることが食開発の変わらぬ課題である。

　食品の嗜好性は，フレーバー，テクスチャー，外観，音，および温度などの感覚特性によって決まり，中でもフレーバーとテクスチャーが食品の嗜好性を決定する二大要因である[2]。フレーバー（味と香りを含む）は比較的低分子の成分が関与し，化学的経路によって知覚される特性である。一方，テクスチャーは比較的高分子の成分が関与し，物理的経路によって知覚される特性である。

　テクスチャーとは摂食過程において，口腔相や咽頭相で感覚される食品の力学的および熱的性質の総体である。テクスチャーは，分子，粒子，細胞，および組織を含む食品構成要素の分散，凝集，および配列状態によって決まる。テクスチャーは食品のおいしさの約30％を占めるといわれており，ご飯，麺，パン，肉などの主食に限ればその割合はさらに高い[3]。

　食品のテクスチャーはハイドロコロイドの添加によって調節できる。ハイドロコロイドとは，直径10〜100nmの粒子が水を連続相に分散している状態，あるいはそのようなコロイド状態を制御するために使用される多糖類やたんぱく質をさす。ハイドロコロイドは，増粘，ゲル化，保水，分散，安定，皮膜形成，起泡，乳化など，食品中で様々な機能を示し，食品のテクスチャーモディファイヤー（食感改良剤）として低粘度溶液から粘弾性固体に至る多様な食品形態において効果を発揮する。

　上述の機能付与を目的に加工食品に使用される多糖類は食品衛生法上の食品添加物であり，増粘安定剤に位置付けられる。食品添加物としての多糖類は，指定添加物，既存添加物，および一般飲食物添加物に分類される（表1）。食品添加物として使用される多糖類は天然物由来であり，例えば寒天やカラギナンは海藻，グァーガムやローカストビーンガムは植物の種子，ペクチンは柑橘およびリンゴの皮，キサンタンガムやジェランガムは微生物（発酵），キチンやキトサンは動物（甲殻類の甲羅など）を起原とする（図1）。

　本稿では多糖類の主要な機能であるゲル化と増粘に焦点をあて，食品産業における多糖類の応用について概説する。

2.2　ゲル化剤としての多糖類の利用

2.2.1　ゲル化剤の理化学特性

　食品をゲル化させる目的で使用される食品添加物をゲル化剤という。食品産業で使用される代

---

*　Takahiro Funami　三栄源エフ・エフ・アイ㈱　第一事業部　部長

第1章　多糖類ハイドロコロイド

表1　食品添加物としての多糖類

既存添加物		一般飲食物添加物	指定添加物
アウレオバシジウム培養液	酵母細胞壁	オクラ抽出物	アルギン酸アンモニウム
アグロバクテリウムスクシノグリカン	サイリウムシードガム	海藻セルロース	アルギン酸カルシウム
アマシードガム	サバクヨモギシードガム	褐藻抽出物	アルギン酸カリウム
アラビアガム	ジェランガム	グルテン	アルギン酸ナトリウム
アラビノガラクタン	タマリンドシードガム	グルテン分解物	アルギン酸プロピレングリコールエステル
アルギン酸	タラガム	コンニャクイモ抽出物	カルボキシメチルセルロースカルシウム
ウェランガム	デキストラン	サツマイモセルロース	カルボキシメチルセルロースナトリウム
エレミ樹脂	トラガントガム	ダイズ多糖類	デンプングリコール酸ナトリウム
カシアガム	トロロアオイ	ナタデココ	ポリアクリル酸ナトリウム
ガティガム	納豆菌ガム	マンナン	メチルセルロース
カードラン	微小繊維状セルロース	レンネットカゼイン	アセチル化リン酸架橋デンプン
カラギナン	ファーセレラン		アセチル化酸化デンプン
カラヤガム	フクロノリ抽出物		アセチル化アジピン酸架橋デンプン
カロブビーンガム	プルラン		オクテニルコハク酸デンプンナトリウム
キサンタンガム	ペクチン		酢酸デンプン
キチン	マクロホモプシスガム		酸化デンプン
キトサン	モモ樹脂		ヒドロキシプロピル化リン酸架橋デンプン
グァーガム	ラムザンガム		ヒドロキシプロピルデンプン
グァーガム酵素分解物	レバン		リン酸化デンプン
グルコサミン			リン酸架橋デンプン
			リン酸モノエステル化リン酸架橋デンプン

(平成26年4月10日現在)

既存添加物：長年使用されてきた天然添加物としてリスト化され，品目が決められている食品添加物。
一般飲食物添加物：通常は食品として用いられるが，食品添加物的な使い方をするもの。
指定添加物：食品衛生法に基づき，厚生労働大臣が指定する食品添加物。
出典：「新　食品添加物マニュアル　第4版（日本食品添加物協会）」から増粘安定剤に該当するものを抜粋。

表的なゲル化剤について，溶解温度，ゲル化因子，およびゾル－ゲル転移温度を示す（表2）。ゲル化剤を正常に機能させるためには，まず溶媒（食品の場合，ほとんどが水）中にゲル化剤を十分に膨潤，分散させる必要があり，多くの場合，加熱と攪拌が必要になる。分散液が冷却のみによってゲルを形成する場合と，冷却だけではゲルを形成せず同時にカチオンの添加が必要になる場合がある。一般的に，Ca添加により形成されたゲルは熱安定性が高く，レトルト殺菌などで使用される120℃程度の加熱ではゲルが融解しない。ゲルの転移温度について，脱アシル型

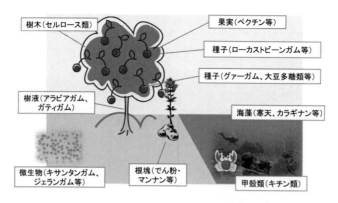

図1 食品添加物として使用される多糖類の種類と起源

表2 ゲル化剤の理化学的特徴

ゲル化剤	溶解温度	ゲル化因子		転移温度	
		温度	カチオン	ゾル→ゲル	ゲル→ゾル
脱アシル型ジェランガム	約90℃	冷却	Ca, (K)	約40℃	不可逆
ネイティブ型ジェランガム	約80℃	冷却	−	約70℃	約80℃
寒天	約90℃	冷却	−	約30℃	約90℃
κカラギナン	約70℃	冷却	K, (Ca)	約40℃	約60℃
ιカラギナン	約60℃	冷却	Ca, (K)	約40℃	約60℃
κカラギナン+ローカストビーンガム	約80℃	冷却	(K, Ca)	約50℃	約60℃
アルギン酸Na	室温	−	Ca	−	不可逆
LMペクチン	室温	−	Ca	−	不可逆
キサンタンガム+ローカストビーンガム	約80℃	冷却	−	約50℃	約60℃

ジェランガム（+Ca），寒天，κカラギナン（+K）などの比較的脆いテクスチャーを有するゲル化剤に比べ，ネイティブ型ジェランガム，κカラギナン+ローカストビーンガム，キサンタンガム+ローカストビーンガムなどの比較的弾力のあるテクスチャーを有するゲル化剤の方が，ゾル→ゲル転移温度が高く，ゾル−ゲル転移における熱的ヒステリシスが小さい傾向がある。

2.2.2 ゲル化剤による食品（主に固体状食品）のテクスチャー調節

固体状食品における歯ごたえ，口当たり，しっとり感，滑らかさなどの口腔感覚および喉越しやまとまり感などの咽頭感覚の調節にゲル化能を有する多糖類が使用される場合が多く，ゾル−ゲル転移について多くの研究が行われている。多糖類のゲル化機構を一般的な解釈に基づいて模式的に示す（図2）。カラギナン（特にκ型）およびジェランガム（特に脱アシル型）はゲル化のメカニズムが最も詳細に調べられている多糖類である。これらの多糖類の分子コンホメーションは，高温ではコイル状態で単一鎖として存在するが，低温ではダブルヘリックスに構造転移する。分子間の静電反発を抑制するカチオンの添加により，ヘリックス同士が会合，凝集して架橋領域を形成し，ゲルを形成する。ヘリックスの会合状態によって，ゲルのテクスチャーや力学特性はもちろんのこと，熱安定性（熱可逆性あるいは不可逆性）や保水性（離水）も変わる。

第1章　多糖類ハイドロコロイド

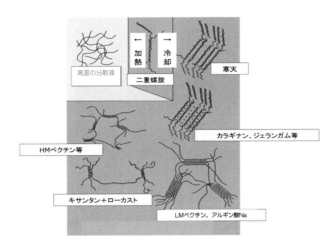

図2　多糖類のゲル化機構（模式図）

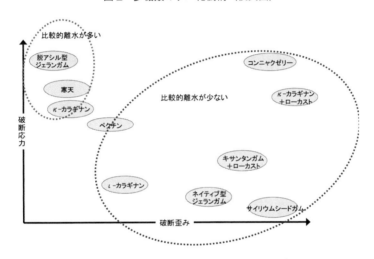

図3　ゲル化剤のテクスチャーマッピング

2.2.3　テクスチャーによるゲル化剤の分類

　ゲル化剤はテクスチャー（例えば，かたい⇔やわらかい，脆い⇔弾力がある）やテクスチャーに関連する力学特性によって分類できる。食品産業で使用される代表的なゲル化剤について，一軸圧縮試験から得られるゲルの破断点（破断応力および破断歪みの二次元プロット）を模式的に示す（図3）。これはテクスチャーマッピングといわれる手法であり，テクスチャーの見える化が可能となる。このテクスチャーマッピング上にゲルの保水性を重ねると，比較的脆いテクスチャーを有するゲル化剤は離水が多く，比較的弾力のあるテクスチャーを有するゲル化剤では離水が少ないことが分かる。また，離水の少ないゲル化剤は冷凍解凍後のテクスチャー変化が比較的小さく，ドリップを生じ難いという特徴がある。

2.2.4　固体状食品のテクスチャーとフレーバーリリース

　固体状食品のモデルとしてのゲルでは，破断歪みが小さいほど甘味の感覚強度が大きくなる（甘味を感じやすくなる）ことが報告されている[4]。破断歪みが小さく，脆いゲルは，摂食過程の初期段階で容易に崩壊し，食塊の表面積が増加することにより口腔内で唾液と接触しやすくなる。これにより唾液中への甘味物質の溶出が促進され，甘味を強く感じやすくなると考えられる。また，離水の影響も考えられる。一般的に，脆いゲルは変形性の高い（壊れにくい）ゲルよりも網目構造が疎であり，離水が多い。離水が多いほど水溶性の味成分を感覚しやすい。フレーバーリリースという観点からみれば，離水が多いほど味や香りを感じやすくなり好ましいが，高齢者食のテクスチャーという観点からみれば，誤嚥を招く可能性があり，必ずしも好ましいとはいえない。後述の液状食品を含め，テクスチャーの調節を通じて好ましい味は感じさせやすく，好ましくない味は感じさせにくくすることで，ヒトの摂食行動を惹起できる可能性がある。

2.3　増粘剤としての多糖類の利用
2.3.1　増粘剤の理化学特性および分類

　食品に粘度を付与する目的で使用される食品添加物を増粘剤という。食品産業で使用される代表的な増粘剤について，溶解温度，粘度，粘性および各種安定性を示す（表3）。溶解性は多糖類の分子配列や構造の規則性によって異なる。結晶化によって構造の規則性が高い領域が多いほど水和しにくく，溶解に加熱を必要とするが（例：ローカストビーンガム），側鎖や分岐などによって結晶構造が弱められている領域が多いほど水和しやすく，溶解に加熱を必要としない（例：キサンタンガムや大豆多糖類）。ただし，食品添加物として使用される多糖類は一般的に高分子であり，加熱のみでは分子分散せず，厳密には溶解ではなく，膨潤，分散状態である場合が多い。

　増粘剤の分類として，粘性によるのが一般的である。つまり，ずり応力がずり速度に比例し，ずり速度によって粘度が変化しないニュートン流動と，ずり応力がずり速度に比例せず，ずり速度によって粘度が変化する非ニュートン流動である。非ニュートン流動はさらに，ずり速度の増加によって粘度が増加するダイラタント流動と，ずり速度の増加によって粘度が減少する擬塑性流動（シュードプラスチック流動）に分けられる。ダイラタント流動はずり粘稠化流動であり，シュードプラスチック流動はずり流動化流動である。非ニュートン流動は分散している分子や粒子がずりによって配向，変形し，構造変化を生じることによる現象であり，増粘剤分散液の多くが非ニュートン流動を示す。

　分子構造でみると，鎖状分子（例：キサンタンガム）と球状分子（例：大豆多糖類）に大別できる。鎖状分子は一分子あたりの占有空間（排除体積）が大きく，分子間の相互作用が生じやすい。これに対して球状分子は一分子あたりの排除体積が小さく，分子間の相互作用が起こり難い。希薄領域において，ゼロずり速度外挿粘度が急激に上昇する濃度をコイル重なり合い臨界濃度（C^*）というが，鎖状分子は球状分子に比べて C^* が小さい。このような分子コンホメーション

第1章 多糖類ハイドロコロイド

表3 増粘剤の理化学的特徴

	キサンタンガム	グァーガム	ローカストビーンガム	タマリンドシードガム	カラギナン（λ-タイプ）	大豆多糖類
溶解性	常温	常温	加熱（80℃）	加熱（80℃）（常温溶解グレードあり）	常温	常温
粘度（mPa・s）濃度0.5％温度20℃B型回転粘度計60rpmで測定	200～400	5～450	50～200	10～20	50～150	≒0
粘性	シュードプラスチック粘性	弱いシュードプラスチック粘性	弱いシュードプラスチック粘性	ほぼニュートン粘性	ほぼニュートン粘性	ほぼニュートン粘性
耐熱性	◎	△	△	○	○	◎
耐酸性	◎	△	△	○	△	◎
耐塩性	◎	△	△	○	○	◎
耐酵素性	◎	×	×	△	○	○
耐冷凍性	◎	△	△	○	◎	◎
他の多糖類との相互作用	ローカストビーンガムとの相互作用によりゲル化。グァーガムとの相互作用により増粘。	キサンタンガムとの相互作用により増粘。	キサンタンガムとの相互作用によりゲル化。κカラギナンとの相互作用によりゲルの弾力向上。	なし	なし	なし

の違いにより増粘剤の粘度発現の様相が異なる。

2.3.2 増粘剤による食品（主に液状食品）のテクスチャー調節

液状食品やペースト状食品におけるコクミ（とろみ）やボディ感などの口腔感覚および喉越しや飲み応えなどの咽頭感覚の調節に増粘能を有する多糖類が使用される。増粘作用に付随して，液状食品（例えば飲料やドレッシング）中の不溶性固形物に分散性を付与することや，一時的に乳化状態を保持することもできる（図4）。最近では，糊っぽさ，ぬめり，口溶けの悪さを伴わない新しい増粘剤も開発され，産業的に利用されている。

2.3.3 液状およびペースト状食品のテクスチャーとフレーバーリリース

液状およびペースト状食品では，多糖類（アルギン酸，カルボキシメチルセルロース，およびグァーガム）添加による粘度増加によってフレーバーの感覚強度が減少することが報告されている[4]。粘度の増加によりフレーバー成分の拡散係数が減少し，感覚強度が低下するものと考えられる。しかし，フレーバーの感覚強度は粘度の増加によって単調に減少するわけではない。一定濃度まで感覚強度は変化しないが，コイル重なり合い臨界濃度であるC^*を越えると急激に減少し，これは多糖類の種類によらず同じである。言い換えると，多糖類が無秩序なランダムコイル構造をと

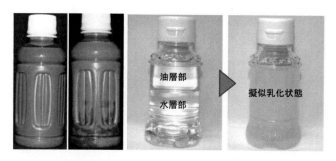

図4　増粘能を有する多糖類による分散安定および乳化効果
左：ジェランガム無添加添加／添加の飲料におけるココア粉末の分散安定効果
右：キサンタンガム添加ドレッシングにおける乳化効果

る限り，フレーバーの感覚強度に及ぼす多糖類の影響は C^* で規格化されるということである。一方，多糖類としてグァーガムを用いた場合，酸味の感覚強度が C^* に依存しないことが報告されている[5]。フレーバー物質を細分化し，多糖類ごとにリリース挙動を精査することが必要かもしれない。また，多糖類がフレーバーの感覚強度に及ぼす影響を，味－香り相互作用から説明することもできる。一例として，ハイドロキシプロピルメチルセルロースおよび $λ$-カラギナンの添加により，鼻腔内の香気成分濃度は変化しないにもかかわらず，味（塩味）および香り（ガーリック臭）の感覚強度はともに減少することが示されている[6]。

2.3.4　とろみ調整食品

　増粘能を有する多糖類が主剤となる食品としてとろみ調整食品がある。液状食品に適度なとろみを付与し，咽頭の通過速度を下げることで誤嚥のリスクを低減させるのがとろみ調整食品であり，最近ではキサンタンガムを主剤にした商品が主流である。とろみ調整食品に求められる機能として，①手撹拌のような緩い撹拌条件でもだまにならずに，容易に分散すること，②加熱の必要なく，短時間でとろみを発現し，粘度の経時変化が小さいこと，③対象食品によらず安定してとろみを発現すること，④食感的なべとつき（付着性）が小さく，まとまり感（保形性，内部結着性）が高いこと，⑤食品本来の風味や外観を損なわないことなどがあげられる。キサンタンガムはこれらの機能要件の多くを満足するため，とろみ調整食品の基材として最も適した増粘剤である。

　動的粘弾性の周波数依存性から，キサンタンガム分散液（濃度 1 w/v％）は弱いゲル型のレオロジー挙動を示す（図5）。キサンタンガムが示す弱いゲルのレオロジー挙動が，べとつきが小さく，まとまり感が高いテクスチャーに関係している。さらに嚥下音（喉越し音）解析から，同一粘度（ずり速度 $10\,{\rm s}^{-1}$）で比較した場合，キサンタンガムはローカストビーンガムに比べて食塊の咽頭相通過時間（t_2）が小さく，短時間で咽頭相を通過することが示唆された[7]。これが嚥下時の感覚的なまとまり感や飲みやすさに関係しているものと考えられる。

2.3.5　新しい増粘剤：サンアーティスト®PN

　サンアーティスト®PN は発酵セルロースを含む増粘剤製剤で，耐熱，耐酸，耐塩性を有し，

第1章 多糖類ハイドロコロイド

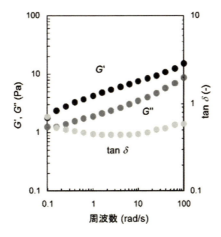

図5 キサンタンガム分散液の動的粘弾性の周波数依存性
温度：20℃，冶具：円錐－平板型（直径50 mm），歪：10％
G'：貯蔵弾性率，G''：損失弾性率，$\tan\delta$：損失正接

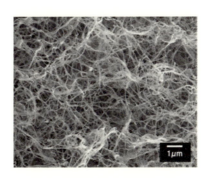

図6 サンアーティスト®に配合される発酵セルロースのSEM観察

食品に優れた懸濁・分散・乳化安定性を付与することができる。発酵セルロースは水に不溶なセルロース繊維で構成されており，水溶性多糖類とは異なる特性を示す。発酵セルロースの化学構造は植物由来のセルロースと同じであり，D-グルコースがβ-1,4結合した直鎖状の多糖類である。発酵セルロースは分散液中で緻密な三次元網目構造を形成し（図6），不溶性固形物の優れた分散安定能を発揮する。

サンアーティスト®，キサンタンガム，およびグァーガムにおける貯蔵弾性率（G'）の周波数依存性を示す（図7）。サンアーティスト®のG'は周波数にあまり依存せず，低周波数側でも高い値を示している。サンアーティスト®は他の多糖類よりもレオロジー的に固体的な性質が強いということが分かる。この性質が不溶性固形物の長期的な分散安定性に寄与すると考えられる。

また，サンアーティスト®，キサンタンガム，およびグァーガムにおけるG'の温度依存性を示す（図8）。キサンタンガムやグァーガムは温度上昇によってG'が低下するのに対し，サンアーティスト®は温度上昇によってG'はほとんど変化しない。食品が加熱処理される場合，粘

度低下による具材の沈降が問題となる場合がある。例えば，具材入りのスープを容器にホット充填する場合，具材の沈殿を抑制するために，溶液を撹拌しながら充填，あるいは具材と液部を個別に充填するなどの方法がとられる。しかし，サンアーティスト®を使用することにより，高温時でも具材が均一に分散するため，ホット充填しても具材の偏在なく均一に充填することができる。

2.4 結語

多糖類は多様な機能を有し，テクスチャーを含む品質改良剤として多くの加工食品に使用されている。おいしい食品はもちろんのこと，超高齢社会を背景にした食べやすい，飲みやすい食品の開発にも，食品添加物としての多糖類は必要不可欠である。多糖類の特性を分子レベルで理解し，技術課題に応じて適切に素材を選択することが重要である。

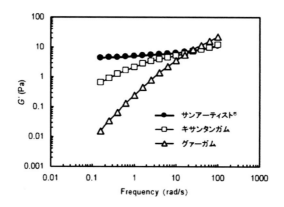

図7 増粘剤分散液の貯蔵弾性率 G' の周波数依存性
濃度：0.6％，温度：20℃，冶具：円錐－平板型（直径50 mm），歪：1％

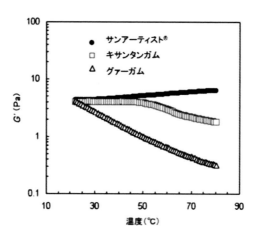

図8 増粘剤分散液の貯蔵弾性率 G' の温度依存性
濃度：0.6％，昇温速度：1℃/min，冶具：円錐－平板型（直径50 mm），歪：1％

第1章　多糖類ハイドロコロイド

文　　献

1) K. Nishinari, Polysaccharide rheology and in-mouth perception, In A. M. Stephen, G. O. Phillips, & P. A. Williams (Eds.), Food polysaccharides and their applications, 2nd ed. (pp. 541-588). Boca Raton, FL, CRC Press (2006)
2) 神山かおる，食感創造ハンドブック，テクスチャー特性，西成勝好，大越ひろ，神山かおる，山本隆編，サイエンスフォーラム，pp. 185-191 (2005)
3) 西成勝好，化学と生物，**34**, 197 (1996)
4) E. R. Morris, Rheological and organoleptic properties of food hydrocolloids. In Food Hydrocolloids, Structures, Properties, and Functions, pp. 201-210, New York, K. Nishinari & E. Doi (eds.), Plenum Press (1993)
5) M. E. Malone, I. A. M. Appelqvist, and I. T. Norton, *Food Hydrocolloids*, **17**, 775 (2003)
6) D. J. Cook, R. S. T.Linforth, and A. Taylor, *J. Agric. Food Chem.*, **51**, 3067 (2003)
7) M. Nakauma, S. Ishihara, T. Funami, and K. Nishinari, *Food Hydrocolloids* **25**, 1165 (2011)

3 セルロース類

3.1 メチルセルロース（MC）・ヒドロキシプロピルメチルセルロース（HPMC）

早川和久*

3.1.1 構造

メチルセルロース（以下 MC と略す）は，図1に示すようにセルロースの水酸基（OH）の一部をメチル基により置換しメトキシ基にエーテル置換したものであり，ヒドロキシプロピルメチルセルロース（以下 HPMC と略す）は，メトキシ基置換だけでなく，ヒドロキシプロポキシ基でもエーテル置換した混合セルロースエーテルである。信越化学工業㈱は，この MC と HPMC の製造メーカーでありメトローズの商品名で製造・販売している。MC については国内において1960 年に食品添加物として指定されており，繊維素グリコール酸ナトリウム（カルボキシメチルセルロースナトリウムと呼ばれる場合もある），繊維素グリコールカルシウム（カルボキシメチルセルロースカルシウムと呼ばれる場合もある），デンプングリコール酸ナトリウム，の1種以上と併用する場合にあっては，それぞれの使用量の和が食品の 2.0％以下でなくてはならないという添加量制限がある。一方，HPMC は国内において 2007 年 2 月 27 日厚生労働省告示 26 号および食安発 022701 号において目的とする効果を得る上での最低必要量までの一般の食品への添加が国内で認められ，第 8 版食品添加物公定書[1]に記載された国内では新規な食品添加物のセルロース誘導体である。

3.1.2 MC・HPMC の特徴

(1)熱可逆ゲル化性

MC と HPMC の水溶液は加熱すると流動性がなく，粘性や付着性の少ない白濁したプリンのようなゲル状となり，冷却すると再び流動性と粘性や付着性のある水溶液にもどる。熱可逆ゲル化と呼ばれ繰り返し行えるユニークな性能である。この性能は MC と HPMC のメトキシ置換度は最大3であるが，市販されている MC と HPMC の場合，置換度が3となっている部分（トリ

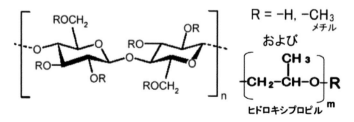

図1 メチルセルロース（MC）とヒドロキシプロピルメチルセルロース（HPMC）の構造[5]

＊ Kazuhisa Hayakawa　信越化学工業㈱　合成技術研究所　研究部　セルロース研究担当部長

第1章　多糖類ハイドロコロイド

メチルシーケンスと呼ぶ）は分子内でまばらである。そのため，水溶液が加熱されると，このまばらなトリメチルシーケンス部分が疎水和することで水分子を取り込んだような構造の熱ゲルが形成され，再び冷却すると疎水和が解除され溶液にもどるという考えに基づいた理論的な説明が行われている[2]。図2にMCとHPMCの水溶液を加熱した場合とさらに加熱昇温後に降温した場合の見かけの粘度を測定した例を示した。

(2)冷水溶解性・熱水不溶性

　MCとHPMCは冷水には溶解するが，温度90℃以上の熱水にはほとんど溶解しない。90℃の熱水にMCおよびHPMCの粉体を入れて撹拌すると水溶性多糖類でよく起こるダマの発生がなく粉体は分散する。この分散状態を維持するようにゆるやかな撹拌を行いながら溶液を冷却する

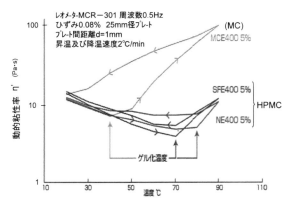

図2　MCとHPMCの熱可逆ゲル化

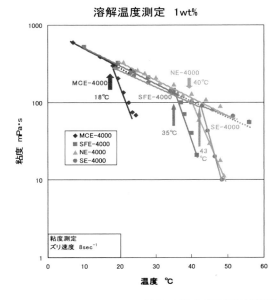

図3　MCとHPMCの溶解温度測定

としだいに溶解してほとんど透明な水溶液とすることができる。図3にMC粉およびHPMC粉を90℃以上の熱水に分散してから攪拌羽で攪拌しながら冷却し，降温後に昇温した分散液の粘度の変化を分散液の温度に対してプロットし直線で結んだ結果を示した。さらに低温まで冷却した後に溶液の温度を上げて計測した粘度プロットを結ぶ直線との交点となる粘度値を示す温度を溶解温度として見積もることができる。HPMCの置換度にもよるがMCに比べてHPMCの溶解温度は高いことがわかる。このように低温にするほどMCおよびHPMCの溶解は進む理由については，メトキシ基の疎水結合によると考えられている[3]。

(3) 界面活性

MCとHPMCは疎水基のメチルと親水基のヒドロキシ基が同一分子内に存在するのでその水溶液は界面活性を示す。この界面活性により水溶液の起泡性を高めたり，生じた泡を安定化する[4]。

3.1.3 MCとHPMCの食品への応用

熱可逆ゲル化の応用としては，グルテンフリーパンやクリームコロッケのクリームに添加して180℃程度の油で揚げている間は水蒸気爆発によるコロッケの崩壊を防止し，食する時には低温とするのでクリームの食感で食べられる等がある[3]。また界面活性を利用したホイップクリームの泡の安定剤への応用がある。

文　　献

1) 谷村顕雄，第8版食品添加物公定書解説書，D-1362-1369，廣川書店（2007）
2) T. Kato, M. Yokoyama and A. Takahashi, *Colloid Polymer Sci.*, **256**, 15 (1978)
3) 早川和久，別冊フードケミカル，p196，食品科学新聞社（2013）
4) M. Yamamoto, M. Kawaguchi and K. Hayakawa, *Polymer Preprints Japan*, **63**, 1275 (2014)
5) 早川和久，ゲルと増粘安定剤の技術と市場，p53，シーエムシー出版（2012）

3.2 CMC,および微小繊維状セルロース

大野勝昭[*]

3.2.1 CMC

CMCはカルボキシメチルセルロースの略称で,ナトリウム塩,カルシウム塩,アンモニウム塩などがあるが,本章では最も汎用的に使用されているナトリウム塩を単にCMCと略する。CMCは,国内ではダイセルファインケム㈱,第一工業製薬㈱,日本製紙㈱,ニチリン化学工業㈱が製造・販売を行っている。

欧米では,食品グレードのCMCを,植物由来のセルロースを原料とした粘物質という意味から,セルロースガムと命名している。

CMCは,セルロースを構成するグルコース環上の2・3・6位の水酸基の一部がカルボキシメチル基に置換されたアニオン性の水溶性高分子である(図1)。食品用に使用される一般的なCMCのエーテル化度(置換度)は,0.5～1.3程度,1%水溶液の粘度は,10～15,000mPa・s(B型粘度計,25℃,60rpm,ただし粘度が9,000mPa・s以上の場合は30rpm)程度のものが市販されている。

日本国内でのCMC流通量は約1万t[1])であるが,食品用途は600t程度[2])と少ない。しかし世界的には増粘剤や安定剤として,飲料・アイスクリーム・ホットケーキの生地・ジャム・調味料等に広く使用されている。

国内では,乳酸菌飲料や酸性乳飲料の安定剤として最も多く利用されている。これらの飲料は,乳タンパクの等電点に近いpH=4前後で使用されるため,凝集して沈殿が起こりやすい。CMCは乳タンパクの分散性を良くし,電気二重層を大きくするために凝集を抑制し,長期間安定な製品を得ることができる[3])。CMCは乳タンパクの等電点よりも,やや高いpH=5付近での安定性に優れており,ペクチンは等電点付近,大豆多糖類はpHが等電点よりも低いpH領域での安定性が比較的優れているため,使い分けられることが多い。

3.2.2 微小繊維状セルロース

微小繊維状セルロース(Microfibrillated Cellulose)は,純度の高いセルロースの繊維を高圧ホモジナイザー処理による強力な機械的剪断力を加えてミクロフィブリル化したものである(写

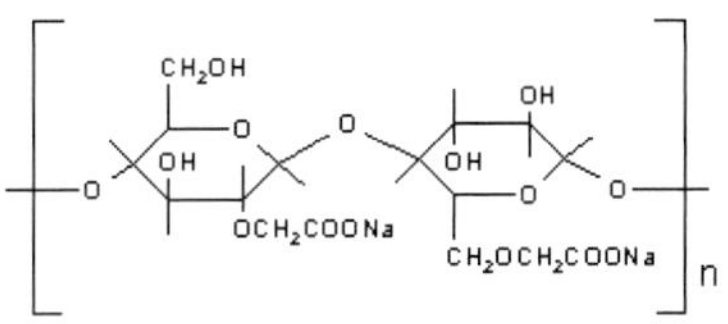

図1 CMCの構造

---

[*] Katsuaki Ohno ダイセルファインケム㈱ WSP営業部(兼)新事業開発室 次長

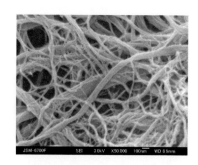

写真1　電子顕微鏡写真：微小繊維状セルロース

真1)。最もミクロフィブリル化を行ったグレードでは，原料の繊維はこの処理によって数万本に引き裂かれ，繊維の太さは，数μm〜0.01μm程度にまで微細化される。

　ミクロフィブリル化により表面積が飛躍的に増大するため，セルロース本来の特徴である親水性が著しく強まるとともに，微小繊維の絡み合いによる三次元網目構造が形成される。これを食品に応用した場合に優れた増粘安定性，分散安定性を示す。また食品組織との相互作用による保水，離水防止効果も期待でき，この微小繊維の絡み合いは，ペースト状食品の保形性向上やゼリー状食品の強度向上や食感の改良にも役立っている[4]。

　微小繊維状セルロースは，国内ではダイセルファインケム㈱が製造・販売を行っている（商品名：セリッシュ）。

(1) 微小繊維状セルロースの特徴，および基本特性[5]

〈特徴〉

　微小繊維状セルロースは，一般の食品にも含まれているセルロースをミクロフィブリル化したものであり，水以外に化学的な合成品等は含まれていない。よって基本特性は，不溶性食物繊維であるセルロース本来の諸性質を保持しつつ，ミクロフィブリル化により生じるものであり，各種食品の改良が可能となる。

［原料セルロースの基本特性によるもの］
- 物理的安定性（熱や機械的剪断力などにより変化し難い）
- 化学的安定性（酸，塩その他電解質，食材・添加剤の影響を受け難い）
- 生化学的安定性（微生物，酵素等による分解を受け難い）
- 親水性である
- 無味，無臭であり，食品本来の味に影響を与えない

［微小繊維状形態によるのもの］
- 表面積の飛躍的拡大による基本特性の強調
- 微小繊維の絡み合いによる組織形成
- 繊維同士あるいは他物質との親和性向上
- 微細粒子等の補足，および吸着

第1章　多糖類ハイドロコロイド

〈基本特性〉
［構造粘性］

　セリッシュの水分散スラリーに加わる剪断応力（ずり応力）が大きくなる（回転式粘度計での測定の場合にはシリンダーの回転速度を上げること）につれ見掛けの粘度が小さくなる（図2）。これは，剪断応力が増加して流動速度が大きくなると，分散液中の微小繊維により形成された三次元網目構造が破壊，配向方向が整えられて流動しやすくなるためである。

［曳糸性］

　セリッシュの水分散液は，ほとんど曳糸性を示さず，他の天然ガム系増粘安定剤と比較して大きな特徴であるといえる。この特徴は，天然ガム系増粘安定剤を配合した商品の糸引き，べたつき，ボディ感向上，食感の改良等のために役立ち，セリッシュ単独あるいは増粘安定剤との併用が効果的である。セリッシュおよび各種増粘安定剤の曳糸性を図3に示した。測定は，糊剤用曳糸計（1mm/球状アダプターを1000mm/min.で引上げ）を用いた。

［耐熱安定性，および耐塩・耐酸性］

　微小繊維状セルロースは，水不溶性のセルロース繊維からできており，セルロースは化学

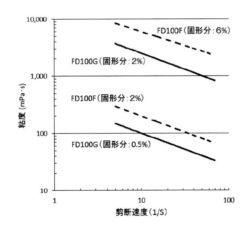

図2　セリッシュ水分散液粘度の剪断速度依存性

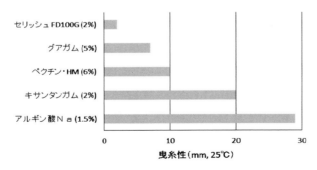

図3　各種増粘安定剤の曳糸性比較

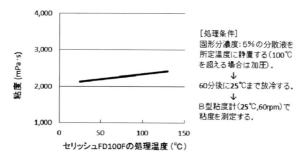

図4 セリッシュ水分散液粘度の耐熱安定性

的に安定性の高い物質であることが知られている。熱による分子鎖の切断，酸化分解，高次構造の変化なども150℃を超える温度までは顕著な変化は見られず，レトルト処理の温度で粘度の劣化，褐変等が起こらない。

またセリッシュは，食品に使用例の多い酸性側においても，食塩や蔗糖を添加しても粘度に対する影響はほとんど見られない。これは微小繊維状セルロースの粘度は，微小繊維の絡み合いによって発現するため，イオン等の影響を受け難いためである。

(2) 微小繊維状セルロースの食品への応用[5]

微小繊維状セルロースは，その諸特性を利用して各種食品，およびその製造プロセスの改良が可能である。微小繊維状セルロースが食感等の改良効果を充分に発揮するためには，その微細な繊維の絡み合いによって生じた網目構造が，食材全体に広がることが必須条件となる。そのため，できるだけ強力な攪拌や混練を行う必要がある。

微小繊維状セルロースの特性を発揮し，改良効果を発揮する最適添加量は，対象食品や改良目的，および微小繊維状セルロース（セリッシュ）のグレード（平均繊維長やミクロフィブリル化の度合いによって複数ある）によるが，標準添加量は出来上がり製品に対して，およそ1〜5％である。

〈具体例〉

微小繊維状セルロースは，近年ではカスタードクリームやホイップクリームの保型性向上や食感改良，チューインキャンディー等の食感改良によく利用されている。

水産練り製品では，製造プロセスでのペーストの保型性向上や，製品の寸法安定性・保水性の向上目的で利用されている。

食肉加工品（ハンバーグ，ソーセージ等）では，製造プロセスでの保型性や寸法安定性，製品での食感改良や油脂の分離・浮出しを防止する目的で利用されている。

中華惣菜では，餃子や春巻きの皮などに利用されており，皮のパリパリ感の向上や，具の離水防止に役立っている。

また焼き菓子やスポンジケーキにも利用されており，気泡が微細になることで，きめ細やかで滑らかな食感が得られ，それを持続する効果がある。スポンジケーキへの利用例を表1に示す。

第1章 多糖類ハイドロコロイド

表1 スポンジケーキへの応用例

	対照区	添加区
薄力粉	90	90
全卵	75	75
上白糖	75	75
牛乳	40	40
ベーキングパウダー他	2	2
セリッシュFD100F	0	4
合計	282	286

　セリッシュFD100Fを添加することにより，スポンジケーキの気泡が微細な状態で安定することで滑らかさが増し，しっとり感とソフト感が持続する。

　微小繊維状セルロースは，化学的には純粋なセルロースであり，日常の食生活において意識的あるいは無意識に摂取してきた不溶性食物繊維そのものともいえる。ミクロフィブリル化工程を経た場合の安全性，生理効果についても確認されており，文献等に記載されている不溶性食物繊維の作用と一致する結果が得られている[5]。

　本文には述べなかったが，微小繊維状セルロースは，その微小繊維での微粒子捕捉効果および食品添加物としての安全性を利用して，清酒や液状食品の濾過助剤としても広く利用されている。例えば清酒は，活性炭や澱下げ剤を使用して消費者の嗜好に適した商品に仕上げ，その活性炭や澱を清酒から分離する。その時にセリッシュが使用されており，微小繊維の絡み合いによる三次元網目構造により微多孔膜を形成させて微粒子を捕捉することが出来る。

文　　　献

1) 化学工業日報　2014年4月3日記事
2) 食品と開発，**49**, 38 (2014)
3) 田口篤志ほか，水溶性・水分散型高分子材料の最新技術動向と工業応用，p.58，日本科学情報㈱ (2001)
4) 早川幸男ほか，㈳菓子総合技術センター，食品新素材有効利用技術シリーズ，微小繊維状セルロース，p.1 (1995)
5) 早川幸男ほか，㈳菓子総合技術センター，食品新素材有効利用技術シリーズ，微小繊維状セルロース，p.3 (1995)

3.3 結晶セルロース

山崎有亮*

3.3.1 はじめに

結晶セルロース（Microcrystalline Cellulose：以下 MCC とする）は，植物細胞壁の主要成分であるセルロースから，結晶部分を取出し精製された水不溶性の多糖類である。国内では旭化成工業㈱（現旭化成ケミカルズ㈱）により商業生産が開始され，その後40年以上に渡り広く使用されている。

その製品形態は①粉体タイプ（MCCが単独で造粒・乾燥された製品）と②コロイダルタイプ（MCC製剤：MCCと水溶性高分子からなり造粒・乾燥された製品）の二種類がある。粉体タイプは，タブレット，固形調味料等の圧縮成形助剤・湿式造粒の助剤として使用され，MCC製剤は，水系媒体に分散された状態で，飲料，調味料等の懸濁安定剤，テクスチャー改良剤として使用される。

3.3.2 製法および市販のグレード

MCCは，天然由来の高純度パルプを酸加水分解することで得られる。ここでセルロースの非晶質部分は分解され，結晶部分がMCCとして残る。この工程を経たMCCは，ほぼ一定の重合度（100～300）を有し，数ミクロンからサブミクロンサイズの棒状粒子となる。MCC製剤は，上記で得られたMCCに，水溶性高分子（カルボキシメチルセルロース-ナトリウム，キサンタンガム，デキストリン等）を加え，混合・造粒・乾燥する方法で製造される。

MCC製剤は，表面が水溶性高分子で被覆されたMCC微粒子が，二次凝集した造粒物となっている（図1：分散前）。それを水中に投入すると，まずMCC粒子間の水溶性高分子が溶解し，造粒物表面に多数の細孔が発生する。これらの細孔から造粒物内部に水が浸入することで，造粒物が崩壊しMCC微粒子が水中に分散する（図1：分散後）。MCCは微粒子状に分散することで機能を発揮できる。このため分散時に撹拌処理，せん断処理，高圧処理を加えることは，大切なポイントである。

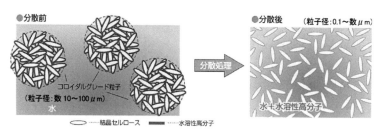

図1 MCC製剤の水分散状態の模式図

---

* Naoaki Yamasaki 旭化成ケミカルズ㈱ 添加剤事業部 セオラス技術開発部
食品・工業グループ グループ長

第1章　多糖類ハイドロコロイド

表1に，旭化成ケミカルズ㈱から販売されているMCC製剤の一覧を示す。MCC製剤は，各種の市場の要求に応じ，MCC含量，水溶性高分子の種類が異なるものが開発されてきた。代表的なものとして，懸濁性能が高い「セオラス®SC-900」と，易分散性の「セオラス®DX-3」[1]がある。

3.3.3 レオロジー特性

水に分散されたMCC粒子は，それぞれが比重1以上の水不溶性粒子であるにも関わらず水に懸濁する。ここで，それぞれの粒子が弱い相互作用を生じ，数ミクロンオーダーのポアを有する均一な三次元網目構造を形成する（図2）。MCC製剤は，この分散状態（三次元網目構造）に起因して，特有のレオロジー特性を発現する。

表1　旭化成ケミカルズ㈱から市販されるMCC製剤のグレード

分類	グレード名	組成（wt%）		特長	推奨の分散方法
汎用グレード	SC-900/S	MCC CMC-Na* キサンタンガム デキストリン 食用油脂	：73.0 ： 5.0 ： 2.8 ：19.0 ： 0.2	・最も懸濁安定性が優れたタイプ。 ・PETボトル/パック入り飲料等に適している。	・高圧ホモジナイザー （処理圧力の目安：10MPa以上）
	RC-591S	MCC CMC-Na*	：89.0 ：11.0	・標準的な懸濁安定性。 ・缶入り飲料に適している。	・高せん断ホモジナイザー （流速の目安：10m/s以上）
	CL-611S	MCC CMC-Na*	：85.0 ：15.0	・低粘度タイプ。 ・缶入り飲料に適している。	
	RC-N30	MCC キサンタンガム デキストリン	：75.0 ： 5.0 ：20.0	・天然ガムを使用した，油の分散安定性が優れたタイプ。 ・液体調味料等に適している。	
易分散性グレード	DX-3	MCC 加工デンプン キサンタンガム デキストリン	：33.8 ：18.0 ： 2.2 ：46.0	・低シアの撹拌で，容易に分散できるタイプ。 ・液体調味料等に適している。	・プロペラ式撹拌翼 （流速の目安：1.5m/s以上）

*カルボキシメチルセルロース-ナトリウム

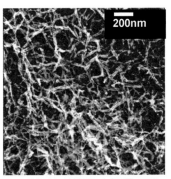

※0.5%分散液を凍結乾燥し走査型電子顕微鏡(SEM)で観察したもの。

図2　MCCの三次元目構造

(1) 懸濁安定性・乳化安定性

まず，MCC 製剤は，低粘度で，高い懸濁安定性と乳化安定性を示す。

図3に，水分散液の粘度（25℃における濃度依存性）を示す。ここでは，代表例として，表1に示す各種 MCC 製剤の中でもっとも懸濁安定性に優れる SC-900 と分散性に優れる DX-3 の二種を選択した。いずれの MCC 製剤も，一般的な増粘多糖類に対し非常に低粘度である。通常，飲料には MCC 製剤は 1% 以下で使用される。図2のように，MCC は低濃度で均一な網目を形成できるため，そのポアに食品微粒子を捕捉して懸濁安定化できる。この際，粘度増加が小さいため，食感（飲み口）に影響を与えにくい。

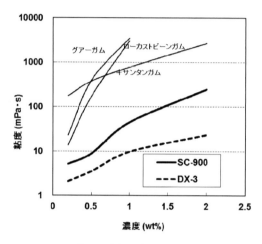

図3 粘度の濃度依存性
（B 型粘度計，ずり速度：10mPa・s 未満は $71.6s^{-1}$（BL 型ローター使用），100mPa・s 未満は $15.2s^{-1}$，500mPa・s 未満は $16.4s^{-1}$，2000mPa・s 未満は $14.8s^{-1}$，2000mPa・s 以上は $12.9s^{-1}$，25℃）

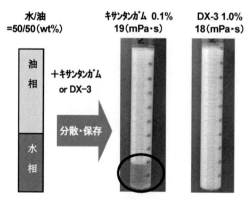

分散条件：TK ホモジナイザー 8000rpm×10 分、70℃
保存条件：分散後、常温で 3 日保存し撮影した。

図4 懸濁安定性の比較（食用油の分散安定化）

第1章　多糖類ハイドロコロイド

図4に，MCC分散液に油を分散させた際の乳化状態を示す。同じ粘度で比較すると，キサンタンガム添加区は容器底部に水相の分離が生じたが，DX-3添加区は分離しなかった。最近の研究で，MCCによる乳化安定性は，両親媒性化合物（乳化剤）によるミセル化とは異なり，MCCの網目に油滴を補足するモデルが提唱されている[2]。図4に，MCC分散液に油を分散させた際の乳化状態を示す。同じ粘度で比較すると，キサンタンガム添加区は容器底部に水相の分離が生じたが，DX-3添加区は分離しなかった。最近の研究で，MCCによる乳化安定性は，両親媒性化合物（乳化剤）によるものとは異なり，MCCの網目に油滴を捕捉するモデルが提唱されている[2]。図5に，MCC製剤（DX-3）により，食用油を水中で安定化させたクリーミング層の分散状態を示す。位相差顕微鏡（左図）では，通常の顕微鏡では観察されにくい，媒体（今回は水）とわずかに屈折率が異なる物質を観察できる。一般的な低分子の乳化剤で得られたO/Wエマルションでは，油滴のみが観察され，油滴の存在しない領域には何も観察されない。しかし，図5（左図）では，油滴の存在しない領域に，厚い雲のようなMCCによる像が観察される。また，偏光顕微鏡観察（右図）から油滴の表面にMCCが配向していないことが観察された。従って，MCCで安定化された油球は，油球本来の表面を保ったまま網目に補足されていることが分かる。このことにより，MCC製剤は，油の風味に影響を与えず安定化が可能であり，喫食時のフレーバーリリースにも優れることが期待される。

(2) チキソトロピー性

第二の特徴は，チキソトロピー性である。MCC分散液は，小さなせん断力で，ゲルがゾルになる性質を有する。これは，MCCの網目構造に，降伏値以上のせん断力がかかると容易に崩壊し，隣接粒子に束縛されなくなった粒子が（流れから受ける抵抗が最小になるように）並行に配列するためと考えられる。一方，せん断力を取り除くと網目構造が再び形成され，元のゲル状態に戻る（図6）。したがって，MCC製剤は，静置時には高い構造粘性を有するが喫食時の口腔内のシアで低粘度化するので，食感・風味に影響しにくい。

(3) 加熱安定性

第三の特徴は，加熱時の安定性が高いことである。図7に粘度の温度依存性を，図8に各温度

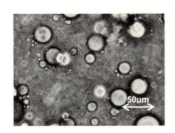
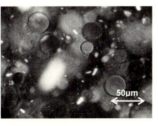

図5　MCCによる油滴の分散状態[2]
（左：位相差顕微鏡像，右：偏光顕微鏡像）香川大　合谷教授ご提供
食用油／水＝10/90（質量比）に，「DX-3」を2.5（wt%）加え，高せん断ホモジナイザー（15000rpm）で1分間分散したもの。

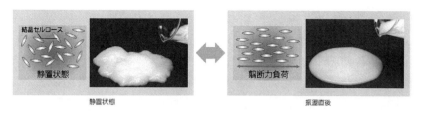

図6 MCC水分散液のチキソトロピー性（可逆的に生じる）

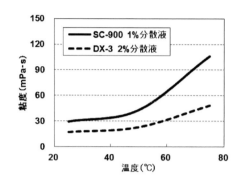

図7 粘度の温度依存性
（動的粘弾性測定装置 ARES, ずり速度：100mPa・s
未満は15.2^{-1}, 100mPa・s以上は16.4s^{-1}）

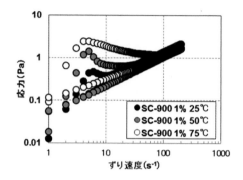

図8 各温度におけるチキソトロピックループ
（動的粘弾性測定装置 ARES）

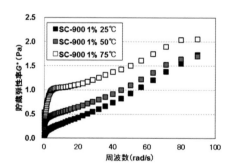

図9 各温度における貯蔵弾性率 G^* の周波数依存性
（動的粘弾性測定装置 ARES, 歪み100％）

におけるチキソトロピックループの温度依存性を，図9に各温度における貯蔵弾性率 G^* の周波数依存性を示す（SC-900 1％水分散液）。MCCの分散液は，温度上昇に伴い粘度が高くなり（図7），特に低ずり速度での応力が増大した（図8）。注目すべきは貯蔵弾性率 G^* であり，温度上昇に伴い非常に大きな値を示した（図9）。これは，MCCが剛性を有する固体であり，それらが分散液中で固体様のネットワークを形成することに起因している。これらは，温度上昇でMCCネットワークの弾性的性質が増加することによると考えられる[3]。これにより，液体調味料等に使用した場合は，加熱時の液だれ・離水等を防止し，さらに保形性も高めることが可能となる。

第1章　多糖類ハイドロコロイド

3.3.4　応用例
(1) 懸濁安定性の応用例
　MCC製剤は，1％以下の低濃度，数 mPa・s以下の低粘度で，密な三次元網目構造を形成する（図2）。この網目に微小な固体粒子（繊維質，乳蛋白，カルシウム等）を捉え，沈降・離水のない安定な飲料を得ることができる[4]。代表的なものとして，ココア，コーヒー，カルシウム強化牛乳等の懸濁安定剤として，広く利用されている。図10に，PETボトル入り飲料（ココア）への応用例を示す。

(2) 乳化安定性の応用例
　MCC製剤の高い乳化安定性[2,5]を利用し，ドレッシング，コーヒーホワイトナー，ソフトクリームミックス等で，安定剤として利用されている。

(3) チキソトロピー性，加熱安定性の応用例
　MCC製剤を，液体調味料等に配合すると，喫食時の滑らかな食感・風味を維持しつつ，レンジアップ等の加熱時の安定性（ダレ防止，食品具材への水分移行の抑制）を高めることが可能である。図11，12に液体調味料（ソース，たれ）への応用例を示す。

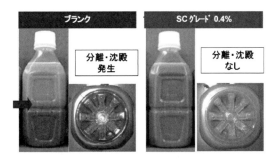

図10　ココア飲料の分離・沈降防止

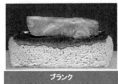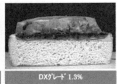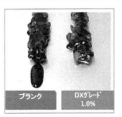

　　図11　トマトソースの染み込み防止　　　　図12　焼鳥たれのダレ防止

文　　献

1) 山崎有亮, 月刊フードケミカル, **30**, 81 (2014)
2) 合谷祥一, 月刊フードケミカル, **30**, 72 (2014)
3) K. Nishinari E. Miyoshi and T. Takaya, *Spec. Publ. R. Soc. Chem.*, **218** (Gums and Stabilizers for the Food Industry 9), 16 (1998)
4) 柳沼義仁, 月刊フードケミカル, **14**, 22 (1998)
5) K. P. Oza, and S. G. Frank, *J. Disp. Sci. Tech.*, **7**, 543 (1986)

4 大豆多糖類

前田裕一[*1], 中村彰宏[*2]

4.1 大豆多糖類の成分

大豆多糖類は，分離大豆タンパク質を製造する際に副生する食物繊維，いわゆる"オカラ"を原料に弱酸性下で抽出・精製・殺菌・乾燥の工程を経て製造される。表1に大豆多糖類の代表的な成分分析値を示した。多糖類の主な構成糖は，ガラクトース，アラビノース，および，ガラクツロン酸であり，ペクチン性多糖類の一種と考えることができる[1]。ただし，ペクチンのガラクツロン酸含量が80%程度と非常に高いのに対して，大豆多糖類は18%と低い点が異なる。なお，食物繊維含量はAOAC法で約70%と高く食物繊維源としても利用が可能である。

4.2 大豆多糖類の基本性質

大豆多糖類は水への溶解性に優れ，水溶液はグアガムやペクチンのような増粘多糖類に比べて低い粘度特性を示す。撹拌溶解により30%以上の高濃度の水溶液を調製することも可能である(図1)。また，大豆多糖類の水溶液は塩類を添加しても増粘しない[2]。ペクチンは構成糖であるガラクツロン酸のカルボキシル基がカルシウムやマグネシウム等の二価の金属と反応して増粘，あるいはゲルを形成する。大豆多糖類はガラクツロン酸の含量が低いことに加え，後述する特徴的な分子構造により，二価の金属との反応性が極めて低い。また，大豆多糖類は接着強度が強いとされるプルラン[3]と同等の接着強度を有する。表2にJIS規格K6848-1987およびK6851-1976に準じて測定した接着強度を示した。

4.3 大豆多糖類の分子構造

大豆多糖類は，7種類以上の構成糖からなるヘテロ多糖類であり非常に複雑な構造を持つ。解

表1 大豆多糖類[1]の成分分析値

水分(%)	粗蛋白質(%)	粗灰分(%)	食物繊維[2](%)	構成糖組成 (%)[3]						
				Rha	Fuc	Ara	Xyl	Gal	Glc	GalA
5.8	9.2	8.6	66.2	5.0	3.2	22.6	3.7	46.1	1.2	18.2

1) ソヤファイブ-S-DNの代表分析値
2) AOAC法により分析した。
3) 中性糖はアルジトールアセテート後GLCにより，ウロン酸はBlumenkrantz法で分析した。なお，大豆中のウロン酸はガラクツロン酸（GalA）である。
Rha：ラムノース，Fuc：フコース，Ara：アラビノース，Xyl：キシロース，Gal：ガラクトース，Glc：グルコース，GalA：ガラクツロン酸

---

*1 Hirokazu Maeda　不二製油㈱　研究開発本部　取締役　常務執行役員
*2 Akihiro Nakamura　不二製油㈱　マーケティング本部　新規事業推進部　部長補

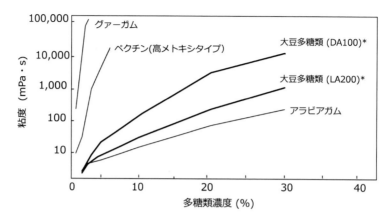

図1　大豆多糖類の水溶液の濃度と粘度の関係（25℃）
*大豆多糖類（ソヤファイブ-S シリーズ：不二製油㈱にて測定）

表2　大豆多糖類の接着強度とフィルム物性

	接着強度 Kgf/cm^2	フィルム物性	
		抗張力 Kgf/cm^2	ヤング率 Kgf/cm^2
大豆多糖類*	46.6	540	9,730
プルラン	40.5	509	12,800
アラビアガム	30.7	–	–

*大豆多糖類（ソヤファイブ-S-DN：不二製油㈱にて測定）

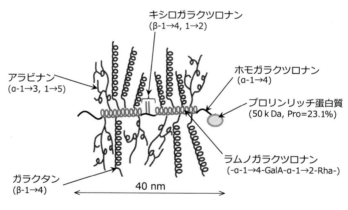

図2　大豆多糖類の推定分子構造

明されている分子構造の模式図を図2に示す[4〜6]。主鎖はホモガラクツロナン（$(1 \rightarrow 4) - \alpha$-Galacturonic acid のポリマー）とラムノガラクツロナン（$-(1 \rightarrow 2) - \alpha$-Rhamnose$-(1 \rightarrow 4) - \alpha$-Galacturonic acid$-$の繰り返し構造）で構成され，側鎖はラムノースの C-4 位から分岐したアラビナン（$(1 \rightarrow 3) -$ or $(1 \rightarrow 5) - \alpha$-Arabinan）とガラクタン（$(1 \rightarrow 4) - \beta$-Galactan）で構成されている。ペクチンがガラクツロナンからなる直鎖構造を持つのに対し，大豆多糖類は短鎖のガラクツロナン主鎖に長鎖のガラクタンと高度に分岐したアラビナンが結合した球状（星形

第1章 多糖類ハイドロコロイド

形状）と考えられた。なお，走査型プローブ顕微鏡で観察した大豆多糖類並びにペクチンの分子構造を図3に示す[6]。大豆多糖類の構造は，球状構造を持つと推定されるアラビアガムによく似ており，水への高い溶解性と，分子同士の水素結合，あるいはカチオンを介した分子間架橋による増粘・ゲル化を起こしにくいコロイド特性を生んでいる。

4.4 大豆多糖類の食品における物性機能

大豆多糖類は，表3に示す通り食品の物性を向上する機能剤としての性質を持ち，飲料や加工食品の開発で活用されている。ここでは，その一例としてドリンクヨーグルトとデンプン加工食品への利用について紹介する。

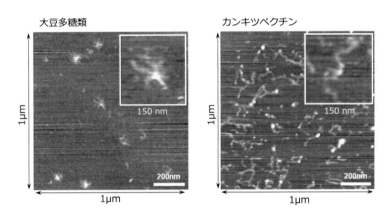

図3 大豆多糖類およびカンキツペクチン分子の観察像

Tween20（1mM）を含む大豆多糖類およびカンキツペクチンの水溶液（1μg/mL）をマイカ上に塗布して室温で乾燥した。走査型プローブ顕微鏡（SPA300HV＋SPI3800N：SII社）にてサイクリックコンタクトモードで観察した。

表3 大豆多糖類の機能と主な用途

機　能	用　途
整腸作用・難消化性	食物繊維含有食品
酸性での蛋白質の分散能	酸性乳飲料・酸性冷菓・酸性デザート・耐酸性クリーム
乳化力・乳化安定性	乳化香料・粉末香料・ドレッシング・ホワイトナー・ソース・佃煮の脂肪分散・各種クリーナー
麺類・米飯の結着防止能・老化防止能	乾麺・生麺・各種米飯・各種冷凍食品 パン・スポンジ・ワッフル・ドーナツ・餅類・中華まんじゅう
気泡安定化能	メレンゲ菓子・各種界面活性剤
接着・皮膜能	フィルムコーティング剤・可食性フィルム・造粒剤・版面保護剤
無機物質の分散	セメント

4.4.1　ドリンクヨーグルト：酸性下での蛋白質の分散安定化

　ドリンクヨーグルトは牛乳の乳酸発酵物から作られる蛋白質飲料だが，酸性下での乳蛋白質の凝集を抑える目的でペクチンやカルボキシメチルセルロースといった安定剤が利用されている。いずれの安定剤も酸性多糖類であり，蛋白質と安定剤の間に生じる電気的な引力あるいは斥力を利用して蛋白質の凝集沈殿を抑制している。大豆多糖類はこれら多糖類と同様に，酸性下で蛋白質を安定化する機能を持つ[7〜10]。大豆多糖類は，飲料の粘度を上昇させることなく乳蛋白質を分散安定化し，ペクチンで安定化した飲料に比べて軽い飲み口に仕上がる。

　大豆多糖類で安定化した乳蛋白質の粒子を動的光散乱測定装置で詳細に解析することにより安定化のメカニズムが明らかになっている[6,9]。大豆多糖類は，負に帯電したガラクツロン酸によって，酸性下で正に帯電した乳蛋白質の表面に電気的に吸着する。さらに，蛋白質表面を覆う大豆多糖類の多糖類糖鎖（単分子保護層：40nm）により蛋白質粒子の会合を抑え，長期間に渡り分散状態を維持する。この安定化機構は，多糖類分子が乳蛋白質間を電気的に架橋し，液中にネットワークを形成して増粘安定化するペクチンの安定化機構とは大きく異なる（図4）[11]。

4.4.2　デンプン加工食品のほぐれ機能と糊化・老化に及ぼす効果

　大豆多糖類の水溶液を調理麺の表面に噴霧することで，大豆多糖類が持つ保水性・造膜性・デンプンの老化遅延効果により，長時間に渡って麺の付着が抑えられ，みずみずしさを維持することができる（図5）。この付着抑制機能はチャーハンやおにぎり等の米飯類にも有効であり，食感改良とほぐれ性向上による加工適性の改善を目的に広く利用されている[12]。

4.5　今後の展開

　大豆多糖類は食物繊維として利用されると同時に，様々な食品の物性改良の機能剤として利用できる。ドリンクヨーグルトの安定剤としての用途は，日本において低粘度且つ高安定化力で独自の飲料市場を築いてきた。また，麺類および米飯類の加工性改善と食味改良の用途も，量販店

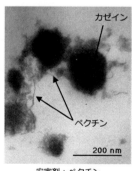 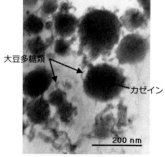

安定剤：ペクチン　　　　　　　安定剤：大豆多糖類

図4　酸性乳飲料における乳蛋白質の安定化機構
樹脂包埋切片を作成し，酢酸ウラニルで染色後に6万倍で観察した。
京都大学農学部松村教授との共同研究より

第1章 多糖類ハイドロコロイド

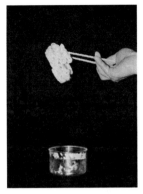 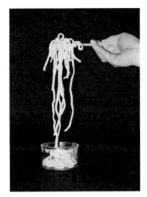

無添加コントロール　　　大豆多糖類の溶液を噴霧

図5　大豆多糖類による麺のほぐれ機能
10％の大豆多糖類水溶液を対うどん5％噴霧した後，10℃で24時間冷蔵
保存後にほぐれ具合を評価した。大豆多糖類のほぐれ機能が確認できる

において調理済み食品の伸長に伴い拡大を続けている。アジア諸国でドリンクヨーグルトの伸展と和食の展開に伴い，大豆多糖類が世界規模で利用されるものと期待している。

文　　献

1) 前田裕一，食品加工技術，**19**, 173 (1999)
2) H. Furuta *et al.*, *Food Hydrocolloids*, **13**, 267 (1999)
3) 中村敏，フレグランスジャーナル，**78**, 69 (1986)
4) A. Nakamura *et al.*, *Biosci. Biotechnol. Biochem.*, **65**, 2249 (2001)
5) A. Nakamura *et al.*, *Biosci. Biotechnol. Biochem.*, **66**, 1301 (2002)
6) A. Nakamura *et al.*, *Food Hydrocolloids*, **29**, 75 (2013)
7) I. Asai *et al.*, In Nishinari K. and Doi E. (Eds.), *Food Hydrocolloids*, Elsevier, Plenum Press, New York, 151 (1993)
8) A. Nakamura *et al.*, *Food Hydrocolloids*, **17**, 333 (2003)
9) A. Nakamura *et al.*, *Int. Dairy J.*, **16**, 361 (2006)
10) T. Nobuhara *et al.*, *Food Hydrocolloids*, **34**, 39 (2014)
11) 中村彰宏，**4**，応用糖質科学 228 (2014)
12) H. Furuta *et al.*, *Biosci. Biotechnol. Biochem.*, **67**, 677 (2003)

第2章　タンパク質ハイドロコロイド

1　タンパク質の構造と熱物性

稲葉理美[*1]，織田昌幸[*2]

1.1　はじめに

タンパク質はアミノ酸から出来ている。各アミノ酸は図1に示すように，主鎖部分と側鎖部分からなり，主鎖部分は，隣同士のアミノ酸のアミノ基とカルボキシル基がペプチド結合することで，1本のポリペプチド鎖を形成する。天然に存在するアミノ酸は20種類あり，これら側鎖の化学構造が異なるアミノ酸がどのように並ぶかによって，タンパク質は様々な立体構造を形成する。X線やNMRなど解析技術の進展もあり，数多くのタンパク質で，その立体構造が原子レベルで解明されている。一例として，図2には卵白に含まれるリゾチームというタンパク質の立体

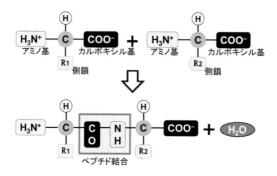

図1　アミノ酸の基本構造とペプチド結合

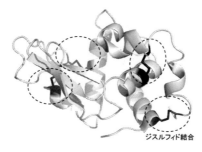

図2　Hen Egg Lysozyme の立体構造（PDB code；1HEL）
主鎖構造とジスルフィド結合を表示

＊1　Satomi Inaba　京都府立大学　大学院生命環境科学研究科　博士後期課程
＊2　Masayuki Oda　京都府立大学　大学院生命環境科学研究科　准教授

第2章　タンパク質ハイドロコロイド

構造を示すが，これは 129 アミノ酸残基より成り，分子内には 4 本のジスルフィド結合を有する。一般的に，タンパク質が立体構造を形成するにあたり，共有結合性の強固な分子内結合は，ほぼジスルフィド結合のみで，それ以外は非共有結合性の水素結合やイオン結合，疎水結合などである。簡単にいうと，立体構造をもたないポリペプチドは，1 本の「ひも」のようなものであるが，これが各アミノ酸の側鎖同士，あるいは主鎖との結合を介して，立体的なジグソーパズルが組みあがるがごとく，特有の立体構造を形成する。各タンパク質固有の機能は，この立体構造に基づき，発揮されることになる。前述のリゾチームも，卵白の中で図 2 のような立体構造を形成し，糖を加水分解する機能を有する。このような生理条件下で形成する立体構造は，一般的に天然構造（native），あるいはフォールド構造（fold）と呼ばれる。一方，前述のような分子内結合が壊された構造は，変性構造（denatured），あるいはアンフォールド構造（unfold）と呼ばれる形に変化する。身近な現象としては，液状の卵白も，加熱するとゆで卵となって，卵白も固体状になる。これは卵白に含まれるタンパク質，前述のリゾチーム以外にもオボアルブミンやオボムコイドなどが変性し，さらに凝集するためである。本章では，これらタンパク質の構造と熱物性について，主に分子論的な視点から述べる。

1.2　熱物性の基礎

　タンパク質の熱安定性を，如何に定量的に評価するかについて，最初に概説する。単純な系として，天然構造（略して N 構造）と変性構造（略して D 構造）の二状態の転移を考えると，その N $\rightleftarrows$ D の平衡における平衡定数 K は，

$$K = [D]/[N] \tag{1}$$

で表される。ここで，[N] = [D] となる温度が変性中点温度（T_m）と定義される。すなわち熱安定性の高いタンパク質とは，T_m の値が大きいことになる。さらに変性のギブスの自由エネルギー変化量（ΔG）は，気体定数（R）や絶対温度（T）を用いて，

$$\Delta G = -RT \ln K \tag{2}$$

と表される。すなわち熱安定性の高いタンパク質とは，生理条件温度での ΔG が大きく，$T = T_m$ での ΔG は 0 となる。また熱力学的には，エンタルピー変化量（ΔH）とエントロピー変化量（ΔS）を用いて，

$$\Delta G = \Delta H - T \Delta S \tag{3}$$

と表される。タンパク質の安定性を考える場合，ΔH が大きいほど，また ΔS が小さいほど，ΔG が大きく，安定性が高くなる。ここで ΔG，ΔH，ΔS の「Δ」とは，D 構造と N 構造の各熱力学量の差であることを鑑みると，例えば ΔH を大きくするためには，D 構造の H を大きくするか，N 構造の H を小さくすることが考えられる。タンパク質の構造と熱物性は密接に相関す

るが，例えばN構造でのタンパク質分子内の水素結合が強固になれば，N構造のHが小さくなり，少なくともエンタルピー的には安定化することになる。ここで「少なくとも」としたことには意味があり，その理由は(3)式の通り，ΔGはΔHと$T\Delta S$とで決まるもので，ΔHが大きくなったからといって，それ以上に$T\Delta S$が大きくなると，結果的に安定性は低下することになる。前例で，分子内の水素結合が強固になると，一般的にはN構造のタンパク質の運動性は抑えられ，N構造のSが小さくなり，結果的にΔSは大きくなる方向に変化する。このように，タンパク質の熱物性を考える場合，ΔHとΔSは密接に相関し，一般的には両者が「つなひき」するような関係にある。これが専門的には「エンタルピー・エントロピー補償」と呼ばれ，例えばタンパク質の安定化を目論む際，一筋縄でいかない主たる要因となる。

1.3 解析手法とその実例

ここでは解析手法として，①円二色性分散（circular dichroism；CD），②NMR，③示差走査熱量計（differential scanning calorimetry；DSC），を取り上げ，最初にそれぞれの概要を述べる。

1.3.1 CD

特に遠紫外領域のCDスペクトルでは，αヘリックスやβシートといったタンパク質の二次構造が良く反映され，これら構造の特徴や変化を感度良く検出できるため，タンパク質の熱変性解析などにも汎用される。図3Aは，転写を制御するタンパク質の1つc-MybのDNA結合ドメインR2R3のN構造とD構造の，各CDスペクトルを示している[1]。このR2R3は，分子内に6本のαヘリックスをもつが，αヘリックスに典型的な，207nmと222nm付近にそれぞれ負の極大をもつCDスペクトルを示している。これが加温により変性すると，CD値が負で絶対値が小さくなることがわかる。この変化を利用して，例えば222nmのCD値を追跡することで，加温に伴う二次構造変化，すなわち熱変性過程を解析できることになる。図3Bには，R2R3の温度変化に伴う変化を示しており[1]，この変性過程を二状態と仮定し，フィッティングすることで，T_mやファントホッフのΔH（ΔH_{vH}）を決定することができる。CD測定は，タンパク質試料量としてμg程度の少量で実験可能であることからも，汎用される手法である。

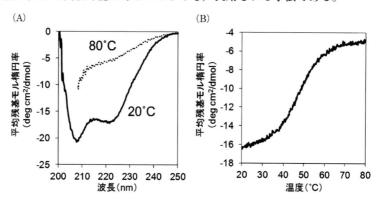

図3　c-Myb R2R3のCDスペクトル(A)と熱変性曲線(B)

第2章　タンパク質ハイドロコロイド

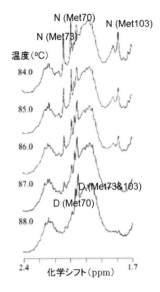

図4　SSI の ^{1}H NMR スペクトル温度変化

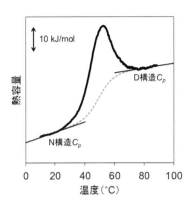

図5　c-Myb R2R3 の DSC データ

1.3.2　NMR

CD スペクトルでは，主にタンパク質全体の構造が反映されるのに対して，NMR スペクトルでは，部位特異的な構造も検出できる。タンパク質の NMR と聞くと，「立体構造決定」と考えられがちであるが，各 NMR シグナルがいずれのアミノ酸残基のどの原子に由来するかを部分的にも帰属することで，その原子の構造情報を部位特異的に知ることができる。すなわち，タンパク質の部位（原子）ごとに，そこが N 状態か D 状態かなど，構造環境に依存した別々の NMR シグナルとして検出できる。図4は，*Streptomyces* subtilisin inhibitor（SSI）というタンパク質の ^{1}H NMR スペクトルである[2]。SSI には3つの Met 残基（Met70, Met73, Met103）があるが，N 構造では，それぞれ異なる化学シフト位置にシグナルが観測される。温度上昇に伴い，各シグナル強度が減少し，代わって D 構造に由来するシグナル強度が増大する。これら各シグナルの積分値は，N，D の各存在量に相関するので，これらを解析することで，T_m や ΔH_{vH} を決定することができる。さらに各部位のシグナル変化を比較することで，協同的な熱変性か否かなどの解析も可能となる。

1.3.3　DSC

CD や NMR が，タンパク質の二次構造など特定の構造の変化を追跡し，熱変性解析が可能となるのに対して，DSC では，各構造のもつ熱容量（C_p）の変化を追跡する点で，特徴的である。また CD や NMR などでは，各温度での平衡定数からファントホッフの式に基づき ΔH を決定するのに対し，DSC では C_p の温度積分値から直接 ΔH を決定できる点も特徴的である。DSC の C_p 曲線を，転移モデルに基づくカーブフィッティングにより，ΔH を決定することになるが，ΔH_{vH} とともに，カロリメトリックの ΔH（ΔH_{cal}）を決定できる。ΔH_{cal} は転移熱の総和となり，

二状態転移を仮定したΔH_{vH}とは異なる場合がある。すなわち，単純な二状態転移ならば，$\Delta H_{cal} = \Delta H_{vH}$であるが，中間状態を経由するなど多状態転移である場合は，これが一致しないことになる。一例として，図5に，c-Myb R2R3のDSCデータを掲載する[1]。この場合，R2とR3という独立した構造単位が別々に熱変性すると，$\Delta H_{cal}/\Delta H_{vH}=2$となるはずだが，解析結果として，1.5となった。この結果は，R2とR3の間に，何らかの協同性が働いていることを示唆する。なおR2R3の立体構造は，NMRやX線を用いて決定されているが，同結果においては，R2とR3の各構造は，独立であることが示唆されている。では，この$\Delta H_{cal}/\Delta H_{vH}=1.5$の結果は何か？熱力学解析は，溶液系全体の総和としての真実であることを踏まえると，1つの可能性として，既存の構造解析では見えていないマイナー構造の寄与を検出していることが考えられる。タンパク質の真の構造（実像）を考える上で，極めて興味深い知見と言える。

1.4 熱変性解析の注意点

タンパク質の安定性を，T_mを指標に評価することが実際に多いが，この時の注意点を2点ほど述べたい。1点目は，熱変性が主に不可逆である場合に生じる問題点である。一般的にタンパク質は熱変性後，元の立体構造に戻る可逆過程であることの方が実際には少ない。変性に伴い，立体構造が崩れるだけでなく，タンパク質内部にあった疎水面が露出し，分子間で疎水結合を形成するなど，熱変性後に温度を下げても，タンパク質同士が凝集するなどして，構造が元に戻らないことが多い。こうした場合，T_m前後の温度でも，構造が非平衡になり，言い換えると一定温度下でも変性が進むことになる。表1には，主要組織適合遺伝子複合体（MHC）クラスIIというタンパク質と抗原ペプチドとの複合体のDSC解析で，異なる昇温速度でのT_m値をまとめているが，昇温速度が遅いほど，T_mが低いことがわかる[3]。このような不可逆な熱変性の場合，昇温速度やタンパク質濃度などによって，見かけ上のT_mが異なることがあり，注意を要する。

2点目は，溶媒の影響についてである。通常，タンパク質は各種緩衝液に溶解し，解析することになるが，緩衝液といえども，異なる温度ではpHが変化し，緩衝液の種類によっては，その変化が無視できないほど大きいことが報告されている[4]。こうした場合の対処法としては，異なるタンパク質のT_mを比較する場合，温度がT_mでの試料溶液のpHを見越して，常温での緩衝液のpHを調製し，実験することが考えられる。さらにΔHについて，タンパク質の熱変性に伴いH^+の出入りがあるが，緩衝液を構成する塩がその供与体または受容体として役目を果たすこ

表1 MHCクラスIIと抗原ペプチドとの複合体の
DSC解析：昇温速度とT_mとの関係

昇温速度（℃/min）	T_m（℃）
0.2	71.6
1.0	75.4
1.5	76.9
2.0	77.8

タンパク質溶液のpH 5.5

第2章 タンパク質ハイドロコロイド

とがある。その場合も，当然，熱量変化を伴い，これはプロトネーション・エンタルピーと呼ばれるもので，タンパク質自身の変性ΔHと区別する必要がある。少なくとも2種類の緩衝液中で実験を行うことで，正確なΔHを決定できる。

1.5 タンパク質安定化の試み

　タンパク質を安定化する，あるいは不安定化する試みは，タンパク工学的な応用面も含めて重要な課題である。ではどうすれば良いか？前述のように，安定化するためには，ΔGを大きくすれば良い。そのためにはΔHを大きくするか，ΔSを小さくするか，である。ΔHを大きくするためには，N構造のHを小さくするか，D構造のHを大きくするか，であり，ΔSを小さくするためには，N構造のSを大きくするか，D構造のSを小さくするか，である。D構造は，ランダムなポリペプチド構造であり，変えようがないとすると，N構造のHを小さくするか，Sを大きくするか，に着目する。前者の目的達成のためには，タンパク質分子内の水素結合やイオン結合などを強固にすることが考えられるが，その結果，分子としての運動性は制約され，Sも小さくなる。ΔHの増大分が，$T\Delta S$の増大分を上回れば，ΔGは大きくなり，安定化することになる。一方，本当にD構造は変えようがないのだろうか？一例を挙げる。20種類のアミノ酸の中に，プロリンというアミノ基でなくイミノ基をもつものがある。アミノ（イミノ）窒素とα炭素の間の二面角が，他のアミノ酸では自由に回転するのに対して，プロリンでは強い制約を受ける。すなわち，プロリンでは，動きの自由度が制約されることになる。このプロリンを，N構造の立体構造や動きに影響しないような部位に導入したところ，フラフラしたD構造のSが小さくなり，結果として安定化に成功した，という報告がある[5]。

1.6 タンパク質の結合の熱物性

　ここでは少し視点を変えて，タンパク質の結合の熱物性について概説する。PというタンパクがLというリガンドに結合し，PLという複合体をつくる比較的単純な系を考える。この場合，平衡結合定数K_aは，

$$K_a = [PL]/[P][L] \tag{4}$$

で表される。さらに結合のギブスの自由エネルギー変化量（ΔG）も，前述(2)式と同様に表される。ここで注意すべきは，結合力が強く（K_aの値が大きく）なると，ΔGは小さく（負で絶対値が大きく）なる。前述(3)式に従うと，結合のΔHを小さく，あるいは結合のΔSを大きくすることで，結合力が強くなることを意味する。ここでΔG，ΔH，ΔSの「Δ」とは，結合前と結合後の各熱力学量の差であることを鑑みると，例えばΔHを小さくするためには，結合前のHを大きくするか，結合後のHを小さくすることが考えられる。結合後のHを小さくするとは，分子間の水素結合を強固にする，などが考えられる。最近では，等温滴定熱量計（isothermal titration calorimetry；ITC）という，結合に伴う熱量を高感度で検出する装置の登場もあり，正

確な結合熱力学量を決定でき，これらは産業界でも重要なデータとなっている[6]。ここで改めて前述のタンパク質の安定性の問題と比較すると，分子間の結合も安定性と対比して考えることができる。一例として，c-Myb R2R3 の DNA 結合を紹介する。この構造単位となる R2 と R3 の間には，両者をつなぐリンカーがあり，ここにプロリンが存在する。このプロリンをアラニンなど別のアミノ酸に置換すると，DNA 結合力が低下し（ΔG が増大し），その熱力学的要因として，ΔS の増大にあることが明らかになった[7]。さてここで前述のプロリン置換に伴う安定化と比較検証する。プロリン置換の安定性と結合への影響を比較しやすいように，プロリンを別のアミノ酸に置換して，タンパク質を不安定化したとする。繰り返しになるが，この場合は，D 構造の S が大きくなることで ΔS が大きくなり，結果的に ΔG が小さくなり不安定化した，と解釈できる。一方，結合の場合，結合前のタンパク質構造の動きが大きくなり，結合前の S が大きくなる。その結果，結合の ΔS が小さくなり，ΔG が大きくなって結合力が低下した，と解釈できる。タンパク質分子内の安定化（不安定化）と複合体形成の安定化（不安定化）との対比の好例と言える。

他にも結合力を高める試みとして，分子間の水素結合などを強固にすることが挙げられる。これは結合後の H を小さくすることで結合の ΔH が小さくなり，結果的に ΔG が小さくなり結合力が高まる，という発想である。この場合も，S の寄与を考えると，新たな分子間結合の導入で複合体としての運動性は抑えられ，結合後の S が小さくなることが多く，その結果，ΔS は小さくなり ΔG を大きくする方向に働くと考えられる。ここでも「エンタルピー・エントロピー補償」が成り立ち，結合力増強を指向するドラッグデザインなどを難しくする要因となる。

1.7 タンパク質の動的構造と熱物性

最後にタンパク質の動的構造を，安定性と結合の両面の熱物性から考える。一般的に，タンパク質の動的構造解析は，現状の最新分析技術をもっても難しく，構造機能相関の解明など今後に向けた重要課題となっている。その解決の1つの糸口として，熱物性解析は極めて有効である。その一例を最後に紹介する。c-Myb R2R3 の疎水性コア領域にあるイソロイシンをロイシンに置換すると，構造多形性が観測されるなど，N 構造の動きが大きくなる。このとき，安定性の観点からは，N 構造の S が大きくなり，その結果 ΔS が小さくなることが，一方，DNA 結合の観点からは，結合前の S が大きくなり，その結果 ΔS が小さくなることが予想される（図6）。これらを DSC と ITC を用いて，検証した[1]。その結果，予想通りの ΔS の変化が得られたが，安定性については，ΔS が小さくなる以上に ΔH が小さくなり，結果として ΔG は減少し，タンパク質は不安定化する方向に動いた。タンパク質がフラフラすることで，分子内の水素結合などが緩み，N 構造の H が大きくなったと推察される。これらは D 構造や，結合後の構造が，ロイシン置換でも変化しない，という前提に成り立つものであるが，タンパク質の動的構造を，安定性と結合の両面から熱力学的に評価したという点で，極めて意義の高い成果と言える。

第2章　タンパク質ハイドロコロイド

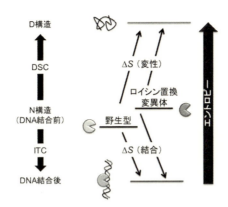

図6　c-Myb R2R3 の各状態におけるエントロピー相関

1.8　おわりに

　本章では，タンパク質の構造と熱物性について，主に分子論的な立場から概説した。DNAの構造決定から60年以上が経過し，最近ではタンパク質の原子レベルでの立体構造決定も数多く進められている。しかし一方で，ポストゲノムの重要課題である構造機能相関の解明には，いまだ多くの問題が残されている。その主要課題の1つが，タンパク質の動きや水の寄与の解明であり，これらを少なくとも系全体として検出できる熱物性解析は，極めて有効な手段と考えられる。しかし現時点での熱物性の議論は，現象論的な側面もある。ただしこうした課題も，最近の分析技術の向上や普及もあり，多くの正確なデータが蓄積される中，例えば構造，特に本章でも記載した動的構造との定量的相関付けが可能となるなど，着実に進展している。

文　　献

1) S. Inaba *et al. Arch. Biochem. Biophys.*, **537**, 225（2013）
2) M. Oda *et al. J. Biochem.*, **132**, 991（2002）
3) K. Saito *et al. J. Biol. Chem.*, **278**, 14732（2003）
4) H. Fukada and K. Takahashi, *Proteins*, **33**, 159（1998）
5) K. Yutani *et al. Proteins*, **9**, 90（1991）
6) 織田昌幸，蛋白質科学会プロトコール
   http://www.pssj.jp/archives/Protocol/Measurement/ITC_01/ITC_01_01.html.
7) M. Oda *et al. J. Mol. Biol.*, **276**, 571（1998）

2 畜肉タンパク質

山本克博*

2.1 筋肉組織

　筋肉組織は，骨格筋，平滑筋，心筋に大別されるが，食肉として主に利用されているのは骨格筋であり，本稿では精肉ならびに食肉加工品の主原料となっている骨格筋に焦点を絞って解説する。

　骨格筋はコラーゲンから成る腱を介してその両端が骨に結合しており，細長い筋細胞（筋線維）が束になって作られている。解剖学的には600種類以上に分類される。また，肉色の違いから白色筋（TypeⅡ）と赤色筋（TypeⅠ）という分類もされ，白色筋は赤色筋に比べてミオグロビンやミトコンドリア含量が少なく，収縮速度が速い。収縮速度の違いから，白色筋は速筋，赤色筋は遅筋とも呼ばれる。このように骨格筋は解剖学的のみならず組織化学的にも多くの種類に分類されるが，いずれも基本的な構造は共通である。

2.2 筋原線維の構造

　筋細胞の内部は筋原線維が束になって詰まった状態となっている。筋原線維はZ線で仕切られた筋節（サーコメア）を基本単位として，これが連なってできている。骨格筋の筋原線維を顕微鏡下で観察すると明暗の縞模様（横紋構造）が見え，このことから骨格筋は横紋筋に分類される。一方，平滑筋では横紋構造が観察されない。骨格筋筋原線維の横紋構造は筋節の構造（図1）に由来している。筋節はZ線から延びる細いフィラメントと中央部にある太いフィラメントの2種類のフィラメントから構成されており，太いフィラメントは細いフィラメントに比べて密度が高くて光や電子線の透過率が低いことから暗く見え，一方，細いフィラメント領域は明るく見える。太いフィラメントが存在する領域をA帯，Z線をはさんで両側の細いフィラメントの領域

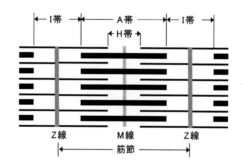

図1　筋原線維の模式図
筋原線維は筋節が長く連なってできている。太いフィラメントの存在領域がA帯，Z線を挟んで細いフィラメントのみの領域がI帯，A帯中央部で細いフィラメントがない領域がH帯，A帯中央部で太いフィラメントを連結している構造がM線である。

＊　Katsuhiro Yamamoto　酪農学園大学　教育センター　特任教授

第2章　タンパク質ハイドロコロイド

をI帯という。A帯中央部には細いフィラメントがない領域があってこの部分は，その両側の二種類のフィラメントが重なっている部分よりも密度が低いためにやや明るく見え，この領域をH帯という。また，A帯中央には太いフィラメント同士を連結するM線という構造がある。筋収縮は太いフィラメント中央部に向かって細いフィラメントが滑り込むことによって起こるので，I帯ならびにH帯の幅は筋肉の収縮の程度によって変化する。一方，A帯の幅は収縮の程度にかかわらず一定（1.5μm）である。筋原線維の横断面を見ると，1本の太いフィラメントの周囲に六角形状に細いフィラメントが配置している。筋原線維を構成する主なタンパク質[1~3]を表1に示した。

表1　筋原線維を構成する主要タンパク質

	%(w/w)
太いフィラメント	
ミオシン	43~50
Cタンパク質	1.5~2
Mタンパク質	0.5~2
細いフィラメント	
アクチン	20~22
トロポニン	4~5
トロポミオシン	3~5
Z線	
α-アクチニン	1~2
その他	
タイチン（コネクチン）	5~10
ネブリン	3~5

2.2.1　太いフィラメントの構造

太いフィラメントを構成する主要タンパク質はミオシンである。ミオシン分子は2つの球状の頭部（S1）と細長い繊維状の尾部（rod）から成っており，全長は160nmである（図2，3）。サブユニット組成から見ると，2本のH鎖と4本のL鎖から構成されている。H鎖は頭部であるS1からLMMの末端にまで至る。頭部は各々のH鎖のN端側が球状

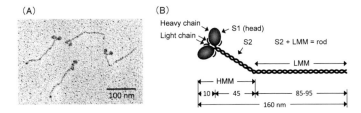

図2　ミオシン分子の電子顕微鏡写真(A)ならびに模式図(B)
ミオシン分子は球状の2つの頭部とそこから伸びている尾部から成る。尾部（rod）の長さはおおよそ150nm，頭部（head, S1）は10~15nm程度の大きさである。各々のH鎖はS1からLMMの末端に至る。

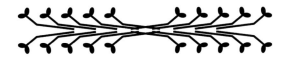

図3　太いフィラメントの模式図
フィラメント中央部ではミオシン分子が逆向きに配置し，各々外側に向かってミオシン分子が一定の間隔（14.3nm）でズレながら並んでいく。ミオシン分子のLMMが太いフィラメントの軸を形成し，S1とS2は収縮の程度に応じてフィラメント軸の表面から動く。なお，本図では太いフィラメントを構成するミオシン以外のタンパク質は省略している。

の構造を呈して，頭部毎にL鎖が2本ずつ存在する。一方，尾部であるS2ならびにLMMの領域はほとんど100％ヘリックスから成る構造であり，2本のH鎖が二重らせん構造を呈している。頭部はATPase活性をもち，また細いフィラメントのアクチンと結合する性質をもっている。筋肉の収縮は，ミオシン頭部がATPの加水分解によって生じたエネルギーを利用してアクチンフィラメント（細いフィラメント）をたぐり寄せることによって起こる。S1とS2の接続部ならびにHMM（heavy meromyosin）とLMM（light meromyosin）の接続部は可動性が高く，プロテアーゼによる作用を受け容易に切断される。

太いフィラメントは長さが1.6μm，軸部分の太さは15nmであり，おおよそ300個程度のミオシン分子から構成されている。フィラメントの中央部ではミオシン分子の尾部同士が逆向き（anti-parallel）に配置し，頭部を両端に向けて一定の間隔（14.3nm）で配列することによってフィラメントが作られている。ミオシン尾部のLMMに相当する部分がフィラメントの軸を形成し，頭部とS2の部分は軸表面から動くことができる。

ミオシン以外のタンパク質も太いフィラメントには存在しており，中でも量的に多いのはCタンパク質（ミオシン結合タンパク質C）である。Cタンパク質は太いフィラメントに43nmの周期で片側あたり7箇所に存在し，軸のタガとしての役割が考えられている。太いフィラメントの中央部にありフィラメント同士を連結しているM線は，Mタンパク質やミオメシンなどから構成されている。

筋肉に塩を加え，その濃度が0.3 M程度以上になると，太いフィラメントからミオシンが解離してくる。食肉加工における塩の添加は，このように筋原線維の太いフィラメントからミオシンを溶解させる効果をもつ。ソーセージのような肉製品でのゲル形成は，後述するミオシンの加熱による網目構造の形成によるものである。

高塩濃度下に溶解しているミオシン溶液の塩濃度を0.1M程度に低下させると，ミオシン分子は尾部の部分で側面的な自己集合を起こしてフィラメントを形成するが，その長さは塩濃度の低下速度に依存し，低下速度が速ければ短く，ゆっくりと低下させると生筋中の場合よりも長くなる[4]。

2.2.2 細いフィラメントの構造

細いフィラメントは，球状タンパク質であるアクチンが連なって線維状となり，これが2本束になってらせん状となり，あたかも数珠を捻ったような形状となっている。長さは1.0μm，太さは9nmでおおよそ380分子のアクチンから構成されている。単量体のアクチンをGアクチン，線維状に重合したものをFアクチンという。2本のFアクチンのらせんの溝に沿って線維状タンパク質であるトロポミオシンが配置し，捻れ毎にトロポニン複合体が存在する（図4）。トロポニン複合体は，トロポニンC，I，Tの3種類のサブユニットから構成されている。

筋収縮時には，筋小胞体から筋原線維内に漏出したCa^{2+}イオンがトロポニンCに結合し，トロポニンIならびにトロポニンTを介してトロポミオシンの位置がずれ，アクチン分子表面のミオシン結合部位が露出する。そこにミオシンが結合してATPを加水分解し，放出されたエネ

第2章　タンパク質ハイドロコロイド

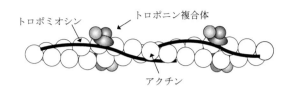

図4　細いフィラメントの模式図
Gアクチンが重合したFアクチンが2本集まって撚り糸のような形状を呈する。
溝に沿って線維状のトロポミオシンが配置し，Fアクチンの捻れ毎にトロポニン
複合体（トロポニンC, I, T）が存在する。

ルギーを利用してミオシン頭部が細いフィラメントを動かすことになる。

2.2.3　その他のタンパク質

筋節の仕切りとなっているZ線の主要構成タンパク質はα-アクチニンである。α-アクチニンは二量体として存在し，細いフィラメントのアンカーとなっている。

タイチン（コネクチン）はZ線から太いフィラメントを通ってM線に至る細長い線維状のタンパク質であり，これまで知られている1本のポリペプチド鎖としては最大のタンパク質である。タイチンはA帯を筋節中央部に保持するとともに，I帯領域ではバネのように伸張性を示して筋原線維に弾力性を発現させる機能をもつ。

ネブリンはZ線から細いフィラメントに沿ってその先端まで延びている線維状タンパク質で，細いフィラメントの長さを規定していると考えられている。

2.3　筋漿タンパク質

筋細胞の全タンパク質の30〜35％は筋漿に存在し，それらの大部分は様々な代謝反応に係る酵素である。その他に色素タンパク質であり酸素の貯蔵に働くミオグロビンがある。筋肉の種類によって代謝の仕組みが異なり，それに依存してこれらの筋漿タンパク質の濃度に変動がある。代表的な筋漿タンパク質を表2に示した[1]。

2.4　保水性・結着性の発現

肉は60〜70％程度の水分を含んでおり，加熱調理によって肉内部に保持されていた水分が流出するとぱさついた硬い状態になってしまう。このように加熱によって肉汁が失われることを加熱損失（クッキングロス，cooking loss）という。保水性とは筋肉組織内部に存在する水分，さらには加工時に加水された水分が流出せずに，筋肉組織中あるいは加工製品中に保持される性質をいう。保水性が高い，すなわち加熱損失の少ない肉ほどジューシー（多汁性）な食感を与えることになる。

食肉に食塩を添加すると保水性が高まるが，この仕組みは次のように考えられている[5]。食塩（NaCl）の解離によって生じたCl^-イオンが筋原線維の太いフィラメントと細いフィラメントを覆う。その結果，フィラメント間に静電気的反発力が働いてフィラメント間の間隔が広がり，筋

食品ハイドロコロイドの開発と応用Ⅱ

表2 主な筋漿タンパク質

タンパク質	濃度 （mg/g 筋肉）
グリセルアルデヒド-3-リン酸脱水素酵素	12
アルドラーゼ	6
エノラーゼ	5
クレアチンキナーゼ	5
乳酸脱水素酵素	4
ピルビン酸キナーゼ	3
ホスホリラーゼ	2.5
ミオグロビン	0.1～7

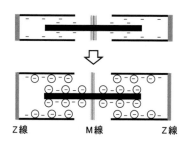

図5 食塩添加による筋原線維の膨潤の仕組み
NaClが解離して生じたCl⁻イオンが太いフィラメントと細いフィラメント表面に結合して負の電荷が高まり，静電気的反発力が高まって，フィラメント格子間距離が広がり多くの水が保持されるようになる。

原線維が膨潤することによって，より多くの水がフィラメントの格子間に入り込むようになる（図5）。

結着性は肉塊あるいは細切肉同士が加熱によって互いに接着し合う性質をいう。結着性が良好であれば外力に対して一定の抵抗を示すことで歯応えが良いが，逆に弱ければ，外力を加えた時に容易に形がくずれてしまい，歯ごたえのないぼそぼそした食感となってしまう。ソーセージのようなゲル状肉製品において，これら二つの性質は互いに相関しており，保水性が良好であれば結着性も良好となる。保水性や結着性の発現は，基本的には筋原線維の太いフィラメントの主要タンパク質であるミオシンの性質に由来する。

2.5 ミオシンのゲル形成

生筋中での塩濃度（0.15M 程度）ではミオシンはフィラメントとして存在するが，塩濃度を高めて 0.3M（約 1.7%NaCl）程度以上になるとフィラメントから解離してくる。

溶解したミオシンは加熱によってゲル化するが，この仕組みは次のように説明される（図6）[6]。ミオシンモノマーは加熱によって頭部同士が会合を始める。この時，表面疎水性が上昇することから，頭部内部に埋もれていた疎水性残基が表面に露出して頭部間に疎水的相互作用が働いている。また，その他にもイオン結合や水素結合などの非共有結合の関与もあると考えられる。ミオ

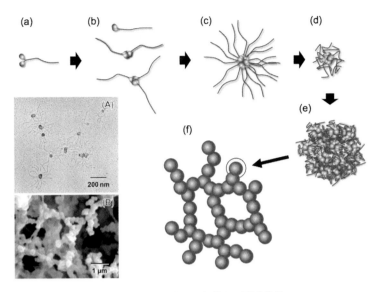

図6 ミオシン分子の加熱ゲル形成機構
(a)未加熱, (b)加熱初期の凝集体, (c)デイジーホイール状凝集体, (d)凝集体での尾部の変性, (e)尾部変性に伴う凝集体の集合, (f)ゲルの網目構造の形成, (A)加熱凝集体 (0.5M KCl, pH 6, 40℃, 10分) の透過型電子顕微鏡像, (B)加熱ゲルの FE-走査型電子顕微鏡像。

シン頭部が加熱変性を始める温度は，尾部のそれに比べて低いことから，加熱初期では尾部は頭部同士の会合体の外側に放射状に広がっている(c)。加熱温度の上昇に伴って尾部の変性が始まり，尾部は頭部の会合体を覆うようになると同時に，これら凝集体表面の尾部同士の絡み合いが起こってより大きな凝集体が形成され(e)，これらの凝集体どうしがさらに連結し合うことにより，全体的な網目構造の形成に至る。このようなミオシンモノマーから形成されるゲルは aggregated（凝集体）タイプのゲルと呼ばれる。

ソーセージ類の製造における良好な加熱ゲルの形成には，ミオシンの可溶化が必須である。生筋では ATP がミオシンとアクチンの解離を引き起こすが，食肉すなわち死後の筋肉では ATP が消費されてミオシンとアクチンが結合したアクトミオシンの状態となっており，塩を添加した際のミオシンの抽出量は生筋に比べて劣る。リン酸塩は，ミオシンとアクチンの結合を弱めて筋原線維の膨潤を引き起こすとともにミオシンの可溶化を促進させる効果をもつことから，保水性を増し結着性を高める補助剤として肉製品加工に広く利用されている。また，可溶化したミオシンは小肉片同士を接着させる糊として働き[7]，これらが相まって水を保持した全体的なソーセージゲルの構造が作り上げられる。

塩濃度が高い場合はミオシンが溶解していて，いわゆる aggregated タイプのゲルが形成されるが，0.15M 程度の塩濃度が低い場合は，ミオシンはフィラメントを形成している。この場合も加熱によってゲルを形成し，その強度は凝集体タイプのものよりも高い。ミオシンフィラメント

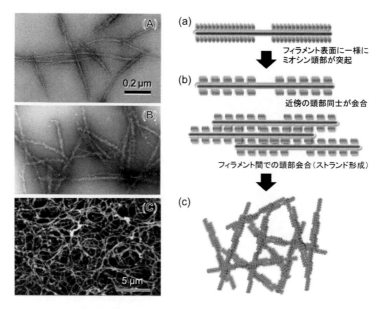

図7 ミオシンフィラメントの加熱ゲル形成機構
(A)と(a)未加熱，(B)と(b)加熱初期の凝集体，(C)と(c)フィラメント束の交差的会合による網目構造の形成。(A)～(C)は走査型電子顕微鏡像。

の加熱によるゲル形成の仕組みは次のように考えられている（図7）[6]。加熱により，ミオシンフィラメント表面に突起している頭部（S1）が近傍のもの同士で会合すると同時に，平行的に隣り合うフィラメント間では頭部間の会合によってフィラメントの束も形成される。さらにフィラメント軸表面のミオシン頭部を介したフィラメントの交差的な会合も生じる。その結果，ミオシンフィラメント線維が網目状の構造を作り，ゲルが形成される。

ミオシンのゲル形成は加熱のみならず，高静水圧によっても生ずる。高静水圧によるミオシンのゲル形成は，ミオシンがフィラメント状の場合にのみ生じ，高塩濃度でミオシンがモノマーとして溶解している場合にはゲル形成が起こらない[8]。この理由はミオシンの変性が加圧と加熱では異なることが原因となっている。すなわち，加熱の場合は，ミオシン分子の頭部の変性に続いて尾部の変性が起こり，それが凝集体同士の会合を引き起こすのであるが，加圧の場合は球状構造から成る頭部の変性は生じるもののヘリックス構造から成る尾部は変性を受けず，尾部同士の会合が生じないためである。加圧によるミオシンフィラメントのゲル形成は，加熱の場合と同様にフィラメント表面に突起する頭部同士の会合によるものである。

実際の肉製品でのゲル形成においては，筋漿タンパク質やコラーゲンのような結合タンパク質の影響も無視できないが，本稿で述べたミオシンのゲル形成機構が基本となっていると考えられる。

第2章　タンパク質ハイドロコロイド

文　　献

1) P. J. Bechtel, "Muscle as Food", pp.27-28, Academic Press (1986)
2) A. M. Pearson and R. B. Young, "Muscle and Meat Biochemistry", p.9, Academic Press (1989)
3) C. R. Bagshaw, "Muscle Contraction, 2nd ed.", pp.145-146, Chapman & Hall (1993)
4) K. Yamamoto *et al.*, *Agric. Biol. Chem.*, **52**, 1803 (1988)
5) G. Offer and J. Trinick, *Meat Sci.*, **8**, 245 (1983)
6) 山本克博, 化学と生物, **46**, 748 (2008)
7) T. Iwasaki *et al.*, *Food Chem.*, **95**, 474 (2006)
8) 山本克博, 化学と生物, **37**, 375 (1999)

3 魚肉タンパク質の特性と水産加工

大泉　徹*

3.1 魚肉タンパク質の特性

　魚肉タンパク質の50〜70%を占める筋原繊維タンパク質は，ゲル形成，保水性，および乳化性などの魚肉の食品機能特性と密接にかかわっている。筋原繊維タンパク質の主成分は筋収縮を担うミオシンとアクチンであり，この他調節タンパク質のトロポニンやトロポミオシンなどが含まれている。ミオシンは，2本の重鎖と4本の軽鎖からなる分子量約480,000のオリゴマータンパク質であり，ATPを加水分解する酵素活性部位とアクチンと相互作用する部位を含む頭部と，筋肉中で太いフィラメントを形成する尾部からなる。頭部では2本の重鎖が，それぞれ折りたたまれて3次元構造をとっており，尾部ではαヘリックス構造をとる2本の重鎖が互いに巻きついた，いわゆるコイルドコイル（coiled coil）構造を形成している。ミオシンは筋原繊維タンパク質の約45%を占めるタンパク質であり，その食品機能特性に強くかかわると考えられている。一方，アクチンのモノマーは，分子量約42,000の球状のタンパク質（G-アクチン）であり，生理的イオン強度で多数重合し，2本のアクチン重合体がらせんを巻いて繊維状のF-アクチンとなる。筋肉中でF-アクチンは，細いフィラメントを形成している。このように，魚肉タンパク質は多様な成分組成からなり，その構造も複雑である。また，筋原繊維タンパク質は水には溶けず，イオン強度0.5程度の中性塩の水溶液に溶解する塩溶性タンパク質である。筋原繊維タンパク質の塩溶解性は，その食品機能特性との関連できわめて重要である。

　魚類の筋原繊維タンパク質の構造と生理的機能は，畜肉のそれらと何ら変わるところがないが，畜肉のタンパク質に比べてきわめて不安定で，変性しやすいことが特徴である。しかも，表1に示したように，魚類の筋原繊維タンパク質の加熱変性速度定数（k_D）は，魚種によって大きく異なり，寒帯や深海に生息する魚類のタンパク質は，温暖な水域に生息する魚類よりも数十倍から数百倍k_Dが大きく，不安定で変性しやすいことが明らかにされている[1]。このような魚類の筋原繊維タンパク質の安定性の相違は，筋原繊維タンパク質の環境適応の結果と考えられている。一方，魚肉の貯蔵・加工中に起こる筋原繊維タンパク質の変性は，その食品機能特性に重大な影響を及ぼす。たとえば，筋原繊維タンパク質が変性した魚肉は，もはや加熱ゲルを形成しない。魚肉タンパク質の熱ゲル化反応は，熱変性を伴うタンパク質の凝集反応であり，加熱ゲルでは，加熱によって変性したタンパク質分子が凝集して規則的な網目構造を形成している。ねり製品の独特の弾力は，タンパク質の熱ゲル化反応によって形成されるものである。このようなことから，魚肉タンパク質の変性の速度論と進行様式およびその制御は，水産食品学における重要な研究分野の一つであり，これまでに数多くの研究が行われてきた[1〜3]。

---

*　Tooru Ooizumi　福井県立大学　海洋生物資源学部　海洋生物資源学科　教授

第 2 章　タンパク質ハイドロコロイド

表 1　各種魚類筋原繊維タンパク質の
加熱変性速度定数の比較

生物種	加熱変性速度定数 $(k_D) \times 10^5$ (s^{-1})		
	加熱温度 (℃)		
	40	30	20
哺乳類			
ウサギ	0.72		
熱帯性魚類			
カツオ	24.8	0.12	
キハダマグロ	61.4	0.42	
ティラピア	35.8	0.27	
メバチマグロ	93.0	1.57	
寒帯性魚類			
ニジマス	302	6.30	0.10
ニシン		18.7	0.51
マダラ		44.2	1.51
シロサケ		11.5	0.22
スケトウダラ		45.6	1.42
ホッケ		52.9	1.54

文献 1 から引用

3.2　加熱ゲル形成と加熱ゲルのテクスチャー評価

　ねり製品は水産加工品の中でも生産量が最も多く，地方色豊かな製品が日本各地で生産されている。先に述べたように，ねり製品の独特の弾力は，魚肉タンパク質の熱ゲル化反応によって生み出されることから，魚肉タンパク質の食品ハイドロコロイド素材としての特性は，従来その加熱ゲル形成を中心に検討されてきた。すなわち，魚肉に 2.5% 前後の食塩を添加して，混合すると筋原繊維タンパク質の一部が溶解して，その粘性が増大する。この過程は，ねり製品の製造工程では塩ずりと呼ばれる。スケトウダラの魚肉を塩ずりした後，40℃以下の低温に保持すると，ゲルが形成される。この過程は坐りと呼ばれる。坐りによって形成された加熱ゲルを尿素，SDS および 2-メルカプトエタノールを含む混液（尿素 – SDS 混液）で可溶化し，SDS-ポリアクリルアミドゲル電気泳動（SDS-PAGE）で分析すると，ミオシン重鎖が架橋重合して多量体を形成していることが明らかにされている[4]。尿素や SDS によって，タンパク質間の疎水性相互作用や水素結合は切断され，2-メルカプトエタノールによってジスルフィド結合も開裂していることから，坐りの過程で形成されているミオシン重鎖多量体は，共有結合に匹敵する強い結合でミオシンが架橋重合した結果と考えられている。このような強い結合によるミオシン重鎖多量体の生成には，魚肉内在性のトランスグルタミナーゼによって，ミオシン重鎖のリジン残基の ε-アミノ基と別のミオシン重鎖のグルタミン残基の γ-カルボキシアミド基の間に形成されるイソペプチド結合が大きく寄与することが示唆されている[5]。一方，ホッケなどの魚肉では，塩ずりした魚肉を 40℃ 以下の低温に保持してもゲルが形成されず，ミオシン重鎖多量体もほとんど生成しない。その原因としては，トランスグルタミナーゼの活性とともに，基質となるミオシンの構造や

安定性の違いがかかわっていると考えているが，詳細は明らかではない。

このように，ミオシンが魚肉タンパク質の熱ゲル化反応にかかわる重要なタンパク質であることが明らかになっている。しかしながら，塩ずりした魚肉をSDSや尿素を含まない食塩溶液で可溶化し，ゲル形成の初期に生成するタンパク質凝集体をゲルろ過クロマトグラフィーで分析したところ，その中にはミオシン以外のタンパク質も含まれていたことから，それらのタンパク質の非共有結合を介した相互作用もゲル形成に寄与することが推察されている[6]。

さらに，スケトウダラの魚肉を塩ずりして40℃以下に保持して形成されたゲルを90℃で加熱すると，その弾力はさらに大きく増大する。40℃以下ではゲルが形成されない魚種でも，塩ずりした魚肉を90℃で加熱すると弾力のあるゲルが形成される。これらの加熱ゲルを尿素-SDS混液で可溶化して，SDS-PAGEで分析しても，90℃での加熱に伴うタンパク質サブユニット組成はほとんど変化しないことから，90℃での加熱は，疎水性相互作用などのタンパク質間の非共有結合を強化し，その結果として，加熱ゲルの弾力が増大すると考えられている[7]。

ねり製品の製造は，現在ではほとんど冷凍すり身を原料として行われている。冷凍すり身の製造技術は1960年に我が国で開発されたものであり，その技術原理は魚肉を水さらし（水洗い）することによって，水溶性成分を除去してゲル形成の主体となる筋原繊維タンパク質を濃縮すること，および糖類を変性防止剤として添加して凍結貯蔵中のタンパク質の変性を抑制することにある。近年，冷凍すり身は海外生産が主体となっており，ベーリング海のスケトウダラのほか，東南アジアのイトヨリなど多種類の魚種が用いられるようになり，その品質は多様化している。このような背景から，冷凍すり身の品質を適切に判定することが強く求められている。我が国では，伝統的に一定の加熱条件で調製した加熱ゲルの弾力を，破断試験によって測定して冷凍すり身の品質が判定されている。すなわち，加熱ゲルに一定形状のプランジャーを進入させて，破断時の荷重を破断強度，変形量（プランジャーの進入距離）を破断凹みとしている。本来，破断強度は荷重をプランジャーの断面積で除した応力を意味する用語である。したがって今後は加熱ゲルの物性測定においても，応力としての破断強度を用いる必要があるが，本稿では便宜上，過去の文献にならって断面積一定のプランジャーを用いた破断荷重（gf）と表現した。我が国におけるプランジャーを用いた破断試験に対して，Park[8]は，冷凍すり身の品質評価法として，冷凍すり身から調製した加熱ゲルを上下からひねって，ねじ切るときに要する応力を測定するTorsion testを提唱している。いずれにしても，加熱ゲル形成は加熱温度や加熱時間に強く依存する反応であるので[9]，一定条件下で形成される加熱ゲルの物理的性質を計測するだけでは，冷凍すり身が潜在的に有しているゲル形成能を十分に評価できない。したがって，ゲル形成にともなう加熱ゲルの物理的性質の経時的変化を追跡して，その最大値から評価すべきであることが指摘されている[10]。

このような立場から，北上ら[10]は加熱ゲルのゲル形成過程で経時的に測定した破断荷重を破断凹みで除した値をゲル剛性とし，ゲル剛性と破断荷重との間に成立する直線関係からすり身の品質を評価することを提案している。加熱ゲルの物理的性質は，従来破断荷重やゼリー強度（破断

第2章　タンパク質ハイドロコロイド

荷重と破断凹みの積）など主に加熱ゲルの硬さを反映する指標を用いて検討されてきた。北上らの方法[10]では破断荷重とゲル剛性との関係を解析することで，弾力やしなやかさをも含めた評価が可能となるが，評価に時間を要することから，改善が求められている。

　加熱ゲルの破断荷重とゲル剛性の関係の解析は，加熱ゲルのテクスチャーに対する各種添加物の影響の評価に有効であることが明らかにされている。ゲル剛性を横軸にとり，破断荷重を縦軸にとって，両者の関係を解析すると，よりしなやかなゲルが形成されたときは関係直線が図中左側に移動し，より硬く脆いゲルが形成されたときは図中右側に関係直線が移動する。このような方法を用いて微生物由来のトランスグルタミナーゼ製剤の影響を検討した結果，破断荷重とゲル剛性の関係は図中右側に大きく移動し，破断荷重が同じでもゲル剛性が大きい，言い換えると破断凹みの小さい，硬くて脆いゲルが形成されることが示されている（図1）[11]。これは，トランスグルタミナーゼの作用によりミオシン重鎖間に γ-グルタミル-ε リジンの架橋結合の形成が著しく促進されることが原因であり，加熱ゲルのテクスチャーを調節するためには，架橋結合反応の制御が必要であることが示唆されている。グルコン酸ナトリウムは，食味への影響が小さい添加物として，冷凍すり身の変性防止剤の糖や塩ずりにおける食塩の代替えに利用することが検討された添加物である。グルコン酸ナトリウムを添加した加熱ゲルの破断荷重とゲル剛性との関係を検討した結果，この場合も，両者の関係直線は図中右側に移動し，グルコン酸ナトリウムの添加によって，硬くて脆いゲルが形成されることが示された（図1）[12]。このときの加熱ゲルのタンパク質サブユニット組成を，SDS-PAGEによって解析すると，ミオシン重鎖多量体の生成量はほとんど変化しないことから，グルコン酸ナトリウムは，主に疎水性相互作用や水素結合の形成や加熱ゲルの構造を修飾することを通じて，加熱ゲルのテクスチャーを改変することが示唆されている。

　このような破断荷重とゲル剛性との関係とは別に，松川ら[13]は加熱ゲルの破断試験における破

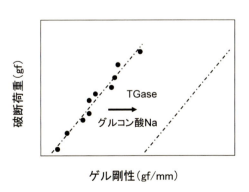

ゲル剛性(gf/mm)=破断荷重(gf)/破断凹み(mm)

図1　トランスグルタミナーゼ製剤（TGase）またはグルコン酸Naの
　　　添加による破断荷重とゲル剛性との関係の変化
　　　（文献11および12を参考にした模式図）

食品ハイドロコロイドの開発と応用 II

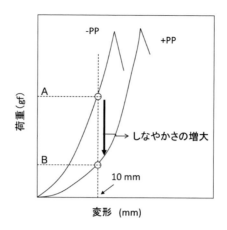

図2 ピロリン酸塩（PP）の添加による加熱ゲルの破断曲線の変化
（文献13を参考にした模式図）

断曲線から，一定量の変形を引き起こすために必要な荷重を算出し，冷凍すり身に添加されているピロリン酸塩が，加熱ゲルのテクスチャーに及ぼす影響を解析している（図2）。その結果によると，ピロリン酸塩の添加は，一定量の変形を引き起こすための荷重を低下させて，しなやかさを増大させることを示した。このようなテクスチャーの違いは，ミオシン重鎖多量体の生成量にかかわらず認められるので，ピロリン酸塩によるテクスチャーの改変にも，疎水性相互作用や水素結合などの非共有結合の修飾を通じたゲル構造の変化が寄与しているものと考えられている。

3.3 水産加工品の品質とタンパク質の変性制御

以上のように，食品ハイドロコロイド素材としての魚肉タンパク質の特性は，そのゲル形成能から検討されたものがほとんどであり，ねり製品の品質と関連づけて考察されている。一方，水産加工では，ねり製品以外にも，魚肉に食塩を添加した後，加温・加熱して製造される製品もみられる。たとえば，塩干品は，魚肉を食塩溶液に浸漬するか，あるいは直接食塩を散布して塩漬した後，一定の温度で乾燥されて製造されている。このようなことから，塩干品の製造における魚肉タンパク質の変化をその品質と関連づけて検討した研究例がみられる[14,15]。それらの結果によると，スケトウダラ魚肉の塩漬と30℃での乾燥に伴って，魚肉中のミオシン重鎖の多量化反応が進行することが明らかにされている。ミオシン重鎖の多量化反応の進行度合いには差がみられるものの，マアジの魚肉でも同様の結果が得られている[16,17]。また，ミオシン重鎖の多量化反応の進行は食塩含量や乾燥温度に依存しており，スケトウダラの塩漬魚肉の40℃乾燥では，ミオシン重鎖の多量化反応があまり進行しない。塩干品の品質についても，外観が白濁し透明度の低い製品となる[18]。さらに，このような塩漬と乾燥によって進行するミオシン重鎖の多量化反応の進行が，塩干品のテクスチャーに影響を及ぼすことがクリープ測定により示されている[19]。このようなことから，食品ハイドロコロイドとしての魚肉タンパク質の特性は，ねり製品以外の水

第2章　タンパク質ハイドロコロイド

産加工品の品質とも密接にかかわることが示唆される。

　魚肉タンパク質の食品ハイドロコロイド素材としての特性は，食塩の添加によって引き起こされる筋原繊維タンパク質の溶解や水和と密接に関連しているように考えられる。そこで，塩漬に伴う食塩の魚肉中への浸透と魚肉内部の拡散について，ハマチ魚肉を用いた研究が行われた[20,21]。その結果，塩漬魚肉表層部の食塩含量は高いが，魚肉表層部からの深度が数mmの魚肉内部では，食塩含量が著しく低く，魚肉中における食塩の拡散がきわめて緩やかに起こることが示されている。このように，塩漬魚肉内部における食塩の分布は，非常に不均一であり，ねり製品のように魚肉中の食塩が巨視的には均一に分散している系とは大きく異なっている。したがって食品ハイドロコロイド素材としての魚肉タンパク質の特性も，塩漬魚肉中では不均一に変化していることが示唆される。たとえば，塩漬魚肉内部の水分は食塩含量の高い表層部に多く分布しており，中心部の水分量は低い傾向にあって，水分量の勾配が形成されている[20,21]。これは，魚肉表層部の食塩含量の増加によって，筋原繊維タンパク質の保水性が高まった結果と考えられている。このような塩漬魚肉を，20℃で乾燥すると，タンパク質の変性は乾燥の進行よりも緩やかに起こる。このとき，塩漬魚肉内部の食塩の濃度勾配は乾燥中も維持され，魚肉表層部の保水性が高く保たれている。その結果として，筋原繊維タンパク質の保水性に依存して魚肉内部から表層部への水分移動が促進され，塩漬していない魚肉よりも乾燥が速やかに進行することが示唆されている。しかし，塩漬魚肉を40℃で乾燥すると，乾燥の進行よりもタンパク質変性が速やかに起こる。このような条件では，タンパク質変性により魚肉全体の保水性が低下するとともに，魚肉内部の食塩の濃度勾配も消失して，魚肉表層部と内部との保水性の差がなくなるので，塩漬よる乾燥促進効果は認められなくなる。以上述べた魚肉内部の水分移動とタンパク質変性の進行との関係を示す模式図を図3に示した。また，40℃で乾燥した塩漬魚肉ではタンパク質変性によって，魚肉の保水性が失われるので，テクスチャーや食味の劣化が引き起こされることも考え

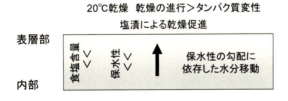

図3　塩漬魚肉の乾燥に伴う水分の内部移動とタンパク質変性との関係の模式図

られる。

　以上のように，食品ハイドロコロイド素材としての魚肉タンパク質の特性は，ねり製品のテクスチャーだけでなく，水産物の加工と水産加工品の品質全般にかかわることが示唆されている。したがって，魚肉タンパク質の変性と水産加工品の品質の関係について，さらに研究を発展させ，品質制御に繋げることが強く望まれる。

文　　献

1) 橋本明彦ほか，日本水産学会誌，**48**, 671 (1982)
2) M. Takahashi *et al.*, *Fish Sci.*, **71**, 405 (2005)
3) 大泉　徹ほか，日本水産学会誌，**47**, 901 (1981)
4) 沼倉忠弘ほか，日本水産学会誌，**51**, 1559 (1985)
5) 今井千春ほか，日本水産学会誌，**62**, 104 (1996)
6) 舩津保浩ほか，日本水産学会誌，**59**, 1599 (1993)
7) 舩津保浩ほか，日本水産学会誌，**62**, 112 (1996)
8) J. W. Park *et al.*, "Surimi and Surimi Seafood Third edition", p.410, CRC Press (2013)
9) 北上誠一ほか，日本水産学会誌，**70**, 354 (2004)
10) 北上誠一ほか，New Food Industry, **44**, 9 (2002)
11) 阿部洋一ほか，日本水産学会誌，**62**, 446 (1996)
12) Okayama *et al.*, *Fish Sci.*, **73**, 931 (2007)
13) 松川　雅仁ほか，日本水産学会誌，**62**, 94 (1996)
14) 伊藤　剛ほか，日本水産学会誌，**56**, 687 (1990)
15) 伊藤　剛ほか，日本水産学会誌，**56**, 999 (1990)
16) 丹保岳人ほか，日本水産学会誌，**58**, 677 (1992)
17) 丹保岳人ほか，日本水産学会誌，**58**, 685 (1992)
18) 伊藤　剛ほか，日本水産学会誌，**56**, 1647 (1990)
19) 舩津保浩ほか，日本水産学会誌，**61**, 566 (1995)
20) T. Ooizumi *et al.*, *Fish Sci.*, **69**, 830 (2003)
21) T. Ooizumi *et al.*, *Fish Sci.*, **69**, 836 (2003)

4 牛乳タンパク質

椎木靖彦[*1], 仁木良哉[*2]

4.1 はじめに

牛乳は総ての栄養素が水に溶解または懸濁している水溶液状の食品である。タンパク質は約3.2％含まれており，消化・吸収され易く，かつ，必須アミノ酸を十分に含む優れた食品タンパク質である。牛乳タンパク質はカゼインと乳清タンパク質に大別される。カゼインは牛乳を酸でpH4.6にすると，沈殿するタンパク質であり，乳清タンパク質はその上澄み液中に存在するタンパク質の総称である。二つのタンパク質はその性質，利用特性が著しく異なるので，カゼインと乳清タンパク質の二項に分け，その特性を紹介する。

4.2 カゼイン

4.2.1 概要

カゼインは牛乳を酸によりpH4.6に調整すると，沈殿するタンパク質と定義されている。牛乳タンパク質は約3.2％含まれており，カゼインはその78～82％を占める。しかし，カゼインは単一のタンパク質でなく，電気泳動により，4つの主要な成分（$\alpha_{s1}-$, $\alpha_{s2}-$, $\beta-$および$\kappa-$カゼイン）から構成されていることが明らかとなっている。

カゼインの一般的な性質を示す。

① 19,000～24,000の分子量を有する
② セリンリン酸の形でリンを含むリンタンパク質であり，カルシウムに対する感受性が高い
③ 牛乳のpH（6.6～6.7）では負に荷電している
④ 親水性の領域と疎水性の領域が局在し，両親媒性の構造を持つ
⑤ プロリンを多く含む
⑥ α-ヘリックスのような二次構造をほとんど持たない
⑦ 熱安定性が高い（例えば，72～75℃，15秒の加熱（低温短時間殺菌）でも変性しない）
⑧ 牛乳中では集合体（巨大なミセル粒子）として存在している

4.2.2 カゼイン成分の特性

(1) α_{s1}-カゼイン

α_{s1}-カゼインは全カゼインの38％を占める，主要なカゼインである。5種類の遺伝的変異体があり，199のアミノ酸残基からなり，分子量は23,614である。一次構造から，1～44残基と90～199残基に疎水性領域，一方，45～89の領域に極性アミノ酸が集中している親水性領域があり，

[*1] Yasuhiko Shiinoki 雪印メグミルク㈱ ミルクサイエンス研究所 技術主事
（3節担当執筆）
[*2] Ryoya Niki 北海道大学名誉教授 （2節担当執筆）

両親媒的な分子構造を有する[1]。中性 pH での会合はイオン強度および温度に影響を受ける事から，会合には静電的および疎水的な力が関与していると考えられる。また，8個のセリンリン酸を含むため，Ca イオンに対して感受性が高く，室温では約 7mM の Ca で沈殿する[2]。

(2) $α_{s2}$-カゼイン

$α_{s2}$-カゼインの全カゼインに占める割合は10%である。207アミノ酸から成り，分子量は25,230である。カゼイン成分の中で最も多い11個のセリンリン酸を含み，8個が4個ずつクラスターの形で，N末端に集中している。また2個のシステインを有する[1]。一次構造から，極性残基が他のカゼイン成分と比較して，分子全体に分散して存在しており，他のカゼイン成分のような典型的な両親媒的な構造を持たない。

$α_{s2}$-カゼインは自己会合性を示す。C末端側の1～157残基には11個のセリンリン酸を含めて，酸性アミノ酸残基が多く存在し，牛乳の pH，6.7 では負に荷電している。逆に，158～207残基には塩基性残基が13個集中して存在し，正に荷電した領域となっている[1]。このことからC末端の負に荷電した部分と正に荷電したN末端部分が静電的に相互作用し，会合する可能性が指摘されている[3]。

(3) $β$-カゼイン

$β$-カゼインは209個のアミノ酸残基から成り，分子量は23,983である。5個のセリンリン酸を含み，そのうちの4個がC末端側の15～18残基にクラスターとして存在している[1]。

一次構造から，N末端1～43残基までは，親水性のアミノ酸残基が集中して存在している。一方，107残基以降のC末端側には疎水性のアミノ酸残基が多く存在し，典型的な両親媒性の構造を有している。また，蛋白質の規則構造の形成を妨げるとされているプロリンが35個と多く含まれるのが特徴的である。しかも，1個を除いて50残基以降に含まれており，この領域では4.6残基に1個の割合でプロリンが出現する[1]。

$β$-カゼインの最も特徴的な性質は温度上昇に伴う会合体の形成である。会合は温度上昇に伴い生ずる。典型的な両親媒性の構造をもつ事から，疎水結合を通して会合が行われと考えられている。会合は可逆的であり，高い温度で形成された会合体は低温（例えば4℃）にすると，再びモノマーとなる[4]。

(4) $κ$-カゼイン

$κ$-カゼインは169個のアミノ酸から成り，分子量は19,023である。2個のシステイン，そして，主要なカゼインの中で，唯一，糖を含む。セリンリン酸を1個しか含まず，このことが他のカゼイン成分と比較して，Caに対する低い感受性の原因である。N末端側に疎水領域を，C末端側には糖鎖も含めて親水性の領域が存在し，両親媒性の構造を有する[1]。自己会合するが，その会合は臨界濃度を持つ洗剤型の様式が考えられている。他のカゼイン成分との相互作用については，その会合が $α_{s1}$-および $β$-カゼインの Ca に対する安定性を著しく増すことが知られている。すなわち，$α_{s1}$-および $β$-カゼインは 7mM 以上の Ca が存在すると，沈殿する。しかし，$κ$-カゼインが共存すると，それらのカゼインは沈殿形成が抑えられる[2]。その他，−SH 基を二

第2章 タンパク質ハイドロコロイド

個持ち，S-S結合を通して他のタンパク質と相互作用する。さらに，κ-カゼインの重要な性質の一つとして，凝乳酵素キモシン（子牛の第4胃の粘膜上にある酵素）の基質であることが挙げられる。キモシンはκ-カゼインの$-Phe_{105}-Met_{106}-$残基間のペプチド結合一箇所のみを切断する[1]。キモシンの作用で生ずる106残基よりC末端側の糖を含む親水性のペプチドはグリコマクロペプチドと呼ばれ，一方，N-末端側の疎水性のアミノ酸残基を多く含むペプチドはパラ-κ-カゼインと呼ばれる。この反応はチーズ製造上きわめて重要であり，後に，カゼインミセルの安定性との関連で，さらに説明する。

4.2.3 カゼインミセル

(1) カゼインミセルの構造

前述のように，カゼイン同士は相互作用し易く，牛乳中ではモノマーでは存在せず，その95%が会合し，巨大なカゼインミセルの形で存在する。カゼインミセルは直径130〜160nm，分子量約1.3×10^8であり，92%がカゼインから成り，残り8%が無機成分から構成されている[4]。

カゼインミセルからキレート剤などでCaを取り除くと，サブミセルに分解することから，サブミセルから構成されていると考えられている。サブミセルは直径15〜20nmの粒子で，ゲルクロマトグラフィーの結果から少なくとも二種類のサブミセルが確認されている。すなわち，$\alpha_{s1}-$とβ-カゼインを成分とするサブミセルと，$\alpha_{s1}-$とκ-カゼインを成分とするサブミセルである[4]。この二種類のサブミセルのカゼインミセル内の配置はミセルの安定性を考える上で重要である。糖を含み親水性に富み，Caに対する感受性の低いκ-カゼインを含むサブミセルが表面に，一方，セリンリン酸を多く含みCaに対する感受性の高い$\alpha_{s1}-$とβ-カゼインを主成分とするサブミセルはミセル内部を占めると考えられている。また，内部を占めるサブミセル同士の結合にはコロイド性リン酸カルシウム（$Ca_9(PO_4)_6$）の関与が知られている[5]。カゼインミセルの構造の模式図を図1に示した。また，カゼイン1g当たりの体積は4.4mLで大きく，ミセルの内部は多孔性（スポンジ状）の構造を持つと考えられている。

(2) カゼインミセルの安定性

牛乳中のカゼインミセルは水に分散したコロイドである。DLVO理論によれば，帯電した二つのコロイド粒子間の相互作用の全エネルギーは引力と反発力のエネルギーの和で表わされる。全エネルギーと粒子間距離の関係を示すポテンシャルエネルギー曲線は極大値をもち，その高さは粒子の凝集のエネルギー障壁を意味し，粒子の荷電の大きさに依存する。牛乳のpHではカゼインミセルは全体として負に荷電している。DLVO理論によればその負の電荷がエネルギー障壁を形成し，ミセルの安定化に寄与している。負の電荷はκ-カゼインのグリコマクロペプチド部分，α_{s1}-カゼインの40〜80残基，α_{s2}やβ-カゼインのN-末端の部分に起因する。ミセルのゼータ電位は$-10 \sim -20$mVであり[6]，ミセル間の反発力となり，ミセル同士の凝集を妨げる力となっている。κ-カゼインのグリコマクロペプチド部分のミセル安定化への寄与について述べる。前述のように，グリコマクロペプチドはκ-カゼインの106残基よりC末端側の糖を含む親水性のペプチドである。図1では，ミセル表面から突出したひげ状の線で示してある。この部分は負の

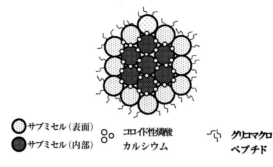

図1　カゼインミセルの模式図

電荷を持ち，水分子と相互作用し，ミセルの周りに水の層を形成し，ミセルの安定性を高めている。また，ミセル同士が接近した場合，グリコマクロペプチド同士の立体反発力（steric repulsion）が生じ，凝集が妨げられる可能性もある。また，ミセルは多孔性の構造を持ち，保水量が多いことも安定性に寄与していると考えられる。

(3)　カゼインミセルの不安定化

牛乳中のカゼインミセルの不安定化（凝集）の要因として，キモシンの作用，酸性化，過剰のカルシウム，アルコール，加熱処理，長期間の保存などが挙げられる。その幾つかについて説明する。

① キモシンの作用

カゼインミセルの構造の説明の際に述べたように，キモシンは κ-カゼインの $-Phe_{105}-Met_{106}-$ 残基間のペプチド結合を切断する。キモシンの作用後，カゼインミセルのゼータ電位は $-10\sim-20mV$ から $-5\sim-7mV$ に変化する[6]。その結果，ミセル間の相互作用や凝集を抑制していたエネルギー障壁が著しく減少し，さらに，親水性のグリコマクロペプチドは水側に遊離するので，ミセル表面は疎水化する。静電的反発力の低下とミセル表面の疎水化の結果，凝集さらにゲル化が起こる。15℃以下ではゲル化は観察されず，温度を上昇させるとゲル化することから，表面が疎水化されたミセルが疎水結合を通してゲル化すると考えられる。キモシンによるミセルの凝固・ゲル化はチーズ製造に関わる重要な現象である。

② 酸性化

牛乳への酸の添加や乳酸菌の作用により，牛乳の pH がカゼインの等電点に近づくと，ミセル表面の電荷が減少し，ミセル間の静電気的な斥力が減少し，カゼインミセル同志が凝集，沈殿，ゲルを形成する。酸によるミセルの凝固はヨーグルト製造に関わる重要な現象である。

③ アルコールによる凝固

牛乳にアルコール添加すると，カゼインミセルが凝集する。アルコール凝固の詳細なメカニズムは不明であるが，アルコールを牛乳に加えることにより水の誘電率が低下し，ミセル表面を覆っていた水の層が壊れ，ミセル同士が凝集すると考えられている。

第2章 タンパク質ハイドロコロイド

④ 加熱処理

牛乳を殺菌や高温短時間殺菌をしても,カゼインミセルは安定であるが,70℃以上に加熱するとミセル表面のκ-カゼインとβ-ラクトグロブリンが-S-S-を通して結合する。しかし,ミセルは不安定化しない。実用面では,牛乳の高温での加熱処理はキモシンの作用を阻害し,ゲル化を遅らせる。一方,酸性ゲルの形成は促進される。

⑤ 低温保存

牛乳を5℃以下に長時間保存すると,カゼインミセルからβ-カゼインが遊離する。この遊離は可逆的であり,30℃にすると,もとの状態に戻る[7]。この事はβ-カゼインはミセルの中に疎水結合を通して組み込まれていることを示唆している。

4.2.4 食品素材としての機能特性

カゼインは酸カゼインやレンネットカゼインの形で,牛乳から工業的規模で比較的容易に分離され,すでに,食品工業界で,食品の原料,食品添加物,新しい食品開発の素材として広く利用されている。表1に食品素材としての機能特性を示した。

表1 食品素材としてのカゼイン機能特性[8]

機能特性	
保水性	非常に高い。　等電点で最小。
溶解性	等電点で不溶。
粘度	中性以上のpHでは非常に高い。　等電点で最小。
ゲル化性	加熱してもゲル形成しない。キモシンや酸でゲル化。
乳化性	中性及びアルカリ領域で,特に優れた乳化性を持つ。
気泡性	気泡性は良いが,泡安定性は低い。
フレーバー結合性	良好

4.3 乳清タンパク質

乳清タンパク質はチーズやカゼイン等の製造における副産物として生産される乳タンパク質であり,われわれ人類の貴重な動物性タンパク質として注目されている。人乳ではこの乳清タンパク質が主要なタンパク質であり,牛乳ではカゼインに次ぐ主要なタンパク質である。牛乳から分離して得られる乳清タンパク質の生産量は全世界で約170万トン(2013年チーズ生産量から推定),主な生産地はチーズ生産量の高いヨーロッパとアメリカであり,この両地域でほぼ8割を占める。

乳清タンパク質の原料となる乳清(ホエイ)にはその製造法により大別して,チーズ製造時に乳をレンネット処理後排出されてくる甘性ホエイ(pH5.6以上)と,カゼイン等の製造時に乳を酸処理後排出されてくる酸ホエイ(pH5.1以下)に分類される。ホエイをそのまま濃縮乾燥したものはホエイ粉となり家畜の飼料などに利用される。また,ホエイには多くの機能性タンパク質が含まれていることから,高度分離濃縮技術により高付加価値化された乳清タンパク質素材が開発されてきた。これらの素材の物理化学的,栄養学的特性を利用した加工食品が多数開発されている。

4.3.1 乳清タンパク質の化学的組成

牛乳の総タンパク質は約3.27%，その内総カゼインが2.6%，全乳清タンパク質が0.63%である。ホエイはその成分組成も製造方法に影響を受ける。表2に甘性ホエイと酸ホエイの成分組成を示す。甘性ホエイに関してその成分やpHに多少幅があるのは，製造するチーズの種類によって排出されるホエイの成分が異なるからである。一方酸ホエイは乳酸などによる酸性化で排出されるホエイであるため，乳酸の濃度が高いのが特徴である[9]。

ホエイに含まれる乳清タンパク質の化学的組成を，牛乳中のカゼインとともに表3に示す。β-ラクトグロブリンがほぼ乳清タンパク質の約60%，α-ラクトアルブミンが約24%を占める。β-ラクトグロブリンのカゼインに対する重量比率は約1/9，粒子数比率は約1000である。これらのカゼインに対する比率は乳製品製造工程における加熱による物理化学的特性変化に重要な結果をもたらす[10]。

表2 甘性ホエイと酸ホエイの成分組成

	Skimmed sweet whey	Acid whey
Acidity (pH)	5.6-6.1	4.7
Water (%)	93.2-93.6	93.2
Total solids (%)	6.4-6.8	6.8
Solids content (%)		
Lactose	4.9-5.1	4.3-4.4
Protein	0.8-0.9	0.8
Fat	<0.05	<0.05
Lactic acid	0.2	0.5-0.6
Ash	0.6-0.7	0.8

表3 ホエイに含まれる乳清タンパク質の化学的組成

Milk protein	Weight contribution (g/l milk)	Molecular weight (daltons)	Numerical contribution (particles/l) $\times 10^{17}$	Isoelectric point
Casein micelles	26	10^8	~1	4.6
β-lactoglobulin	3	18400	1000	5.2
α-lactalbumin	1.2	14200	500	5.1
Bovine serum albumin	0.3	69000	26	4.8
Immunoglobulin	0.5	160000	15	5.5~6.8

4.3.2 乳清タンパク質の熱安定性

乳清タンパク質を加工食品に利用する場合，その素材自体の物理化学的特性が加工適性や最終製品の品質に与える影響は大きい。特に，乳清タンパク質素材の製造時および素材添加後の熱履歴はその物理化学的特性に影響し，さらにその最終製品の品質にも大きく影響する。その原因は乳清タンパク質の熱安定性にある。表4に乳清タンパク質のDSCで測定した変性挙動を示す。

第2章　タンパク質ハイドロコロイド

表4　乳清タンパク質のDSCで測定した変性挙動

Protein	T_d(℃)	T_{tr}(℃)	ΔH (KJ/mol)
β-lactoglobulin	78	83	311
α-lactalbumin	62	68	253
Bovine serum albumin	64	70	803
Immunoglobulin	72	89	500

T_d is the initial denaturation temperature ; T_{tr} is the temperature at the DSC peak maximum ; ΔH is the enthalpy of denaturation.

乳清タンパク質水溶液を加熱するとタンパク質はunfoldし，タンパク質内部に存在する疎水性アミノ酸残基が外部に露出する。加熱によりスルフヒドリル基（SH）のジサルファイド（S-S）やシステイン酸（-SO_3H）への酸化反応，スルフヒドリル-ジサルファイド交換反応が促進され，unfoldされたタンパク質は凝集する。この現象はその環境によって影響を受け，低タンパク質濃度，低塩濃度，そして高pHになるほど，unfoldしている乳清タンパク質は分子表面の電気的反発により凝集が抑制される[11]。その他の熱安定性に与える影響因子については，de Witの総説[10]を参考されたい。

4.3.3　乳清タンパク質の高付加価値化

乳清タンパク質の高付加価値化は近年の分離精製技術の進歩に負うところ大である。乳清タンパク質素材は，乳清タンパク質濃縮物（Whey protein concentrate：WPC），乳清タンパク質分離物（Whey protein isolate：WPI），乳清タンパク質加水分解物（Whey protein hydrolysate：WPH）が代表的な素材である。ホエイ素材としては，その他としてミネラル濃縮ホエイ，乳糖，ホエイクリームなどがある。

WPCにはその乳清タンパク質含有率により，WPC34（タンパク質34％），WPC（75～80）（タンパク質75～80％）などがあり，さらに脱乳糖処理や脱塩処理が施されているものもある。WPCは一般的にクリーム分離，UF膜分離濃縮，殺菌，濃縮，乾燥という工程を経て製造される[12]。この工程での熱履歴を制御することで乳清タンパク質の変性率を制御し，WPCの特性に変化をつけることができる。また，分離濃縮工程ではRO膜，NF膜，UF膜，MF膜，イオン交換樹脂やゲルろ過など，これらの組み合わせによってその成分組成に多様性を持たせている。脱乳糖処理は結晶化工程，また脱塩はイオン交換樹脂や電気透析脱塩などを用いて行われる。WPIは基本的に脱塩および脱乳糖処理が施されており，分離濃縮はイオン交換樹脂で行われ，タンパク質含有率は90％以上である。WPHは酵素によって乳清タンパク質を分解し消化吸収を高めたものであり，他の乳清タンパク質素材に比べ高価である。このように，乳清タンパク質素材は変性率やタンパク質，乳糖，ミネラルの組成により異なる物理化学的特性を持たせ，これによる高付加価値化を実現している。

4.3.4　乳清タンパク質の機能特性と利用

乳清タンパク質の主な機能特性は多様であり，その特性の利用範囲は広い[12]。

表5 乳清タンパク質を利用した食品の一例

Products	Used in	Effect
Bakery products	Bread, cakes, muffins, croissants	Nutritional, emulsifier, egg replacer
Dairy-type products	Yoghurt, Quarg cheese, Ricotta cheese	Yield, nutritional, consistency, curd cohesiveness
	Cream cheeses, cream cheese spreads, sliceable/squeezable cheeses, cheese fillings and dips	Emulsifer, gelling, sensory properties
Beverages	Soft drinks, fruit juices, powdered or frozen orange beverages	Nutritional, emulsifier, egg replacer
	Milk-based flavoured beverages	Viscosity, colloidal stability
Dessert-type products	Ice cream, frozen juice bars, frozen dessert coatings	Skim milk solid replacement, whipping properties, emulsifying, body/texture
Confectionary	Aerated candy mixes, meringues, sponge cakes	Whipping properties, emulsifier
Meat products	Frankfurters, luncheon rolls	Pre-emulsion, gelation
	Injection brine for fortification of whole meat products	Gelation, yield
Dietary pharmaceutical and medical products	Sports nutrition, infant formula, slimming foods, clinical nutrition	High protein, low fat, BCAA mix, easy digest

① 溶解性：乳清タンパク質は広いpH領域でその溶解性は高い。ただし，製造法による熱履歴によって変性度が高いと低いpH領域での溶解性は低下する。

② 凝集・ゲル化：一定のCaイオン濃度とpH領域で加熱すると凝集する[13]。濃度5％以上70℃以上でゲル化するが，pHおよび塩濃度に大きく影響を受ける。

③ 保水性：タンパク質濃度の増加に伴い保水性は増加する。

④ 乳化力：熱変性すると乳化力は高まり，その乳化特性はpHに大きく依存する。

⑤ 気泡性：気泡性および泡安定性に優れている。特に気泡性は熱処理条件によってその特性が大きく変化する。

⑥ 栄養価：栄養価は高い。また，BCAAs（分岐鎖アミノ酸）を多く含有し[14]，タンパク質合成を刺激するといわれている[15]。

これらの諸特性を利用した多くの食品が開発されている。表5にその一例を示す。

文　　献

1) H. E. Swaisgood, Adv, Dairy chemistry-1: Protein, ed. by P.F. Fox, pp 63-110, Blackie Academic & Professional, London (1992)

第2章 タンパク質ハイドロコロイド

2) H. M. Farrell, *J. Dairy Sci.*, **56**, 1195 (1973)
3) T. H. M. Snoeren, B. Van Markwijek & R. Van Montfoert, Biochim. Biophys.. Acta, 622, 268 (1980)
4) A. Toepel, Chemie und Physik der Milch, pp249-269, B. Behr's Verlag, Hamburg (2004)
5) D. G. Schmidt, Development in Dairy chemistry -1, ed. by P. F. Fox, pp 61-86, Applied Science Publisher, London (1982)
6) K. N. Pearce, *J. Dairy Res.*, **43**, 27 (1976)
7) R. Niki, H. J. Lee & S. Arima, *Milchwissenschaft*, **33**, 473 (1978)
8) O. Robin, S. Turgeon & R. Requin, Dairy Sci. and Tech. Hand Book-1, ed. by Hui, VCH Publishers, Inc. New York (1993)
9) H. W. Modler *et al.*, *J. Dairy Sci.*, **63**, 838 (1980)
10) J. N. de Wit, *Neth. Milk Dairy J.*, **35**, 47 (1981)
11) H. Singh and P. Havea, In "Advanced Dairy Chemistry Volume I: Proteins, 3rd edn.", pp.1261, ed. P. F. Fox and P. L. H. McSweeney, Kluwer Academic/Plenum. Publishers (2003)
12) D. M. Mulvihill, In "Advanced Dairy Chemistry Volume I: Proteins", pp.369, ed. P. F. Fox, Blackie Academic & Professional (1992)
13) M. Britten, In "Whey", pp.189, International Dairy Federation 41, Square Vergote, B-1030 Brussels (1998)
14) I. Rieu *et al.*, *Nutrition*, **23**, 323 (2007)
15) S. R. Kimball and L. S. Jefferson, *J. Nutr.*, **136**, 227S (2006)

5　コラーゲンペプチドの開発と応用

吉村美紀[*1]，加藤陽二[*2]

5.1　はじめに

　コラーゲンは動物の真皮，骨，腱などを構成する繊維状のタンパク質であり，その加水分解物であるゼラチンはゲル化性，乳化性，保水性などの優れた特性を有することから[1)]，古くから食品やデザートに利用されてきた。最近では，酵素分解によりゼラチンをさらに低分子化したコラーゲンペプチドの食品への利用が増えてきた。コラーゲンペプチドの骨密度の改善[2)]，関節炎の軽減[2)]，皮膚角層水分の改善[3)]，血圧上昇抑制[4)]などの生理機能性が注目されており，コラーゲンペプチドを添加した飲料やゼリー，健康補助食品などの利用が増えている。これらゼラチンおよびコラーゲンペプチドの原料は，牛海綿状脳症（BSE）問題以降，ウシ由来から，豚皮由来に代わってきた。さらに近年は，テラピア鱗などの水生生物由来コラーゲンであるマリンコラーゲンに注目が集まっている。水生生物は比較的低温で棲息していることもあり，そのタンパク質の変性温度は低いことが多い。マリンコラーゲンは哺乳類由来動物性コラーゲンと比べて加温に対して変性しやすく，消化性も良いためより吸収されやすいと考えられる。

　ここでは，豚皮由来とテラピア鱗由来のコラーゲンペプチドのアミノ酸組成とコラーゲンペプチドのゾルの特性，コラーゲンペプチド（以下CPと示す）を添加した食品の力学的特性について紹介する。

5.2　コラーゲンペプチドのアミノ酸組成[5)]

　表1に，テラピア鱗由来と豚皮由来CPのアミノ酸組成を示した。テラピア鱗由来CPは，主にグリシン25.80％，プロリン13.10％，アラニン12.00％，ヒドロキシプロリン11.20％，グルタミン酸9.90％を含む。豚皮由来CPは，主にグリシン24.30％，プロリン13.70％，ヒドロキシプロリン12.40％，グルタミン酸10.20％，アラニン8.93％を含む。イミノ酸（プロリン，ヒドロキシプロリン）の含有量は，テラピア鱗由来CPが24.30％で，豚皮由来CPが26.10％であった。ゼラチンのイミノ酸含有量について，哺乳類由来は約30％，暖水魚由来は22～25％との報告[6,7)]があり，暖水魚由来の方がイミノ酸含有量は低い。また，ロイシンやバリンの含有量も，暖水魚由来ゼラチンは，哺乳類と比べて低いと言われている[8)]が，テラピア鱗由来と豚皮由来CPも同様の傾向を示している。プロリンとヒドロキシプロリンは熱安定性に寄与しているアミノ酸であり，トリプル－ヘリックス構造を安定化させる働きがある。水生生物由来は，このアミノ酸含量が低く，また水生生物の中でも棲息水温によって異なり，特に冷水に生息する魚は著しく低いという報告がある[6,7)]。

---

*1　Miki Yoshimura　兵庫県立大学　環境人間学部　教授
*2　Yoji Kato　兵庫県立大学　環境人間学部　教授

第2章　タンパク質ハイドロコロイド

表1　コラーゲンペプチドのアミノ酸組成

	Amino acids	Tilapia scale	Porcine skin
Hydrophilic amino acids	Gly	25.80	24.30
	Glu	9.90	10.20
	Arg	7.76	6.73
	Asp	5.27	5.92
	Ser	3.13	3.58
	Lys	3.68	3.49
	Thr	2.73	1.83
	His	0.53	0.67
	Tyr	0.19	0.63
	Cys	0.01	0.07
Hydrophobic amino acids	Pro	13.10	13.70
	Hyp	11.20	12.40
	Ala	12.00	8.93
	Leu	2.19	2.84
	Val	2.34	2.43
	Phe	1.90	1.86
	Ile	1.07	1.28
	Met	1.62	0.98
	Trp	0.02	0.02

unit：％（w/w）

5.3　コラーゲンペプチドの平均分子量分布

　ゼラチンのゲル強度とゲル融解点は，架橋領域となるヘリックス構造体の量やその安定性，平均分子量，アミノ酸組成，α鎖とβ鎖の存在比によって影響を受けることが知られている[6,9]。ゼラチンは，部分的加水分解によって分子サイズが不均一になり，γ鎖（α鎖の三量体）以上の高分子成分からα鎖（重量平均分子量約10万）以下の低分子ペプチドまで幅広い分子量分布を持つ[10]。コラーゲンペプチドは，さらにα鎖よりも分子量が小さく，その物理化学的特性は平均分子量に著しく依存すると言われ[11]，その分子量分布には複数のピークが見られる。

　コラーゲンペプチドは1次処理として酸処理，水洗い，乾燥させ，2次処理として，酵素分解，酵素失活，濾過，乾燥を行い製造したものを用いた。酵素分解処理時間を変えて調製されたテラピア鱗由来CPと豚皮由来CPのゲルろ過クロマトグラフィー法（GPC）により測定したコラーゲンペプチドの平均分子量分布を示した（表2）。

　テラピア鱗由来CPの重量平均分子量（M_w）の値は，それぞれ7.4×10^2，4.5×10^3，1.0×10^4を示した。以下，3種のCPについて，このM_w値を用いて，CP1000，CP5000，CP10000と略した。いずれのCPも多分散性を示し，CP1000は7.6×10^2付近と2.3×10^2付近に2つの大きなピークが出現した。CP5000は，5.0×10^3付近に最も大きなピークが観察され，CP10000は，1.3×10^4付近に大きなピークが観察され，それ以下の低分子量画分の含有量は比較的少なかった[5]。

表2 コラーゲンペプチドの平均分子量分布

		M_n	M_w	M_w/M_n
Tilapia scale	CP1000	2.7×10^2	7.4×10^2	2.7
	CP5000	8.7×10^2	4.5×10^3	5.1
	CP10000	1.3×10^3	1.0×10^4	8.2
Porcine skin[12]	CP1000	2.5×10^2	1.1×10^3	4.6
	CP5000	8.2×10^2	5.4×10^3	6.6
	CP10000	1.6×10^3	1.0×10^4	6.5

ゲルろ過クロマトグラフィー法（GPC）により測定

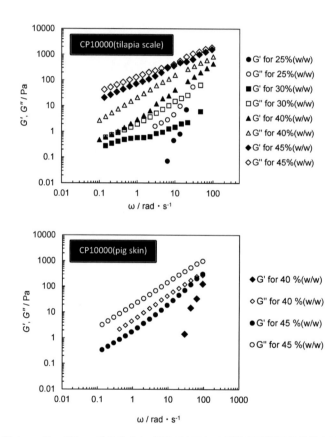

図1 コラーゲンペプチドゾル（CP10000）の動的粘弾性周波数依存性
測定温度：10℃，ひずみ：5%

また豚皮由来CPの重量平均分子量（M_w）の値はそれぞれ 1.1×10^3, 5.4×10^3, 1.0×10^4 となり多分散性を示した[12]。

5.4 コラーゲンペプチドゾルの動的粘弾性

図1に，重量平均分子量が約10000のテラピア鱗由来CPゾルと豚皮由来CPゾルの動的粘弾

第 2 章　タンパク質ハイドロコロイド

性の周波数依存性測定の結果を示した。ゼラチンでは，哺乳類由来と比べると，魚由来はゲル化温度，融解温度が低いが，比較的粘度が高いとの報告がある[6,13]。CPゾルにおいても，同濃度においてテラピア鱗由来CPの方が貯蔵剛性率G'，損失剛性率G''ともに高い値を示し，剛性率が高いことが示唆された。テラピア鱗由来50％（w/w）CP5000ゾルと25％（w/w）CP10000ゾルでは，低周波数側でG'の傾きは2，G''の傾きは1に近づき，希薄溶液の挙動[14]が見られた[6]。60％（w/w）CP5000ゾルと45％（w/w）CP10000ゾルは，G'，G''ともに傾きは1に近づき，高周波側に向かうにつれて，傾きが急になっていたことから，低周波側では$G'<G''$，高周波側では$G'>G''$となる濃厚溶液に近い挙動である[14]と推察された。これらの結果から，$M_w = 1.0 \times 10^4$の比較的高い平均分子量のCP10000でも，可溶範囲内ではゲル化しないことが示唆された。コラーゲンペプチドより高分子であるゼラチンは熱可逆性の物理ゲルであり[15]，低温下でランダムコイルがヘリックス転移を起こし，3次元ネットワークを形成して流動性を失いゲルとなる[6]。一方，コラーゲンペプチドでは動的粘弾性測定において，CPゾルが希薄溶液または濃厚溶液の挙動を示したことから，コイル－ヘリックス転移温度以上の高温下ではランダムコイル構造をもち，それ以下の低温下でも3次元ネットワークを形成せずゲル化しないが，部分的にヘリックス構造を形成していることが推察された。このことは次の示差走査熱量測定（DSC）からも推察された。

5.5　コラーゲンペプチドゾルの示差走査熱量測定（DSC）[5]

図2にテラピア鱗由来CPゾル（①～⑩）と豚皮由来CPゾル（⑪）の昇温DSC曲線と降温DSC曲線を示した。30～60％（w/w）CP1000ゾル（図2①～④）は吸熱・発熱ピークが観察されなかったが，30～60％（w/w）CP5000ゾル（図2⑤～⑧）と30，40％（w/w）CP10000ゾル（図2⑨⑩）でピーク（25℃付近）と発熱ピーク（10℃付近）が観察された。これらの結果から，CPがコイル－ヘリックス転移を起こすかどうかは，CPの平均分子量及び分布状態に依存しており，CP5000やCP10000の高分子量画分が深く関与したと推察された。またDSCにより観察されるピーク温度について，テラピア鱗由来CPと豚皮由来CPともに吸熱ピークは約25℃，発熱ピークは約10℃を示した。ゼラチンでは，ヨシキリザメ由来の方がブタ由来より低温側に吸熱ピーク（ブタ：28.5℃，ヨシキリザメ：21.8℃）が見られることが報告されている[1,16]。この結果の要因として棲息領域，アミノ酸組成の相違，サメゼラチンの分子間相互作用がブタゼラチンよりも低いことを推察している[1,16]。また，テラピアでは棲息温度は20～32℃が最適であり[17]，ヨシキリザメは14～21℃に最も多く棲息していると報告がある[18]。これらの魚の棲息温度の違いやコラーゲンペプチドの平均分子量が極めて低いこと，豚皮由来CPのイミノ酸含有量が一般的な豚由来のものよりも低かったことなどの理由により，テラピア鱗由来CPと豚皮由来CPのピーク温度は，ほぼ同じであり，由来原料によらなかったと推察した。

食品ハイドロコロイドの開発と応用Ⅱ

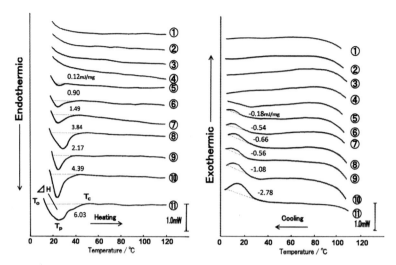

図2　コラーゲンペプチドゾルの昇温DSC曲線と降温DSC曲線
昇温速度・降温速度：2℃/min
（図中の数値はコラーゲンペプチドゾルのエンタルピー）
①30%（w/w）CP1000，②40%（w/w）CP1000，③50%（w/w）CP1000，
④60%（w/w）CP1000，⑤30%（w/w）CP5000，⑥40%（w/w）CP5000，
⑦50%（w/w）CP5000，⑧60%（w/w）CP5000，⑨30%（w/w）CP10000，
⑩40%（w/w）CP10000，⑪40%（w/w）豚皮由来CP5000，40%（w/w）豚皮由来CP5000

5.6　コラーゲンペプチドの食品への利用

　テラピア鱗由来CPを添加した寒天ゲルの離水測定と破断測定DSC測定に及ぼす影響について検討した[5]。寒天にCP1000を添加すると，寒天ゲルの破断応力・初期弾性率が増加し，離水が促進された。一方，CP5000とCP10000を添加すると寒天ゲルの破断応力・初期弾性率が減少し，離水が抑制された。DSC測定では寒天1mgあたりの融解やゲル化に伴うエンタルピーが減少した。これらより，高分子量側の，CPが寒天の架橋構造の形成を著しく阻害し架橋密度が下がるが，CP5000，CP10000に含まれる分子鎖がヘリックス構造を形成することより，運動が妨げられるため，離水量が抑制されたと推察された[5]。豚皮由来CP添加寒天ゲルにおいても，ある程度高い高分子量になると離水抑制効果を発揮した[12]。CPが寒天ゲルの特性に影響を及ぼすかどうかは平均分子量および分布状態に影響し，CPの中でも高分子量側に分布している分子画分が影響を及ぼしたと考えられる。

　次に，豚皮由来CPを添加した米粉ケーキの食味と物性に及ぼす影響について，バッターの密度，ケーキのテクスチャー特性および官能評価より検討した[19]。図3に米粉ケーキの官能評価結果を示した。CP1000に最も多い低分子量側の画分とCP10000に最も多い高分子量側の画分が適度に存在するCP5000を，予め牛乳に溶解する範囲の2%（w/w）濃度で添加すると，バッターの気泡が保護されて，ケーキの膨化が維持された。また，好ましい焦げ色や甘味が付与され，や

第 2 章　タンパク質ハイドロコロイド

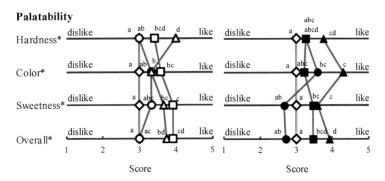

図 3　コラーゲンペプチド添加米粉ケーキの官能評価結果
n = 24（age：22.8 ± 2.2），＊ = p < 0.05
◇：0%，○：2% CP1000，△：2% CP5000，□：2% CP10000，
●：5% CP1000，▲：5% CP5000，■：5% CP10000

わらかくしっとりして，飲み込みやすく，嗜好性の高いケーキが得られた。CP の平均分子量および分子量分布状態と濃度は，米粉ケーキの食味と物性に影響することが示唆された。

5.7　まとめ

近年，コラーゲンペプチドの生理機能性が注目され，コラーゲンペプチドの食品への利用が増えている。コラーゲンペプチドの原料としては，哺乳類由来，水生生物由来がある。

テラピア鱗由来コラーゲンペプチドと豚皮由来コラーゲンペプチドは多分散性を示した。重量平均分子量（M_w）が約 1000 から 10000 のコラーゲンペプチドゾルの動的粘弾性測定の結果，希薄溶液または濃厚溶液の挙動を示したことから，コイル－ヘリックス転移温度以上の高温下ではランダムコイル構造をもち，それ以下の低温下でも 3 次元ネットワークを形成せずゲル化しないが，部分的にヘリックス構造を形成していることが推察された。さらに示差走査熱量測定の結果より，コラーゲンペプチドがコイル－ヘリックス転移を起こすかどうかは，平均分子量および分布状態に依存しており，高分子量画分が深く関与していることが推察された。

コラーゲンペプチドを寒天ゲルに添加した場合，高分子量側に分布している分子画分が寒天の架橋構造の形成を阻害すると推察された。また，コラーゲンペプチドを米粉ケーキに添加した場合も，米粉ケーキの食味と物性に平均分子量および分子量分布状態と濃度が影響することが示唆された。

以上により，テラピア鱗由来と豚皮由来コラーゲンペプチドの物理化学的特性は，そのアミノ酸組成だけでなく，平均分子量と分子量分布に依存し，様々な特性を示すことより，今後さらなる食品への応用展開が検討されている。

文　　献

1) 吉村圭司，高橋幸資，タンパク質ハイドロコロイド，「食品ハイドロコロイドの開発と応用」，西成勝好監修，pp.317-328，シーエムシー出版，東京（2007）
2) 野村義宏，マリンコラーゲン，「コラーゲンの製造と応用展開」，谷原正夫監修，pp.91-103，シーエムシー出版，東京（2009）
3) 大原浩樹ほか，食科工，**56**, 137（2009）
4) 岩井浩二ほか，食科工，**55**, 602（2008）
5) 小野寺允ほか，食科工，**59**, 22（2012）
6) A. A. Karim *et al., Food Hydrocolloids*, **23**, 563（2009）
7) J. H. Muyonga *et al., Food Hydrocolloids*, **18**, 581（2004）
8) R. J. Avena-Bustills *et al., Journal of Food Science*, **71**, E202（2006）
9) S. M. Cho *et al., Food Hydrocolloids*, **18**, 573（2004）
10) 高橋真哉，ゼラチン，「21世紀の天然・生体高分子材料」，宮本武明，赤池敏宏，西成勝好編，pp.179-191，シーエムシー出版，東京（1998）
11) 高橋幸資，皮革科学，**40**, 121（1994）
12) 小野寺允ほか，食科工，**58**, 150（2011）
13) B. H. Leuenberger, *Food Hydrocolloids*, **5**, 353（1991）
14) 西成勝好，FFIジャーナル，**191**, 15（2001）
15) 西成勝好，FFIジャーナル，**212**, 4（2007）
16) K. Yoshimura *et al., J. Agric. Food Chem.*, **48**, 2023（2000）
17) 江口弘，魚と卵，**116**, 27（1966）
18) 中野秀樹，槙原誠，島崎健二，北大水産彙報，**36**, 99（1985）
19) 江口智美ほか，日本調理科学誌，**47**, 287（2014）

【第Ⅲ編　フレーバーリリース】

第1章　テクスチャーとフレーバーリリースとの関係

西成勝好[*]

1　はじめに

　食品のおいしさは食べ物自体の特性および食べる人の状態によって決まるが、食品自体のおいしさは主としてテクスチャーとフレーバーによって決まると考えられている。そのほかにも外観、色、形などと食べている時の音なども関係するため、食べる行為においては五感を総動員しているわけであるが、この二因子が最も重要であることが多いと一般に認められている[1～6]。高齢者数の増加に伴い咀嚼嚥下困難者が増えて、誤嚥性肺炎が重要な死因になっているが、これらの問題に取り組んでおられる介護施設の方のお話では、患者さんに誤嚥を引き起こさないような食事をどのように提供するか大変重要である。しかし、絶対安全な食べ物というものはないのも確かである。患者さんの中には好きな食べ物となると目の色がかわり、生命力が復活したように見える方も多いらしい。現在の医学・生理学ではまだ解明されていなくても、美味しさを感じると何らかの賦活作用が起こるということもありうるのではないか。嫌なものを無理に飲み込もうとしてむせたりした経験のある方も多いであろう。従って、咀嚼嚥下困難者食の開発に当たっては、窒息や誤嚥が起こらないという意味での安全性だけではなく、嗜好性も考慮するべき重大な要素である。

2　食品のテクスチャーとフレーバーリリース関係解明の重要性

　米国のゼネラルフーズに勤務していたSzczesniakらの先駆的な研究に続いて、日本のお茶の水女子大学の松本・松元らによる研究でも、テクスチャーがおいしさの3割以上を決めるとされたが、筆者は特に固体状食品においてはテクスチャーの占める割合がより高いことについて、三つ理由を挙げた[7]。①固体状食品は口腔内で咀嚼され嚥下されるまでに、かたさが著しく変わるのに、②液体状食品では利き酒など特殊な場合を除いて直ちに飲み込まれ、③人の感覚は粘性率の変化より弾性率の変化を敏感にとらえる。口腔内で食べ物が小さく砕かれ、唾液と混合されて、なめらかでまとまった食塊を形成することにより嚥下されるという咀嚼嚥下モデルが提出されたが[8]、その後、ヨーグルト中にブラジルナッツの大きさの異なる砕片を入れてこのモデルの検証が試みられた[9]。さらに、破砕された食品がまとまりが良くなった瞬間に嚥下されることを数学的にモデル化し、生ニンジンとブラジルナッツの咀嚼において20～25回程度の咀嚼回数の時に

---

　[*]　Katsuyoshi Nishinari　湖北工業大学　軽工学部食品薬品工業学科　特聘教授

凝集力（まとまり）が最大になって飲み込まれると報告された。それ以上咀嚼すると凝集力は低下してしまい，まとまりが悪くなるという[10]。

テクスチャー測定には筋電図などの生理的方法が導入され，咀嚼中に力学的シグナルだけではなく，放出される味や香りを分析する方法も開発され，テクスチャーとフレーバーリリースの研究が盛んになっている[5,6,11]。

糖尿病や高血圧症患者あるいは予備軍に糖分や塩分の摂取を減らすことが求められている。世界保健機構 WHO は成人一日あたりの食塩摂取量を5グラム以下と推奨しているが，大多数の国でこれより多くの量が摂取されている[12]。食塩の摂取削減について，①化学的刺激によって塩味を強く感じさせる，②感知機構を敏感にさせるか，または薄い塩味を好むように嗜好を変える，③味蕾への塩の伝達を最適化するように食品の構造を組み立てるという試みがなされてきたが，食品の製造加工の立場から，特にこの3番目の問題に関して概観された[13]。この概説は，各国政府の取り組みとか徐々に加工食品から塩分を減らしていく試みや，塩化カリウムによる代替，グルタミン酸ナトリウム MSG との併用，味と香りの相互作用の利用など，①および②番目のアプローチについても詳しく紹介している。

肥満や高脂血症，高血圧，心臓病などで深刻な問題を抱える欧米で，コンニャクグルコマンナン（KGM）や他の多糖類との混合系を使用して，おいしさを維持しながら油脂の過剰摂取を防ぐ研究が精力的に展開されてきた。最近，筆者は油脂のテクスチャー，味や香りの感覚強度に対する影響について述べた[14]。各種の畜肉加工品やアイスクリームなどの脂肪分を減らす試み，揚げ物の衣などに加熱凝固性のゲル化剤を入れて過剰な油分の吸収を抑制するための研究も多い（本書第5編第4章）。最近，豚の背脂肪をオリーブ油とアルギン酸塩，イヌリンなどの混合系で置換したモデルソーセージについて，ラマン測定やテクスチャー解析を行い，置換した試料のほうがβシート構造が増え，水分も油分も結合して流出せず，噛み応えのあるものになったと報告された[15]。

3 液状食品の粘度とフレーバーの感覚強度

液状食品粘度の増大に伴い甘味，塩味，酸味，苦味などが影響を受けるすることについて多数の研究がある[3,5,6]。Pangborn らは粘度の影響は呈味成分により異なるとしている[16]。Christensen はカルボキシメチルセルロース（セルロースが溶解しないので，誘導体にしたものが，増粘剤として広く使われている）で増粘したショ糖溶液を調べ，粘度が高い場合には粘度の増加により甘味強度は減少すると報告している[17]。

Morris らはグアーガムの添加により，被験者に評価される香りおよび甘味強度がどのように変化するかを調べ，ある程度以下の多糖類濃度においては，香りおよび甘味強度は一定であるが，コイル状分子の重なり合い開始濃度 C^* 以上の濃度になると香りおよび甘味強度が減少することを実験的に示した[18]。増粘のための多糖類分子の濃度が低いときには，孤立して溶解しているが，

第1章 テクスチャーとフレーバーリリースとの関係

ある程度以上の濃度になると分子間の重なり合いが始まる。このことは呈味成分や香気成分の感覚強度は粘度だけによって決まるということを意味する。これらの増粘剤に味や香りがなく，呈味成分や香気成分と強い化学結合などを生じないとすれば，これらの呈味成分や香気成分の感覚受容器への到達を遅らせ，また感覚受容器の入り口を塞ぐなどして，感覚強度が弱められることによると考えられる。

3.1 液状食品の呈味強度は粘度だけで決まるのか

食品製造工場でも，家庭でもとろみをつけるのに用いる多糖類は低濃度でも高い粘度を示すようなものを用いるのが普通である。そのような増粘剤の特徴は分子鎖が糸まり状の曲がりやすい形態ではなく，ある程度剛直な形態のものである。食品産業で広く使われているグアーガムおよびデキストラン（医療関係では昔から注目されていたが，食品分野ではあまり使われることのない，グルコースの$\alpha 1, 6$結合多糖類で，曲がりやすい糸まり状分子）を用いて，ゼロずり粘度が等しいが流動挙動の異なる多糖類溶液を用いて，塩味の強度に関する実験がなされた[19]。

その結果，全般的傾向として，デキストラン溶液の方がグアーガム溶液より，ゼロずり粘度が同程度なら，塩味が強く感じられている。ゼロずり粘度を等しくするためにはデキストランが屈曲性の分子であるために，グアーガムより多く加える必要がある。デキストラン溶液の方が高分子濃度が高いため，塩を溶解している水が少なくなり，実質的な食塩濃度が高くなるために，塩味が強く感じられたと解釈された。図1はこの結果を要約したものである。塩味の強度はゼロずり粘度と高分子（デキストラン）濃度によって左右されるので，それぞれを縦軸，横軸としている。ゼロずり粘度の増加により塩味強度は減少する。これは上述の甘味強度に関するMorrisらの結論[18]と一致する。しかし，塩味強度の有意差はゼロずり粘度が著しく違う場合にのみ認められた。ゼロずり粘度が著しく違わない場合には，増粘多糖類濃度が高い方が塩味を強く感じたということである。

このことは，油分の存在による塩味の増強効果と類似の効果であるのかもしれない。エマル

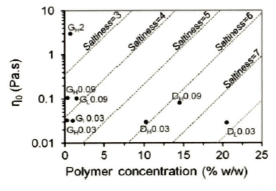

図1 塩味強度はゼロずり粘度と高分子濃度による塩味強度の変化[19]
点線状の斜線の上では塩味強度が等しい。右下に行くほど塩味強度が強い。

ション中の塩分濃度一定の場合，油相分率増加に伴い，塩味は増加し，水相中の塩分濃度一定の場合，油相分率増加に伴い，塩味は減少することが示された[20]。

O/WエマルションとW/Oエマルションとでは前者の方が塩分を含む水相が味覚受容器と直接接触するため塩味が強く感じられるのではないかと予想して調べたところ塩味強度は双方で等しかった[21]。これは咀嚼中に唾液と混合されてW/OからO/Wへ転相するが，O/Wエマルションの方が粘度が高いため塩分の移動が遅くなるためと説明された。

W/Oエマルションにおいて水相中の食塩濃度が一定であれば，塩味強度はW/O比率が増えれば強くなり（塩分の量が多いこと，また，油による口腔内被覆も少ないため），また乳化剤濃度が低ければ液滴が合一しやすくなり，塩分の移動が促進されて，塩味強度が強くなる[22]。

デンプン糊は他の増粘多糖類溶液よりフレーバーリリースが良いと思われており，それは唾液中のアミラーゼがはたらいて，2, 3秒のうちに粘度が低下するためであろうと考えられた。Ferryら[23]はずり速度$50s^{-1}$における増粘剤粘度と塩味強度およびバジルの香りの官能評価値を調べて，ワキシーメイズとヒドロキシプロピルメチルセルロースの方が修飾したワキシーメイズと小麦デンプンより著しく塩味強度およびバジルの香りを弱めたと報告している（図2）。

5mLの修飾したワキシーメイズと小麦デンプンの糊を着色して20mLの水と撹拌混合すると，5分後に色素が全体に分散するのに，ワキシーメイズとヒドロキシプロピルメチルセルロースでは着色した相が分離してしまう。小麦デンプンと同様，修飾したワキシーメイズでは加熱後にデンプン粒が崩壊しないで残っており，ワキシーメイズのように崩壊してグルコース鎖が溶出していないことが顕微鏡観察で確かめられている。これらのことから，Ferryら[23]はデンプン糊が他の増粘多糖類溶液よりフレーバーリリースが良いのは唾液中のアミラーゼによるデンプン糊の粘度低下によるのではなく，デンプン糊がランダムコイル状増粘多糖類よりも水あるいは唾液とよく混ざるからであると結論している。

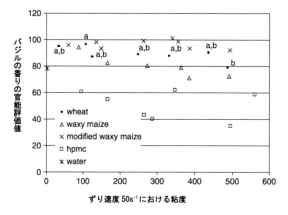

図2　バジルの香りの官能評価値とずり速度$50s^{-1}$における増粘剤粘度との関係
a，bは異なる小麦デンプンのデータ[23]。

4 ゲル状食品のテクスチャーとフレーバーリリース

　固体状食品は咀嚼により砕かれて唾液と混合されてまとまりのよい飲み込みやすい状態になるが，これは食塊 bolus と呼ばれている。口腔内滞留時間は液状食品より長く，力学特性が変化していく過程でテクスチャーが感知され，同時に味と香りも感知される。

　Morris らは固体状食品のモデルとしてイチゴの香りを付けたショ糖添加のゲル状食品について，イチゴの香りおよび甘味強度はゲル状食品の破壊歪みが増加するにつれて減少することを実験的に示した[18]。つまり，しなやかで大変形の後にやっと壊れるゲル状食品の方が甘味が弱く感じられるということである。換言すれば，脆い（つまり破壊歪の小さい）ゲルは破壊により小さな破砕片になり，露出する表面積が増加するため，呈味成分も香気成分も放出されやすいということである。

　Clark[24] はゲル状食品についての Morris らの実験結果を再検討し，甘味強度はゲルの破壊強度の増加とともに減少するとした。その結果の中で，ゼラチンゲルは同じ破壊強度の他のゲル化剤の場合と比較して甘味強度が大きくなったが，それはゼラチンゲルが口腔内で融解するためである。また，ローカストビーンガム（グアーガムと同様，種子多糖類でガラクトマンナン一種）とジェラン（微生物多糖類で透明で酸性 pH でもゲル化するため広く使われている）の混合ゲルでは同じ破壊強度の他のゲル化剤の場合と比較して甘味強度が小さくなったが，それはこのゲルが他のゲルと比較して破壊歪みが著しく大きいしなやかなゲルであるためであると説明している。つまり，Clark らのデータは Morris らのデータと矛盾するものではなく，補完するものであろう。

　最近，Wang らはショ糖入りの寒天ゲルをモデルとして，圧縮によるショ糖のリリースについて調べた[25]。寒天濃度の低いゲルの方が破壊歪が小さく，破砕片全体の表面積が大きく，ショ糖のリリースの多いことが定量的に示された（図3）。

　拡散の影響もあるのではないかと思われたので，拡散によるリリースを調べたところ，圧縮によりリリースされるショ糖の量に比べて無視できるほど小さいことがわかった[25]。

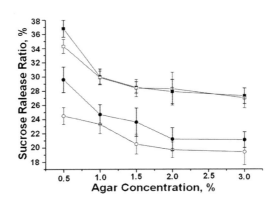

図3　寒天ゲルを圧縮破砕したときのショ糖の放出率の寒天濃度依存性
■□：圧縮率90%，●○：圧縮率80%，黒は水，白は人工唾液を添加して測定[25]。

この結果は上記 Morris らの官能評価結果を裏付けるものであるが，最近，Ishihara らは柔らかいゲルの場合，歯で噛まないで舌と硬口蓋の間で潰すことが多いと報告している[26]。柔らかいゲルの場合，口に入れた瞬間にゲル表面ににじみ出ているショ糖水溶液が直ちに味蕾に受容されることも考えられ，それが一層柔らかいゲルの甘味強度が大きく評価されることに寄与しているとも考えられる。食品が破砕されて表面積が大きくなることと破砕時に放出される呈味成分を含む液体量のどちらが呈味強度により多く寄与するのかという問題は食品の含水率の問題とも関係しており，一般則として述べられるほど，系統的な研究がなされていないのが現状である。

　ゲルあるいは固体状食品では，咀嚼により破砕片になり，唾液と混合されて食塊となり，飲み込まれるが，その過程で甘味，塩味などが感知される。液状食品は唾液と混合されやすく，これらの味の味蕾への到達は速いが，ゲルあるいは固体内部での呈味成分の拡散は液体中と比べて著しく制限されている。

　欧州諸国で市販されているショ糖と各種香料の入ったミルクゼリーにはカラギーナン（紅藻類に含まれる多糖類，以後，CAR と略記）がゲル化剤として使われているが，3種類のテクスチャーの異なる ι-CAR，κ-CAR，λ-CAR が香気成分のリリースにどのような影響を与えるかが調べられた[27]。λ-CAR のゲル形成能は著しく弱く，ι-CAR，κ-CAR と比べて，圧縮の際の力-変形曲線には明確な破断点が見られず，むしろ液体に近い。従って，この3種のゲル化剤を使った場合に，甘味および香りの時間強度曲線では λ-CAR を使ったゼリーが最大の値を示している。次に大きな値を示したのは κ-CAR のゼリーで，これはこのゼリーが脆いためであると考えられる。使われた4種の香料（酢酸アミル，ヘキサナールなど）はパネリストにリンゴまたは青リンゴのような香りと評価された。時間強度曲線では甘味が香りより早く最大強度に達し，しかもその後も比較的に持続し，減少度合いが香りより低かった。このデザートでは甘味とテクスチャーが支配的で，香りはこの二者により強く影響されると結論された。要因が多すぎてなかなか明確な結論は得られないが，香気成分のリリース（客観的な量）と香りの感知（主観的な量）との間に有意な関係があると結論された。

5　味と香り，味と味との相互作用

　現実の食品はひとつだけの呈味成分を含むのではなく，複数の呈味成分さらには香気成分も含んでいる場合が多い。二種類以上の呈味物質を同時にあるいは続けて味わうと，それらの物質同士で化学反応を起こさなくても，単純な足し算とは違った味が感じられる。対比（お汁粉に少量の塩を入れると甘味が増強される），マスキング（コーヒーに砂糖を入れると苦味が弱く感じられる，酸っぱい夏みかんに砂糖をつけて食べると酸味が弱く感じられる），相乗効果（グルタミン酸とイノシン酸ナトリウムの混合による旨味の増強）などがよく知られた例である。

　ホタテ，カニ，ウニなどの特有の味の構成成分を解明する研究において，アミノ酸，ヌクレオチドなどの配合割合を変え，オミッションテスト（ある特定の化合物を除くとホタテなどの味で

第1章　テクスチャーとフレーバーリリースとの関係

あることが認識できなくなるが，そのような方法でホタテ特有の味を構成している化合物の組み合わせを見出す方法）によってこれらの水産物の呈味成分が特定された。各種アミノ酸やヌクレオチド相互の影響によりそれぞれの風味が構成されると言うことで，味と味との相互作用があると考えられる。また，アミノ酸やヌクレオチドの配合割合が近いだけでは認知されず，塩がないとホタテ，ウニなどと認知されないと言う結果が報告されている[28]。

4種の香料（アンジェリカ精油，キャラメル，セドリルアセテート，ライチ）が各種溶液の呈味強度に対してどのような影響を及ぼすかを調べて，4種の香料のうちキャラメルだけがクエン酸の酸味を抑制し，ショ糖の甘味を増強したと報告された[29]。キャラメルはこの4種の香料の中で最も甘い香りであるとされた。

最近，イワシの匂い成分による塩味の増強効果について報告された[30]。イワシの匂い成分濃度は0，0.25，0.5，または1g/Lとし，食塩水濃度は1，20mMまたは25mMとして，実験している。

水にイワシの匂い成分を入れると匂い成分を含まない水と比べて食塩20mMと有意差がないほど塩味を感じ，さらに，20mMの食塩水にイワシの匂い成分を0.25，0.5，または1g/L加えると，25mMの食塩水と同程度の塩味強度になったという（図4）。このことから彼らは食塩の摂取を25％削減できるとしている。

塩化カリウムによる塩化ナトリウムの代替が試みられているが，濃度が高くなると苦みが感じられることが問題となっている。塩化カリウムと塩化ナトリウムとを混合することにより苦味強度が低減されると報告されている。また，上記論文[30]では，イワシの匂いがある程度苦味を抑制すると報告している。

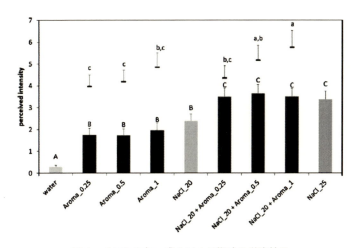

図4　イワシの匂い成分による塩味の増強効果
黒色：イワシの匂いを0.25，0.5および1g/L含む水（左から2，3，4番目）の塩味強度，いわしの匂いを0.25，0.5および1g/L含む20mM食塩水（左から6，7，8番目）の塩味強度，灰色：水（左端）。20mM食塩水（左から5番目），25mM食塩水（右端）の塩味強度。同じ文字BまたはCの間には有意差がない[30]。

6 不均質な分布による味・香りの増強

空間的に不均質に呈味物質を分布させれば呈味強度を増加できると予測される。実際,ショ糖濃度の異なるゼラチンゲルの層を重ねることにより,全体としてはショ糖濃度が一定になるように数種類のゲルを作り,ゲル中のショ糖分布を不均一にして,摂食時の甘味強度について時間－強度曲線を測定した結果,ショ糖が最も不均一に分布したゲルは,均一に分布したゲルよりも甘さが強く感じられるという結果が得られた[31]。

さらに,ショ糖分布が異なる寒天とゼラチンの混合による多層ゲルについて感覚評価実験から,ショ糖分布が不均一なゲルの方が甘味が強いと報告された[32]。また,柔らかいゲルの方が破砕片が小さくなると報告されているが,これはWangらの結果[25]と一致している。柔らかいゲルの方が最大甘味強度が大きく,またそれに達する時間が短くなることが時間－強度法により確認されたが,疲労や順応のことを考えると納得できそうな結果である。

最近,Nakaoらはゲルの中に小さいサイコロ状のゲルを分散させる方法でリンゴの香りの分布が不均一なゲルを作成した[33]。サイコロ状のゲルに含まれる香りの濃度を変えることにより,破壊応力と破壊歪はほとんど変えないで,不均一の度合いが異なる三通りのゲルについて,香りの感覚評価を行い予想通りの結果を得ている(図5)。

ここで,S_{NO}は分散させたサイコロ状ゲルとマトリクスゲルの香りの濃度が共に0.3%,S_{LOW}は分散させたサイコロ状ゲルの香りの濃度を0.6%とし,マトリクスゲルには香りを入れてなく,S_{HIGH}は分散させたサイコロ状ゲルの40%の香りの濃度を1.5%とし,他の60%のサイコロ状ゲルにもマトリクスゲルにも香りを入れてない。ゲル中の香りの濃度は三種類のゲルすべてにおいて0.3%としている。香りの分布の不均質性の度合いは$S_{NO}<S_{LOW}<S_{HIGH}$の順に高くなっており,この順に香りを強く感じたと言うことである。

最近,層状の構造で塩分を不均一に分布させるのに,ゲルなどではなくサンドイッチやラザー

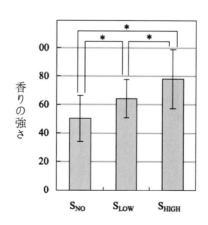

図5 不均一性の異なる3種のゲルの香りの強さの官能検査値[33]

第1章　テクスチャーとフレーバーリリースとの関係

ニャなどのように作って保存後に再加熱して食べる場合にも塩分の不均一分布が維持されて，実際に食べた時に減塩効果が期待できるかどうかが調べられた[34]。再加熱時には層の間で水分，調味料などの移動が起こりうる。二層構造では再加熱時に最初に作った時の不均一分布が解消されてしまい，均一になったが，4層構造にすると不均一分布が維持でき，少ない塩分でも嗜好性の劣らない製品を作ることができたと報告している。言うまでもないが，層の厚さ，キメの細かさなど組織構造が影響するので，これらを考慮に入れるべきである。

　食品を異なる甘味あるいは塩味の層状構造として製造することは技術上の問題もあるので，塩をカプセル化してパンを作るという試みがなされた。この場合，普通にパンを作るときと同じように油脂でカプセル化して入れ，カプセルの大きさが大きくなると塩味が強く感じられることが確認されたが，嗜好性の面では解決するべき問題が残されている[35]。Moscaら[36]はゲル以外にも，パンやソーセージの中の塩味分布を不均一にすることにより塩分含量を増やさずに塩味を増強でき，嗜好性も劣らなくすることができると報告している。

　この技術を腸内ではなく，口腔内で活用するためには，咀嚼中に唾液の作用でカプセルから塩味や甘味が出るように，すればよいわけである（本書，序論および第Ⅴ編第3章）。すぐに思いつきそうなこととして，澱粉系のハイドロコロイドカプセルを使えば唾液の酵素で分解されることを利用できるということがあろう。その場合にどの程度まで低分子化されるかにより粘度の影響が異なるので，それを考慮する必要があることは言うまでもない。このような技術で減塩，減糖は原理的に可能なので，今後様々な改良が進むと期待される。

7　含泡食品

　ショコラムースやスフレ，メレンゲ等フランスでは昔から空気を入れて柔らかいあるいは軽い感触にしてチョコレートや卵白を楽しんできた。日本でも淡雪（泡雪，あわ雪，淡雪かん）と呼ばれる寒天に泡を含ませたものが昔から家庭でも作られていたし，各地方で特産品として製造されている。ほかにも，マシュマロ，ホイップクリーム，カステラなど泡が重要な役割を果たす食品は多い。

　呈味成分には水溶性のものが多く，香気成分には脂溶性のものが多いようである。油分が甘味や塩味を増強するというのは，これらの呈味成分が油に溶けないために，水相部分における濃度が高くなることに起因するとすれば，油相ではなく気相でも同じ役割を果たすのではないか？Gohら[37]は食塩を入れた寒天ゲルの調製時に気泡を混入させた。案の定，気泡分率の増加に伴い，塩味を強く感じるという結果が得られた（図6）。ショ糖添加による甘味強度についても同様の結果が得られた。塩味および甘味の増強効果は気相の混入により寒天ゲル中の食塩およびショ糖の分布が不均一になったという観点からも解釈できそうである。もちろん，気相の混入により外観もテクスチャーも変化するので，それを考慮することは必要である。

161

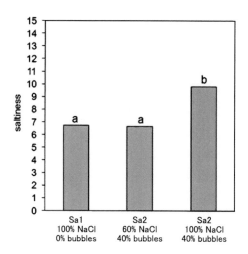

図6　食塩含率（w/v）気泡含率（v/v）の異なる塩味寒天ゲルの塩味強度
同じ文字（aまたはb）の試料には有意差がないことを示す[37]。

8　おわりに

　液体状または固体状食品のテクスチャーとフレーバーリリースの関係の解明のためにゾルやゲルを用いて多くの研究がなされてきたが，粘度またはかたさが増加するとリリースが減少するという結果，変わらないという結果，増加するという矛盾する結果[38,39]が報告されており，今後明確な理解が得られることが望まれる。官能評価の方法が研究グループの間で統一されていないことは重要な問題である。試料を評価するときに，前の試料の後に被験者の状態をリセットするのに，口腔内洗浄がなされるが，水でゆすぐのは理解できるが，味や匂いの強くないクラッカーも推奨されている[40]。口腔生理学者，実験心理学者間の協議が必要であろう。

文　　献

1) 西成勝好，中沢文子，勝田啓子，戸田準編，「新食感事典」，サイエンスフォーラム（1999）
2) 西成勝好，大越ひろ，神山かおる，山本隆編，「食感創造ハンドブック」，サイエンスフォーラム（2005）
3) K. Nishinari, in A.M.Stephen, G.O. Phillips, and P.A. Williams Eds., "Food Polysaccharides and Their Applications, 2nd Ed., Chap. 16, pp.541-588, Taylor and Francis, New York, USA（2006）
4) 西成勝好監修，『食品ハイドロコロイドの開発と応用』，シーエムシー出版（2007）
5) 西成勝好，家政誌，**65**, 245（2014）

6) 西成勝好, 食品のテクスチャー・味・香りの相互関係, 2014 美味技術学会シンポジウム要旨集, pp.1-8. (2014)
7) K. Nishinari, *J. Texture Stud.*, **35**, 113 (2004)
8) J. B. Hutchings, *et al.*, *J. Texture Stud.*, **19**, 103 (1988)
9) J. F. Prinz *et al.*, *Arch. Oral Biol.*, **40**, 401 (1995)
10) J. F. Prinz *et al.*, *Proc. Roy. Soc. B-Biol. Sci.*, **264**, 1715 (1997)
11) J. Chen and L. Engelen, Eds. Food Oral Processing:fundamentals of eating and sensory perception. Wiley (2012)
12) F. He *et al.*, *Bmj-Br. Med. J.*, **346**, f1325 (2013)
13) J. Busch *et al.*, *Trends Food Sci. & Technol.*, **29**, 21 (2013)
14) 西成勝好, フードケミカル, **352**, 32 (2014)
15) C. Ruiz-Capillas *et al.*, *Food Chem.*, **141**, 3688 (2013)
16) R. M. Pangborn *et al.*, *J. Texture Stud.*, **4**, 224 (1973)
17) C. Christensen, *Percep. Psychophys.*, **28**, 347 (1980)
18) Morris, E. R. In K. Nishinari & E. Doi (Eds.), Food Hydrocolloids Structures, Properties and Functions, pp.201-210, New York, Plenum Press (1993)
19) A. L. Koliandris *et al.*, *Food Hydrocolloids*, **24**, 792 (2010)
20) M. E. Malone *et al.*, *Food Hydrocolloids*, **17**, 775 (2003)
21) N. Barylkopikielna *et al.*, *J Food Sci.*, **59**, 1318 (1994)
22) M. R. Rietberg, *et al.*, *J Agric Food Chem.*, **60**, 4005 (2012)
23) A.-L. Ferry *et al.*, *Food Hydrocolloids*, **20**, 855 (2006)
24) R. Clark, In P. A. Williams & G. O. Phillips Eds., Gums and Stabilisers for the food industry 11, pp.217-225., RSC Publishing, Cambridge (2002)
25) Z. Wang *et al.*, *Food Hydrocolloids*, **36**, 196 (2014)
26) S. Ishihara *et al.*, *J. Texture Stud.*, **44**, 104 (2013)
27) L. Lethuaut *et al.*, *J. Agric. Food Chem.*, **52**, 3478 (2004)
28) S. Fuke *et al.*, *Physiol & Behav.*, **49**, 863 (1991)
29) R. J. Stevenson *et al.*, *Chem. Senses*, **24**, 627 (1999)
30) N. Nasri *et al.*, *Food Qual. Pref.*, **28**, 134 (2013)
31) K. Holm *et al.*, *Food Hydrocolloids*, **23**, 2388 (2009)
32) A. C. Mosca *et al.*, *Food Hydrocolloids* (2014) in press
33) S. Nakao *et al.*, *Food Sci. Technol. Res.*, **19**, 675 (2013)
34) M. Emorine *et al.*, *Food Res. Int.*, **51**, 641 (2013)
35) M. W. J. Noort *et al.*, *J. Cereal Sci.*, **55**, 218 (2012)
36) A. C. Mosca *et al.*, *Food Qual. Pref.*, **28**, 182 (2013)
37) S. M. Goh *et al.*, *J. Food Sci.*, **75**, S245 (2010)
38) I. Gierczynski *et al.*, *Flav. and Frag. J.*, **26**, 141 (2011)
39) O. Tyapkova, *et al.*, *Food Res. Int.*, **55**, 336 (2014)
40) C. A. Lee *et al.*, *Food Qual. Pref.*, **21**, 93 (2010)

第2章 エマルション中の油滴の合一が香気成分の放散挙動に与える影響

松村康生[*1], 松宮健太郎[*2]

1 はじめに

　食品は多くの成分が混在する複雑系である。そのため，食品からのフレーバーのリリースは，フレーバー物質の構造や理化学的特性のみならず，フレーバー物質と他成分との相互作用あるいは食品成分によって形成される微細構造によって大きな影響を受ける。特に乳化系においては，フレーバー物質は，その疎水度に応じて油滴に分配されるため，油滴の含量や分散状態によって揮散量が変化する[1~3]。一般的に，疎水度の高い香気成分は，食品中の油脂含量が上昇するとともに揮散量が減少するのに対し[4,5]，疎水度の低い香気性成分の揮散量は油脂含量に関係しない[6]。また，油滴表面には界面活性を持つ様々な物質が吸着するが，その吸着物質はフレーバー物質の油相と水相間の移動に影響を与えることにより，フレーバーリリースに大きく関係する[7]。さらに，エマルション中の油脂が結晶化するとエマルション中からの香気成分の揮散量が上昇する[8]。

　エマルションは熱力学的にいえば不安定な状態にあるので，時間の経過とともにクリーミング，凝集，合一などが生じ，場合によっては水相と油相の分離に到る（第一編，第8章参照あるいは文献[9]）。エマルションは製造・貯蔵工程において，また，摂取後は口腔内において，上記のような不安定化を生じると考えられ，そのことによってフレーバーリリース挙動が大きく変化すると予想される。特に，摂取後，口腔内で受ける変化は，レトロネーザルフレーバーの受容に関連して大きな意味をもつ[10]。エマルションは，口腔内では，温度変化，せん断変形，希釈，液相と気相の比率の変化等，様々なプロセッシングを受ける。さらに，エマルションは唾液と混合されるため唾液成分の影響も受けることとなる[11,12]。たとえば，唾液中の塩類はエマルション油滴の電気的反発力を弱めることにより相互の接近を促進し，ムチンなどのタンパク質は濃度に応じて枯渇凝集あるいは橋架け凝集を引き起こす。さらに，アミラーゼなどの酵素もエマルションの安定性に大きな影響を与える。最近は舌表面の粗さ（roughness）が，油滴の合一を促進する重要な要因であることを示唆するデータも得られている[13]。これらのエマルションの不安定化がフレーバーリリースにどのように関わっているのかは，まだ十分に解明されていないが，油滴の合一が重要な意味をもつという示唆は得られている[11]。

　Dresselhuisらは，エマルション中の油滴の合一が，エマルションからのフレーバーリリース

[*1] Yasuki Matsumura　京都大学大学院農学研究科品質評価学分野　教授
[*2] Kentaro Matsumiya　京都大学大学院農学研究科品質評価学分野　助教

第2章 エマルション中の油滴の合一が香気成分の放散挙動に与える影響

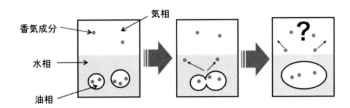

図1 エマルション中の油滴の合一に伴うフレーバーリリース挙動の変化
本研究では，エマルション中の油滴の合一がフレーバーリリース挙動に与える影響について，他の要因を出来るだけ排除して評価することを目的とした。そのため，密閉された容器内において，静止条件で（せん断変形などを与えず）エマルション中の油滴を合一させ，その合一によってヘッドスペース中への香気放散量が変化するのか検討を行った。

を促進するとの結果を官能検査によって示した[14]。しかしながら，油滴の合一がエマルションからの香気成分の放散量に実際に影響するのか，定量的に分析を行った例はほとんどない。また，口腔内で油滴の合一が起こる場合には，外的な諸条件，すなわち温度，流動速度，油滴の濃度が変化したり，舌や口蓋への接触が起こるので，純粋に油滴合一がフレーバーリリースに与える影響だけを評価することは難しい[11]。そこで著者らは，図1に示すように，密閉された容器内で，静止条件で（せん断変形などを与えず）エマルション中の油滴を合一させ，その合一によってヘッドスペース中への香気放散量が変化するのか検討を行った[15]。そのような条件での油滴合一を引き起こすため，私達は，次のような2つの実験系を構築した。すなわち，1つはカゼインナトリウムでエマルションを調製し，そこに合一促進剤としてジグリセリン・モノオレイン酸エステル（DO）を加えた。Matsumiyaらは，DOをタンパク質で乳化したエマルションに加えると，短時間のうちに静置条件下で油滴の合一を促進することを明らかにしている[16]。もう1つの実験系では，修飾デンプンであるオクテニルコハク酸デンプン（OSA）でエマルションを調製し，そこにα-アミラーゼを加えた。この処理によって，迅速に油滴の合一が促進されることが確認されている[14]。

2 エマルションからのフレーバーリリースに油滴の合一が与える影響

2.1 方法の概要

① 香気成分

エタン酸エチル（EE4：数字は炭素鎖数），プロパン酸エチル（EE5），ブタン酸エチル（EE6），ペンタン酸エチル（EE7），ヘキサン酸エチル（EE8）を使用した。

② エマルションの調製

リン酸緩衝液（20 mM，pH7.0）中に乳化剤（カゼインナトリウムあるいはOSA）を溶解した後，油（ヘキサデカン）を添加し，高速ブレンダーおよび高圧ホモジナイザーにより乳化し，エマルションを調製した。

③　香気成分および合一促進剤のエマルションへの添加

　エマルション50 mLに香気成分を1種類ずつ50 µL添加後，25℃のウォーターバス内で一晩静置した。静置後のエマルション10 mLと合一促進剤溶液（乳化剤としてカゼインナトリウムを使用した際にはDO，OSAを使用した際にはアミラーゼ）10 mLを混合し，1〜60分間，25℃のウォーターバス中に静置した後，次項の香気放散分析に供した。コントロールとして合一促進剤溶液の代わりに同量のリン酸緩衝液を加えたものを用意した。終濃度は油相5％（w/v），香気成分が500 ppmである。乳化剤，合一促進剤の濃度としては，カゼインナトリウムのエマルションの場合には，カゼインナトリウム0.2w/v％，DO 1.2w/v％，OSAエマルションの場合には，OSA 0.5w/v％，アミラーゼ1.0w/v％であった。

④　香気放散分析

　前項のエマルションサンプル（総量20 mL）が入ったガラスバイアルを，1〜60分間，25℃のウォーターバス中で静置させた後，バイアル内の気相中心部から，気相成分1.0 mLをガスタイトシリンジで捕集した。捕集後のシリンジ内の気相成分をすべてガスクロマトグラフィー内へ注入した。GC分析により得られた香気成分のピーク面積を香気放散量とした。

2.2　カゼインナトリウム-DOエマルション系における結果

　本実験では，カゼインナトリウムで調製したエマルションにDOを添加して，DO添加後の油滴の合一が香気放散挙動に与える影響について検討を行った。まず，DO添加によって合一が引き起こされることを確認した。図2に，エマルションへのDO添加による油滴粒子径の変化を示

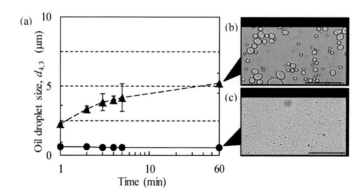

図2　カゼインエマルションへのDO添加による油滴粒子径の変化
(a)カゼインエマルションを調製後，一晩静置したものを，リン緩衝液またはDO分散液と混合し，1分および2分，3分，4分，5分，60分間，25℃で静置した。静置後のエマルションの粒子径をレーザー回折式粒度分布測定装置により測定した。実線：リン酸緩衝液を添加した結果，破線：DOを添加した結果を示す。平均粒子径は体積基準（d_{43}）で表している。
DO添加時(b)および無添加時(c)のエマルション中の油滴粒子を光学顕微鏡により観察した。写真中のスケールバーの長さは，50 µm。

第2章 エマルション中の油滴の合一が香気成分の放散挙動に与える影響

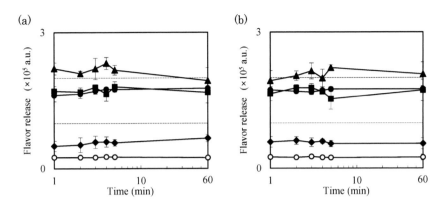

図3 カゼインエマルション(a)およびDOを添加したカゼインエマルション(b)からの香気放散量
●：EE4, ▲：EE5, ■：EE6, ◆：EE7, ○：EE8の放散量を示す。香気成分を添加し25℃で一晩静置したカゼインエマルションをリン酸緩衝液(a)あるいはDO分散液(b)と混合した後，1分および2分，3分，4分，5分，60分間，25℃で静置した。静置後のサンプルの気相1.0 mLをガスタイトシリンジで捕集し，GCによる香気放散分析を行った。

す。油滴粒子径の測定結果より，DOを添加しないエマルションの粒子径は，約0.6 μmであり，時間依存的な粒子径の変化はみられなかった（図2(a)）。その一方で，DOを添加したエマルションの粒子径は，DO添加5分後までに，約2〜4 μmに増加した。油滴粒子の光学顕微鏡観察を行った結果，DOを添加しないエマルションでは（図2(c)），小さい油滴が良好に分散して存在している様子が確認されたのに対して，DOを添加したエマルションでは（図2(b)），油滴の合一がみられた。以上より，エマルションへのDOの添加によって，エマルション中の油滴の合一が生じることが示された。

次に，エマルションからのフレーバーリリースについて述べる。図3(a)にDO無添加のカゼインエマルションからの香気放散量を示す。EE8＜EE7＜EE6≒EE4＜EE5の順に放散量が多くなっていた。一方，油滴を含まないカゼイン溶液の場合には，EE4＜EE5＜EE6≒EE8＜EE7の順に放散量が多くなっていることを確認している（データ掲載せず）。特に，EE6およびEE7，EE8の放散量がカゼイン溶液に比べてカゼインエマルションで少なくなったことから，香気成分の炭素鎖が長いほど，すなわち疎水性度が高いほど，油相に強く保持され，気相への放散量が低下することが示唆された。Philippeら[17]およびWeelら[2]よる先行研究においても，香気成分の疎水度が高いほど，エマルションからの香気放散量が低下することが確認されている。

カゼインエマルションにDOを添加して合一を引き起こした時，エマルションからの香気放散量がどのように変化したのか，その結果を図3(b)に示す。DOを添加したエマルションでも，無添加の場合と同様にEE8＜EE7＜EE6≒EE4＜EE5の順で放散量が多くなっており，放散量もDOを添加しない場合と概ね一致した。これは，油滴の合一が起こった場合でも，香気放散挙動が変化しないことを示している。なお，今回は，各香気成分がエマルション水相中でDOと相互

食品ハイドロコロイドの開発と応用 II

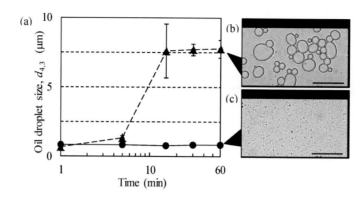

図4 修飾デンプンエマルションへのアミラーゼ添加による油滴粒子径の変化
(a)修飾デンプンエマルションを調製後，一晩静置したものを，リン緩衝液またはアミラーゼ溶液と混合し，1分および5分，15分，30分，60分間，25℃で静置した。静置後のエマルションの粒子径をレーザー回折式粒度分布測定装置により測定した。
アミラーゼ添加時(b)および無添加時(c)のエマルション中の油滴粒子を光学顕微鏡により観察した。写真中のスケールバーの長さは，50 μm。

作用するのか，その相互作用が図3の結果にどのような影響を与えるのかについては論じない。この点については，オリジナル文献を参照されたい[15]。

2.3 OSA-アミラーゼエマルション系における結果

本実験では，OSAエマルションに合一促進剤としてアミラーゼを添加し，アミラーゼ添加によるエマルションからの香気放散挙動の変化について検討した。図4に，OSAエマルションへアミラーゼを添加した場合の油滴粒子径の変化を示す。油滴粒子径の測定結果より，アミラーゼを添加しないOSAエマルションの粒子径は，約0.8 μmであり，時間依存的な粒子径の変化はみられなかった。このことから，乳化剤としてOSAを用いることで，安定なエマルションを調製できることが確認された。アミラーゼを添加したOSAエマルションでは，アミラーゼ添加15分後までに，油滴粒子径が約0.7〜8.0 μmに増加した。油滴粒子を光学顕微鏡で観察した結果から，アミラーゼを添加しないOSAエマルションでは（図4(c)），小さい油滴が良好に分散して存在している様子が確認できたのに対して，アミラーゼを添加したOSAエマルションでは（図4(b)），油滴の合一がみられた。以上より，OSAエマルションへのアミラーゼの添加によって，エマルション中の油滴の合一が引き起こされることが示された。

図5(a)にOSAエマルション（α-アミラーゼ無添加）からの香気放散量を示す。EE7＜EE6＜EE5の順に放散量が多くなるという結果が得られた。油滴を含まないOSA溶液では，EE5＜EE6＜EE7の順に放散量が多くなることを確認している（データ掲載せず）。このことから，エマルション中では，香気成分の炭素鎖が長いほど，すなわち疎水性度が高いほど油滴と強く相互作用し，放散量が低下することが示唆される。

第2章 エマルション中の油滴の合一が香気成分の放散挙動に与える影響

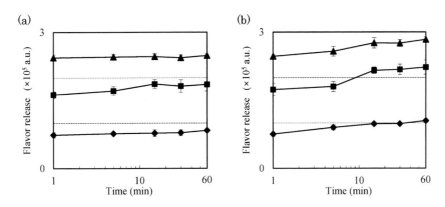

図5　修飾デンプンエマルション(a)およびアミラーゼを添加した修飾デンプンエマルション(b)からの香気放散量
▲：EE5，■：EE6，◆：EE7 の放散量を示す。香気成分を添加し25℃で一晩静置した修飾デンプンエマルションをリン酸緩衝液(a)あるいはアミラーゼ溶液(b)と混合した後，1分および5分，15分，30分，60分間，25℃で静置した。静置後のサンプルの気相1.0mLをガスタイトシリンジで捕集し，GCによる香気放散分析を行った。

次に油滴の合一がフレーバーリリースに与える影響を検討した。図5(b)に，アミラーゼを添加したOSAエマルションからの香気放散量を示す。アミラーゼ無添加のOSAエマルションでは，EE7＜EE6＜EE5の順に放散量が多くなっており（図5(a)），アミラーゼを添加したOSAエマルションでも，EE7＜EE6＜EE5の順に放散量が多くなっていた。しかし，アミラーゼを添加したOSAエマルションにおいて，わずかに香気放散量が増加する傾向があった。この香気放散量の増加が，エマルション中の油滴の合一によるものかを確認するため，失活させたアミラーゼを添加したOSAエマルションを用いて，同様の香気放散分析を行ったところ，活性型のアミラーゼを用いた場合（図5(b)）と同様の香気放散挙動がみられた。このことから，アミラーゼ添加による香気放散量の時間依存的な増加は，エマルション中の油滴の合一によるものではなく，酵素に含まれるデキストリンなどの賦形剤によるものであることが示唆された。以上のことから，DOを添加したカゼインエマルションの場合と同様に，OSAエマルション中の油滴の合一は，香気放散挙動に影響を与えないことが明らかとなった。

3　まとめと今後の展望

今回，乳化剤および合一促進剤の組み合わせを変え，2通りの実験系で検討を行った結果，どちらの実験系でも，油滴の合一によって香気性成分の放散量はあまり変化しないことが確認された。このことは，エマルション中の油滴の合一は，必ずしもフレーバーリリースに影響を与えるものではないことを示唆している。しかし，先行研究では，油滴の合一がエマルションからのフレーバーリリースに影響を与えるという報告も存在する。たとえば，Dresselhuisら[14]は，官能

検査の結果を基に,Benjaminら[18]は口腔モデルを利用して,そのような結果を導いている。このうち,Benjamin らの先行研究では,エマルションを不安定化させた場合に香気放散挙動が変化するのは,油滴の凝集による粘度の増加が,エマルションのチャンバーへの付着性を高め,気液界面の面積が変化するからだと指摘されている。Dresselhuis らの場合は,口腔内でのせん断変形,気相の交換の影響などが考えられる。このことより,油滴の合一に加え,せん断などの機械的処理を加える,気相の体積を変化させたり交換するなどの操作が,フレーバーリリースに影響を与えるのかもしれない。

今回の結果は,目的のところでも述べたように,密閉された容器内で,静止条件で(機械的な変形を与えずに),エマルションの油滴を合一させた場合を想定したものであり,この限定された条件下では,フレーバーリリースには影響が出ないことを示した。今後は,機械的処理やダイナミックスペース法の導入など方法論を変更し,油滴の合一がエマルションからの香気放散に与える影響について引き続き検討していきたい。そのほか,香気成分は多種多様であることから,本実験で使用したエチルエステルとは異なる官能基香気成分についても放散挙動を検討していく必要がある。このことに関連して,Meynier らは,エマルション中の油滴粒子径の違いが,エステル類の放散挙動には影響を与えない一方で,アルデヒドの放散挙動には影響を与えることを報告している[19]。

文　　献

1) S. M. Van Ruth et al., J. Agric. Food Chem., **50**, 2365 (2002)
2) K. G. Weel et al., J. Agric. Food Chem., **52**, 6572 (2004)
3) S. Rabe et al., J. Sci. Food. Agric., **83**, 1124 (2003)
4) S. Bayarri et al., J. Agric. Food Chem., **54**, 8862 (2006)
5) R. Linforth et al., J. Agric. Food Chem., **58**, 6905 (2010)
6) C. Anacibia et al., Food Res. Int., **44**, 1632 (2011)
7) D. J. McClements, Emulsion flavor. In "Food Emulsions: Principles, Practice, and Techniques", second eds. Boca Raton, CRC.Press.Co, pp.389-430 (2005)
8) S. Chosh et al., J. Agric. Food Chem., **54**, 1829 (2006)
9) D. G. Dalgleish, , Food Emulsions: Their structure and properties. In "Food Emulsioions", second eds. S. Friberg, K. Larsson, J. Sjoblem, Marcel Dekker, pp. 1-44 (2003)
10) 小竹佐知子,フレーバーリリース研究の最前線,"食感創造ハンドブック",編集西成勝好ほか,サイエンスフォーラム,pp.393-406 (2005)
11) A. Sarkar, and H. Singh, Oral behavior of food emulsions, In "Food Oral Processing: Fundamentals of Eating and Sensory Perception", first eds. J. Chen and L. Engelen, Blackwell Publishing Ltd., pp.111-137 (2012)

第 2 章　エマルション中の油滴の合一が香気成分の放散挙動に与える影響

12) G. A. van Aken *et al.*, *Curr. Opin. Colloid Interface Sci.*, **12**, 251 (2007)
13) D. M. Dresselhuis *et al.*, *Food Hydrocoll.*, **22**, 323 (2008)
14) D. M. Dresselhuis *et al.*, *Food Hydrocoll.*, **22**, 1170 (2008)
15) K. Matsumiya *et al.*, *Food Hydrocoll.*, accepted for publication
16) K. Matsumiya *et al.*, *Food Hydrocoll.*, **25**, 773 (2011)
17) E. Philippe *et al.*, *J. Agric. Food Chem.*, **51**, 1393 (2003)
18) O. Benjamin *et al.*, *Food Chem.*, **140**, 124 (2013)
19) A. Meynier *et al.*, *Food Chemistry.*, **93**, 153 (2005)

第3章　液状食品からのフレーバーリリース

小竹佐知子[*]

1　はじめに

　嗜好飲料や増粘多糖類水溶液などの液状食品からのフレーバー（呈味化合物と香気化合物）リリースは，消費者が製品の良し悪しを判定する際の重要な要因であることから，食品開発においてその知見を得ることは重要である。

　研究の古くは，1970年代に官能評価法を主として用いた報告に始まり，初期段階から呈味化合物と香気化合物の相互作用が報告されている[1]。その後，1980年代に入ると，香気化合物の分析手法ガスクロマトグラフィー（Gas Chromatography, GC）や質量分析法（Mass Spectrometry, MS）が進歩し，コンピュータ解析による大量データ処理が可能となった。そして，密閉瓶内で試料からリリースされた香気化合物を測定できるヘッドスペースサンプラーが，GCに連結して使用されるようになった。さらに，揮発性であるがゆえに捕えにくい香気化合物の捕集・濃縮方法が開発され，1990年代には，固相マイクロ抽出（Solid Phase Micro Extraction, SPME）や，吸着剤Polydimethyl Siloxane（PDMS）を撹拌子にコーティングした製品Twister^{TM}などによる抽出（Stir Bar Sorption Extraction, SBSE）が一般的となり，リリースされた香気化合物を簡便にGC-MSで分析できるようになった。この他，GCとは異なり，混在する複数の香気化合物を一つ一つに分離せず，混在試料中の化合物Rを以下の式1あるいは式2に示すようにプロトン化し（化学イオン化），イオン化された化合物をMS分析する装置，陽子移動反応質量分析計（Proto Transfer Reaction-MS, PTR-MS）[2,3]および大気圧化学イオン化質量分析計（Atmospheric Chemical Ionization-MS, APCI-MS）[4,5]がそれぞれ，1995年および1996年に実用化された。

$$R + H_3O^+ \rightarrow RH^+ + H_2O \qquad (1)^{2)}$$
$$R + H^+ \rightarrow RH^+ \qquad (2)^{4)}$$

　これらの装置では，イオン化合物を非常に短時間に，しかも連続計測できることから，人が食品を口に入れて嚥下するまでの間に，口腔から鼻腔へと移動する香気化合物，すなわち"鼻に抜けるかおり"を把握することが可能となった。一方，官能評価データの取り扱い技術もコンピュータによる解析が一般的となり，複数の感覚表現を時間変化に伴って採取する方法Temporal Dominance of Sensations（TDS）が2003年に発表され[6]，食品嚥下までの味とにおいによる複合感覚を連続的に把握分析することが可能になってきた[7,8]。

---

　*　Sachiko Odake　日本獣医生命科学大学　食品科学科　食品工学教室　准教授

第3章 液状食品からのフレーバーリリース

本章では，液状食品試料からのフレーバーリリースについて近年の研究内容を紹介する。

2 増粘多糖類水溶液からのフレーバーリリース

一般的に，増粘多糖類の濃度が増加して粘度が増すと，フレーバーリリースは抑えられる傾向にあるが，特に増粘多糖類濃度において，低い希薄溶液と，濃度が増して準希薄溶液となる境目（増粘多糖類分子の絡み合いの閾値濃度 c^*）があるものでは，その程度が顕著となる例が多い。

濃度 0.5% と 0.6% の間に c^* がみられるローカストビーンガム水溶液を 0.2～1.0% 濃度で調製し，これに食塩を 0.2M となるように加えた後，このローカストビーンガム水溶液 5mL を蒸留水 20mL へ静かに投入して静置させ，水溶液上部のナトリウムイオンの濃度をイオン電極で測定すると（図1右)[9]，0.2～0.5% 水溶液までのリリース量の減少が少ないのに対し，0.6% 水溶液では 0.5% の 50%，0.8% では 25%，そして 1.0% では 15% になり，c^* の前後で値が大きく変化することがわかる。閾値濃度 c^* 以上，すなわち 0.6% 以上の水溶液ではリリースが抑えられ，その程度はローカストビーンガム濃度上昇に伴って大きくなった。同様の実験をゼラチン（5～25% 水溶液）で行った場合には，このような現象は見られなかったことから（図1左)[9]，ゼラチンがナトリウムイオンリリースには有効な素材であることがわかる。

キサンタンガム水溶液（$c^* = 0.04\%$）から limonene（レモン香，3ppm）のリリースについてヘッドスペース濃度を GC で測定した実験では，キサンタンガム濃度が増加する（0%～0.1%）に従ってリリース量が徐々に減少するが，その程度に c^* の前後での大きな変動はみられなかった[10]。一方，キサンタンガムにローカストビーンガム（論文中では carob）を混合した水溶液（キサンタンガム：ローカストビーンガム = 80：20 と 50：50）では，混合水溶液の c^*（0.01%）以上になると急激にリリース量が減少する[10]。このことから，ローカストビーンガムの水溶液中のランダムコイル構造とそれに伴う粘度上昇が，limonene のリリースを抑える効果のあることが

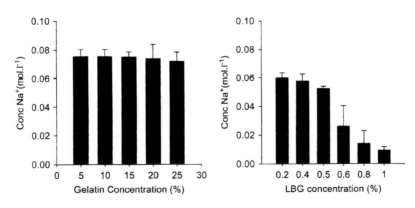

図1 ゼラチン（左）およびローカストビーンガム（右）水溶液からのナトリウムイオンのリリース[9]
40℃にて測定（Copyright©2007 Elsevier Ltd.）

確認できる。キサンタンガムにグアーガムを混合した水溶液（50：50）からのlimoneneのリリースをキサンタンガム単独の水溶液と比べると，多糖類濃度0〜0.05％の範囲では両者の間に相違はなく，グアーガムの添加はリリースに影響しにくいことが示されている[10]。

各種のデンプン（小麦デンプン4.90〜6.70％w/w，ワキシーコーンデンプン1.81〜3.80％w/w，修飾ワキシーコーンデンプン2.70〜4.20％w/w）水溶液と，ランダムコイル構造を有するヒドロキシプロピルメチルセルロース（HPMC，0.80〜1.90％w/w）に食塩（0.5％w/w）とバジル香料（0.05％）を添加した試料を用いた実験では，5％小麦粉デンプン水溶液（ずり速度$50s^{-1}$の時の粘度$\eta_{50}=100$mPa s，60℃にて測定）における'塩味'および'バジル香'を基準の100とし，各試料における知覚強度を官能評価した[11]。その結果，デンプン水溶液の粘度増加にともなう'塩味'知覚強度の低下は小さい傾向にあったのに対し，HPMCにおける知覚強度はいずれの粘度においても約60以下となった（$p<0.05$）[11]。これにはHPMCのc^*が影響していると考えられている。この時，'バジル香'の知覚強度は，小麦粉デンプンにおいて有意に減少した（$p<0.05$）が，その程度はわずかであり，また，HPMCにおける減少程度は統計的に影響を検出するには至らなかった[11]。

3 嗜好飲料からのフレーバーリリース

3.1 モデル水溶液[12]

嗜好飲料のモデル水溶液を用いた実験では，酸味化合物（乳酸0〜2.63mL/Lおよびクエン酸0〜1.5g/L）と甘味化合物（ブドウ糖0〜150g/Lと果糖0〜64g/L）の混合水溶液に，いずれもレモン香を呈するcitralとlimonene（2.5ppmおよび10ppmの2段階濃度）を溶解させ，ヘッドスペース中のリリース量をAPCI-MSで測定した（citralを示すm/z153とlimoneneを示すm/z136.7）。そして，クエン酸（0.75g/L）とブドウ糖（20g/L）混合液にcitralとlimoneneをそれぞれ2.5ppm添加した水溶液を基準液としてパネリストに与え，基準液の'citrus-like（柑橘様）'フレーバーの強度を100とし，各試料の知覚強度をパネリストにより評価させた。その結果得られたのが，図2に示す知覚強度の予測線である。いずれのグラフも，縦軸で示される酸味化合物濃度が増加すると，柑橘様フレーバーは増す傾向にあるが，その程度は，横軸で示されている甘味化合物濃度に影響されている。この時の，citralとlimoneneのヘッドスペース濃度はいずれの試料においても有意な差が無かったことから，柑橘様フレーバーの知覚は，香気化合物の濃度ではなく，酸味−甘味の相互作用による影響の方が主であることが認められた。

3.2 コーヒー

エスプレッソコーヒーと缶入りコーヒーのヘッドスペースに含まれる99種の香気化合物がSPME抽出とGC-MSにより分析され，化合物のリリース量がショ糖添加と無添加で異なることが報告された[13]。そして，コーヒーに添加された糖類（ショ糖，果糖，乳糖，ブドウ糖）の種類

第3章　液状食品からのフレーバーリリース

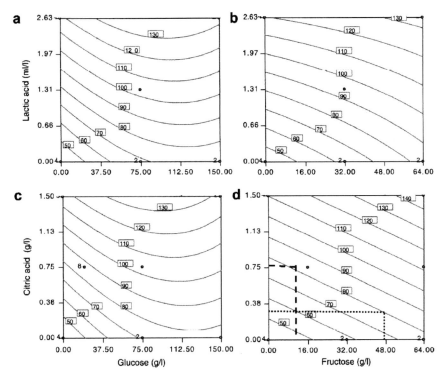

a – model LG (lactic acid/glucose), b – model LF (lactic acid/fructose), c – model CG (citric acid/glucose), d – model CF (citric acid/fructose)

図2　柑橘フレーバーモデルの予測等知覚強度線[12]

それぞれの等強度線は一つの知覚強度を示す。知覚強度80は，クエン酸0.75g/L＋果糖13g/L混合（d図中----），または，クエン酸0.34g/L＋48g/L果糖混合（……）のどちらでも得ることができる。（Copyright©2007 Elsevier Ltd.）

によっても影響を受けたこと，およびリリース量は増加する場合と減少する場合の両方が認められ，香気化合物によって異なったことが報告されている[13]。

6種のエスプレッソコーヒーのフレーバーについて，カップ上部の香気としてヘッドスペースを測定し，また，喫飲時のパネリスト鼻腔内の香気をPTR-MSにより測定すると同時に，パネリストの知覚表現をTDS法によって採取した研究では，エスプレッソ調製時に液面に浮かぶ泡（イタリア語でcrema）が適量だと，好ましいにおいと知覚されるが，この泡が増えると，飲み進むうちに最も主として感じられる感覚表現が'ロースト感'になると報告されている[14]。そして，このロースト感の増加が，鼻腔における2-methylfuranの増加と相同性を示すこともつきとめられたが，直接の原因物質かどうかは今後の検討が必要である[14]。

4種のコーヒー（アメリカン，カフェ・ナポリターナ，モカ，エスプレッソ）の香気化合物リリースにおいて，ひと口の分量を25mL以下と想定した動的ヘッドスペースをSPMEで測定すると，アルデヒド化合物のリリース量が減少し，一方，β-damasceneと4-vinylguaiacolのリリース量が増加すると報告されている[15]。

3.3 炭酸飲料

炭酸飲料は二酸化炭素を飲料液に添加して製造され,二酸化炭素は飲料水溶液内で水と反応して炭酸となる(式3)。炭酸が舌の上皮組織に浸透すると,上皮組織内に存在する炭酸脱水素酵素(Carbonic anhydrase,別称,亜鉛酵素)が働き,

$$CO_2 + H_2O \rightarrow H_2CO_3 \rightarrow H^+ + HCO_3^- \tag{3}$$
$$\uparrow 酵素$$

水素イオン(H^+)と炭酸水素イオン(HCO_3^-)が生成され,この2イオンが三叉神経に作用することで'シュワシュワ感'をもたらす。

1%w/wショ糖水溶液に5g/Lの二酸化炭素を添加し,ミントフレーバー(0.4%w/w,(Z)-hex-3-en-1-ol, menthol, menthone混合物)を加えた試料をモデル炭酸飲料として,喫飲時の鼻腔における香気化合物をPTR-MSにより測定した結果,二酸化炭素無添加試料に比べてmenthone($m/z=155$)とmenthol($m/z=139$)は有意に増加し,官能評価においても香気強度は有意に増加した[16]。

人工喉をPTR-MSに連結して測定した実験でも,同様に二酸化炭素を添加すると無添加の試料に比べて香気化合物のリリースが増加することが報告されており,揮発性が高く,より疎水性の香気化合物ほどその傾向が顕著であった[17]。

3.4 アルコール飲料

アルコール飲料は高濃度のエタノールを含み,喫飲時の香気化合物リリースが製品の評価に強く影響する食品である。

エタノール濃度が40%v/vのウォッカを2倍に希釈してパネリストに与えたとき,鼻腔内の香気化合物量をPTR-MSにより測定し,同時にTDS法により知覚表現を採取したところ,嚥下しない状態に比べて,嚥下後の知覚表現はより複雑になり,嚥下時にはアルコール感が強く示された[18]。

5～40%v/vのエタノール水溶液に10種類のエステル化合物を添加したモデルアルコール飲料を調製し,そのヘッドスペースをSPME抽出してGC分析し,アルコール飲料からのリリース量の予測式も導かれている[19]。

3.5 オレンジジュース[20]

オレンジジュースは,オレンジ精油が水相に分散しているエマルションである。オレンジ精油(10～14%w/w)を含む水相に,アラビアガム(13～20%w/w)およびキサンタンガム(0.3～0.5%w/w)を添加し,安息香酸ナトリウム(0.1%w/w),ソルビン酸カリウム(0.1%w/w),クエン酸(0.4%w/w)を混合したモデルオレンジジュースからの香気化合物(β-pinene, octanal, linalool)リリースをヘッドスペース法により測定した結果,リリース量は増粘多糖類

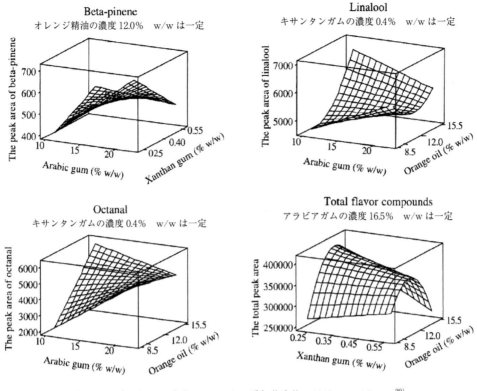

図3 モデルオレンジジュースからの香気化合物のリリースパターン[20]
(Copyright©2007 Elsevier Ltd.)

の濃度および精油濃度に依存することが報告されている（図3）。

4 さいごに

フレーバーリリースは，食品試料の成分組成および物性特性，香気化合物の種類，リリース環境の状況（温度，空気流，*in vitro*, *in vivo*）によって大きく影響を受けることから，さまざまな条件下での網羅的なデータ構築を今後進めていく必要がある。いろいろな分野の研究者に参入してもらい，今後の研究が発展することを望む。

文　献

1) R. M. Pangborn and A. S. Szczesniak, *J. Text. Studies*, **4**, 467 (1974)
2) A. Hansel *et al.*, International *J. Mass Spectrometry and Ion Processes*, **149/150**, 609 (1995)

3) W. Lindinger *et al.*, UK patent GB2324406A (1998)
4) R. S. T. Linforth and A. J. Taylor, "Flavour Science: Recent Development" eds. by A. J. Taylor and D. S. Mottram, The Royal Society of Chemistry, Bodmin, UK, 361 (1996)
5) R. S. T. Linforth and A. J. Taylor, Eur. Patent EP 0819937A2 (1998)
6) N. Pineau *et al.*, "In Fifth Pangborn, symposium", 121 (2003)
7) N. Pineau *et al.*, *Food Quality and Preference*, **20**, 450 (2009)
8) N. Pineau *et al.*, *Food Quality and Preference*, **26**, 159 (2012)
9) A. Koliandris *et al.*, *Food Hydrocolloids*, **22**, 623 (2008)
10) S. Secouard *et al.*, *Food Hydrocolloids*, **21**, 1237 (2007)
11) A. Ferry *et al.*, *Food Hydrocolloids*, **20**, 855 (2006)
12) L. Hewson *et al.*, *Food Quality and Preference*, **19**, 323 (2008)
13) P. Piccone *et al.*, *J. Mass Spectrom.*, **47**, 1120 (2012)
14) D. Barron *et al.*, *Food Funct.*, **3**, 923 (2012)
15) A. Genovese *et al.*, *Food Research International*, **61**, 100 (2014)
16) A. Sain-Eve *et al.*, *Food Quality and preference*, **21**, 1026 (2010)
17) M. A. Pozo-Bayon *et al.*, *Flavour Fragr. J.*, **24**, 226 (2009)
18) I. Déléris *et al.*, *Chemical Senses*, **36**, 701 (2011)
19) K. Shuh-Wen *et al.*, *J. Food Sci.*, **71**, C61 (2012)
20) H. Mirhosseini *et al.*, *Food Chem.*, **107**, 1161 (2008)

第4章　寒天ゲルのサイズと咀嚼・嚥下特性との関係

森髙初惠[*]

1　はじめに

　ヒトが食物を摂取し，栄養素を体内に取り込むためには咀嚼・嚥下することが必要不可欠である。咀嚼とは摂取した食物を口腔内で破砕し，唾液と混合することで嚥下に最適な食塊を形成する過程である[1,2]。咀嚼を行うためには歯の他，顔面や顎などの筋肉が必要となる[1]。嚥下過程においては，舌圧により食塊は口腔から咽頭へと移送され[3]，喉頭が挙上することにより生じる陰圧によって食道へと送り込まれる。咀嚼による食塊の形成と嚥下過程は密接に関わっている。食品のサイズと食塊の形成および嚥下との関係を究明することは，食べやすさを追求する食品開発の上でも重要な課題であるといえる。

2　摂食前食品サイズと食塊中の食片サイズ分布[4,5]

　本報告のすべての項目において，試料は 4g の寒天ゲルを被験者が規定の回数咀嚼した食塊あるいは食塊中の食片サイズとした。4g の一辺 3.5mm 立方体ゲル（3.5mm ゲル）と一辺 15mm 立方体ゲル（15mm ゲル）を 0〜10 回咀嚼すると，食片数は咀嚼回数の増加に対してほぼ比例的に増加する。同一咀嚼回数での食片数は 3.5mm ゲルで多くなるが，咀嚼回数の増加に伴う食片数の増加率は 15mm ゲルで大きくなる。同様に 4g ゲルの 1〜10 回咀嚼において，少ない咀嚼回数の食塊中の総食片数（N_T）に対する各食片サイズ数（n_s）の割合（$n_s/N_T \times 100$）は，15mm ゲルでは小さいサイズ領域にも分布がみられる幅広い食片サイズ分布となる（図 1a，b）。一方，3.5mm ゲルでは咀嚼回数の少ない場合には，サイズ分布は単分散サイズと見なせる正規分布に近い形状となる。咀嚼回数が増加すると，3.5mm ゲルの食片サイズ分布は 15mm ゲルの食片サイズ分布と類似した分布へと変化する（図 1c）。さらに，咀嚼回数の多い 30 回咀嚼の 1 万個の食片では，両サイズゲルの食片サイズは類似した分布となる（図 1d）。しかし，10 回咀嚼あるいは 30 回咀嚼でも中間サイズ領域において，3.5mm ゲルの食片数は 15mm ゲルと比較して多い。また，小さい食片サイズ領域の食片数は 15mm ゲル＞3.5mm ゲルであり，咀嚼回数が多くても 3.5mm ゲルの食片サイズおよび食片数は咀嚼による影響を 15mm ゲルよりも受けにくい。

---

　[*]　Hatsue Moritaka　昭和女子大学　大学院生活機構研究科　教授

食品ハイドロコロイドの開発と応用 II

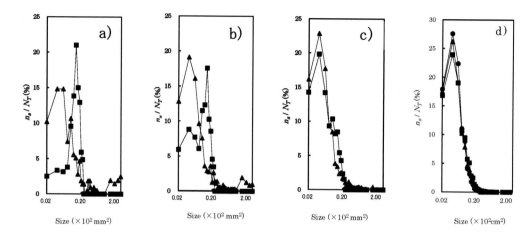

図1 咀嚼回数の異なる食塊中の食片のサイズ分布[4,5]
a) 1回咀嚼，b) 3回咀嚼，c) 10回咀嚼，d) 30回咀嚼，■：3.5mm ゲル，▲：15mm ゲル

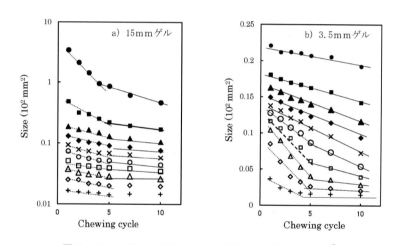

図2 15mm ゲルと 3.5mm ゲルの平均サイズと咀嚼回数[4]
●：Gp1，■：Gp2，▲：Gp3，◆：Gp4，×：Gp5，○：Gp6，□：Gp7，△：Gp8，◇：Gp9，＋：Gp10

3 10グループ分割の平均サイズ[4]

図2は，4gゲルの咀嚼後食片を大きいサイズから順に並べ，10グループ（Gp1＞‥＞Gp10）に分割して求めた平均サイズである。15mm ゲルではどの Gp も咀嚼4〜5回を境に，食片サイズの指数的減少が変化するクロスオーバー構造が認められる（図2a）。15mm ゲルの1〜4, 5回の少ない咀嚼回数での指数的減少を示す傾きの絶対値は，多い咀嚼回数の領域における傾きの絶対値よりも大きく，咀嚼の初期段階では後期段階よりも効果的に破壊されることが示唆される。また，15mm ゲルの最も大きい食片サイズ Gp1 の初期の咀嚼段階では，咀嚼回数の増加に伴う食片サイズの指数的減少が全 Gp 中で最も大きく，咀嚼による破壊の影響を強く受けるが，反対

180

に大きい Gp 番号における多い咀嚼回数の領域では，その影響は極めて小さい。

3.5mm ゲルでは，小さい食片サイズの Gp6〜10 のみでクロスオーバー構造が認められる（図2b）。また，3.5mm ゲルの咀嚼回数の少ない領域では，Gp10 を除き Gp 番号が増加すると，食片サイズの減少率を示す回帰線の傾きは大きくなり，15mm ゲルとは全く逆の傾向を示す。反対に，3.5mm ゲルの咀嚼回数の多い領域では，Gp 番号の増加に伴い食片サイズの減少率は小さくなり，15mm ゲルと同様の傾向を示す。これは，3.5mm ゲルにおいては食片サイズの分散が Gp1〜5 では小さかったものが，Gp6〜10 では大きくなることによるためである。

4 咀嚼過程のモデル化 [5]

破壊はそれ以前の破壊の影響を受けて次の破壊が行われる場合には対数正規分布に適合し，各破壊のステージが完全にランダムな連続破壊現象である場合には累積指数分布に適合することが報告されている[6〜8]。対数正規分布へのフィッティングには次式が用いられる[6,7]。

$$N_{\ln}(s) = (N_T/2)[1 - \mathrm{erf}\{\log(s/s_a)/(\sqrt{2}\sigma)\}] \tag{1}$$

$$\mathrm{erf}(x) \equiv (2/\sqrt{\pi})\int_0^x \exp(-y^2)dy \tag{2}$$

ここで，$N_{\ln}(s)$ は累積サイズ分布関数，N_T は食片総数，s は表面積サイズ，s_a は表面積サイズの平均値に関連したパラメータ，$\mathrm{erf}(x)$ は誤差関数，σ は分散に関連したパラメータである。

15mm ゲルの 5 回咀嚼では食片サイズの大きい領域で対数正規分布の実線よりも大きく膨らんで外れるが，30 回咀嚼ではより良く適合する（図3）。膨らんでいる部分は累積指数分布へ適合する。したがって，15mm ゲルの咀嚼による破壊は，小さい食片サイズではそれ以前の咀嚼によ

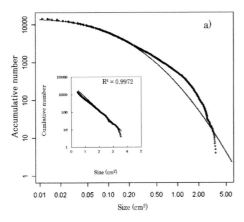
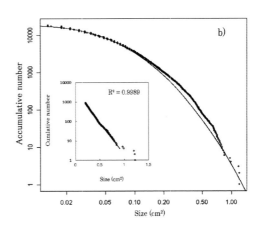

図3　15mm ゲルの対数正規分布関数へのフィッティング[5]
a）5 回咀嚼，b）30 回咀嚼

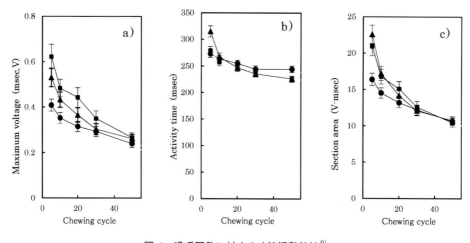

図4 咀嚼回数に対する咬筋活動特性[9]
●:破砕ゲル, ■:3.5mmゲル, ▲:15mmゲル

る破壊の影響を受けて破壊され，大きい食片サイズでは各破壊の段階において完全にランダムに破壊される2層性の過程からなることが示唆される。一方，3.5mmゲルでは，咀嚼過程は15mmゲルとは理論的に異なり，各破片が独立して破壊されるため，対数正規分布への適用はできない。

5 咀嚼時の咬筋活動量[9]

3.5mmゲルと15mmゲルの咬筋活動強度を示すピーク値は咀嚼回数の増加に伴い低下するが（図4a），5〜30回咀嚼では3.5mmゲルの咬筋のピーク値は15mmゲルよりも大きく，さらに50回咀嚼では同程度となり，ゲルの形状により咬筋の活動強度は異なる。なお，ピーク値は左右咬筋の平均測定値の和を咀嚼回数で除した値である。同様に求めた咬筋活動時間は，5回咀嚼では15mmゲルが3.5mmゲルよりも長く，両ゲル共に咀嚼回数の増加に伴い短くなる（図4b）。咬筋区間面積は両ゲル共に咀嚼回数の増加に伴い小さくなる（図4c）。5回咀嚼では15mmゲルが3.5mmゲルよりも大きいが，20回咀嚼では3.5mmゲルが15mmゲルと逆転し，50回咀嚼になると両ゲル間に有意差はみられなくなる。3.5mmゲルでは咀嚼回数が増加しても咬筋区間面積の低下は緩慢であり，15mmゲルでは低下が顕著である。

6 咀嚼終了から嚥下までの時間[9]

咀嚼終了から嚥下までの時間は，両ゲルともに咀嚼回数の増加に伴い短くなる（図5）。咀嚼終了から嚥下までの時間は5回咀嚼では両ゲルで同程度である。10回目の咀嚼で15mmゲルで

第4章　寒天ゲルのサイズと咀嚼・嚥下特性との関係

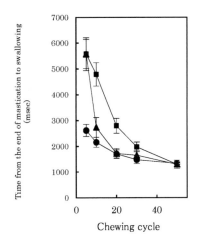

図5　咀嚼回数に対する咀嚼終了から嚥下までの時間[9]
●：破砕ゲル，■：3.5mmゲル，▲：15mmゲル

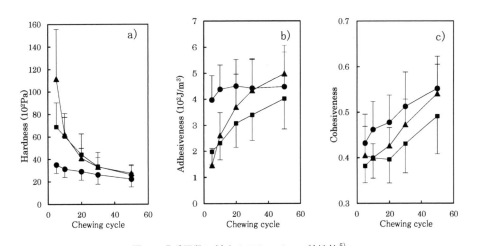

図6　咀嚼回数に対するテクスチャー特性値[5]
a) 硬さ，b) 付着性，c) 凝集性，●：破砕ゲル，■：3.5mmゲル，▲：15mmゲル

は顕著に低下するが，3.5mmゲルは20回咀嚼まで他のゲルよりも長い。これは，15mmゲルでは咀嚼よる破壊が効率的に行われて，まとまりやすくなるが，3.5mmゲルでは咀嚼による破壊の影響を受けにくく，まとまりにくいためと考えられる。

7　テクスチャー特性[5]

硬さは両ゲルともに咀嚼回数の増加に伴い減少し，特に15mmゲルの咀嚼10回の低下は顕著である（図6a）。30回咀嚼以降では両ゲル間で有意な差はない。付着性は両ゲルともに咀嚼によ

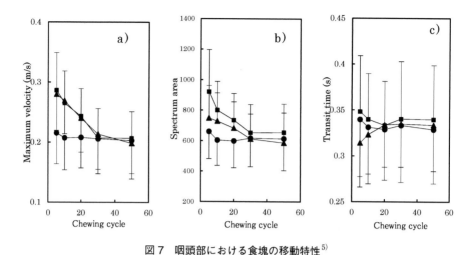

図7 咽頭部における食塊の移動特性[5]
a) 最大速度, b) スペクトル面積, c) 移動時間, ●破砕ゲル, ■3.5mmゲル, ▲15mmゲル

り上昇するが，3.5mmゲルでは20回咀嚼以上で15mmゲルよりも小さくなる（図6b）。凝集性は咀嚼回数の増加に伴い上昇するが，20回以上の咀嚼において3.5mmゲルは15mmゲルよりも有意に低くなる（図6c）。このように，3.5mmゲルは15mmゲルと比較して付着性や凝集性の低い食塊が形成されるが，このことには食片サイズの分布が深く関わっている。

8 咽頭部における食塊の移動特性[5]

両ゲルの咽頭部における食塊の最大速度および流速スペクトル面積は，咀嚼により低下する（図7a, b）。これは，咀嚼の増加に伴い食片サイズが小さくなり，付着性や凝集性が高まり，食塊がまとまりやすくなって，飲み込みやすくなり，嚥下力が弱まるためと考えられる。また，咽頭部の通過時間は5回咀嚼において15mmゲルで他のゲルより有意に短い（図7c）。これは，15mmゲルの5回咀嚼では大きな食片が残存するためと考えられる。

以上のように，咀嚼回数が少ない領域での3.5mmゲルの食塊の食片サイズ分布は正規分布に近い形状であり，一方，咀嚼回数が少ない領域での15mmゲルは，正規分布とは異なる幅広いサイズを持った分布である。ある領域を粒子で充填する場合，単分散粒子で充填するよりも，大小異なるサイズを持つ粒子で充填する方が，空間密度が高まることが知られている[10]。これは，粒子間の接触面積が大きくなることを意味しており，まとまりやすさと直結する。しかし，咀嚼回数の少ない15mmゲルでは，大きいサイズの食片により食塊の表面張力は小さくなる。このように，摂食前ゲルはサイズによって咀嚼や嚥下に異なった影響を及ぼすため，咀嚼・嚥下機能に適した食べやすさを追求するためには，今後さらなる検討が必要と考えられる。

第4章　寒天ゲルのサイズと咀嚼・嚥下特性との関係

文　　献

1) 窪田金次郎,日本咀嚼学会の目指すもの「咀嚼と健康」の追及,日本咀嚼学会雑誌,1, 1-2 (1991)
2) 笹本一茂,日本口腔・咽頭科学会誌,**12**, 1757183 (2000)
3) 舘村卓,嚥下,「食感創造ハンドブック」,第1版,西成勝好,大越ひろ,神山かおる,山本隆編,(サイエンスフォーラム,東京),p.65 (2005)
4) 北出晶美ほか,日本食品科学工学会誌,**60**, 554 (2013)
5) 北出晶美ほか,日本食品科学工学会誌,**59**, 369 (2012)
6) N. Kobayashi *et al.*, *J. Phys. Soc. Jpn.*, **75**, 083001 (2006)
7) N. Kobayashi *et al.*, *J. Phys. Soc. Jpn.*, **79**, 044801 (2010)
8) M. Matsushita *et al.*, *Bull. Fac. Sci. & Eng. Chuo Univ.*, **31**, 69 (1997)
9) 北出晶美ほか,日本食品科学工学会誌,**61**, 293 (2014)
10) S. Ishihara *et al.*, *Food Hydrocolloids*, **25**, 1210 (2011)

第5章 フレーバー成分の偏在が感覚強度と摂食挙動に及ぼす影響

船見孝博*

1 はじめに

　フレーバーとテクスチャーは食品のおいしさを決める二大要素である。フレーバーは香りと味から構成され，食品のテクスチャーおよびレオロジー特性によってフレーバーの感覚強度を調節できることが知られている。フレーバーとテクスチャーの関係について，液状およびペースト状食品では粘度の増加[1]，固形状および半固形状食品では破断応力によって表されるかたさの増加[2]によって，フレーバーの感覚強度が低下することが報告されている。固形状および半固形状食品では，破断歪みによって表される脆さの増加によってフレーバーの感覚強度が増加することも報告されている[1]。テクスチャーによる香りの感覚強度の変化は，香気成分の放出速度[3,4]，香気成分の放出量[5]，香りとテクスチャーの相互作用[6]，あるいはそれらの複合によって起こる。異なる感覚刺激が同時に存在すると，感覚間の相互作用によって一つの感覚強度が弱められる場合と強められる場合がある[7]。一方，食品におけるフレーバー成分の空間的偏在が感覚強度と摂食挙動に影響を及ぼすことが報告されており，本稿ではこの現象に関する基礎的知見ならびに産業的応用の可能性について概説する。

2 味成分の偏在が味の感覚強度と摂食挙動に及ぼす影響

　半固形状食品において，味成分の空間的偏在が甘味[7~9]や塩味[9~11]の感覚強度を増加させる。同様に液体では，不連続な味覚刺激が甘味[12,13]や塩味[14,15]の感覚強度を増加させる。これらは，連続的な味刺激によって起こる（比較的高濃度で起こりやすい）順応あるいは受容器の閾値上昇の抑制効果によるものと考えられている[16]。味成分の空間的偏在は味刺激への順応からの回復を促し，したがって摂食中の味の感覚強度が増加するものと考えられる。

　味の感覚強度がヒトの摂食挙動に及ぼす影響が，ゲル試料を用いた筋電位測定によって検討されている[17]。ゼラチンゲルの咀嚼回数および咬筋の筋活動量は，ゲル中のキニーネ（苦味の成分）濃度の増加によって減少することが示されている。また，これと同じ測定系を用いて，咀嚼時間が長く，咀嚼回数の多い被験者は苦味の感覚強度が高いことが示されている[18]。食塊形成段階においてゼラチンゲルが細かく破砕され，唾液との接触面積が増加することが，苦味の感覚強度が

* Takahiro Funami　三栄源エフ・エフ・アイ㈱　第一事業部　部長

第5章　フレーバー成分の偏在が感覚強度と摂食挙動に及ぼす影響

増加する原因と考えられる。

3　香気成分の偏在が香りの感覚強度と摂食挙動に及ぼす影響

　香りの感覚強度がヒトの摂食挙動に及ぼす影響が，ゲル試料を用いた筋電位測定によって検討されている[19]。咬筋と側頭筋の筋電位測定から，ゼラチンゲルの咀嚼回数および咀嚼速度のいずれも，ゲル中のアネトール（甘い香りの成分）濃度によって変化しないことが示されている。また，香気成分の食品からの放出パターンは，被験者による違いはあるものの，ヒトの摂食挙動，特に咀嚼挙動に依存することが知られている[20,21]。しかしながら，香気成分の放出がヒトの摂食行動に及ぼす影響については，味成分ほどは進んでおらずさらなる検討の余地がある。

　香気成分の空間的偏在について，我々の研究グループの最近の検討を紹介する[22,23]。一連の検討では，小さなキューブ状ゲルを連続相ゲル中に一定の割合（重量分率として50%）で分散させた，ゼリーインゼリーの構造を有するゲル試料を用いた。連続相ゲルと分散ゲルはいずれも同じゲル化剤製剤から調製される。連続相ゲルおよび分散ゲル中の香料濃度を調節することにより，ゲル試料全体としての香料濃度は同じであるが，香料の空間的偏在度が異なるゲル試料を調製することができる（図1）。香料はアップル系香料であり，すべてのゲル試料に甘味成分として砂糖を等しく添加した。これらのゲル試料は香気成分の偏在度が異なるのみでテクスチャーおよび力学的性質は等しい。いずれも咀嚼することなく，舌で潰せる程度のかたさであり，被験者は健常成人である。ヒトの摂食行動は筋電位測定と食塊分析（食塊の理化学測定）により，香りの感覚強度は官能評価により測定した。香料偏在度が高くなると香りの感覚強度が上昇し（図2），摂食中の舌骨上筋群の活動時間および活動量が増加した（図3）。一方，嚥下直前の食塊中に存在するゲル粒子の平均サイズが減少し，唾液含有量は増加した。同一のテクスチャーにおい

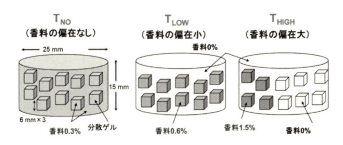

図1　香料の偏在度が異なるゲル試料（模式図）
ゲル試料は連続相ゲルと分散ゲルから構成され，いわゆるゼリーインゼリーの構造をもつ。連続相ゲルと分散ゲルのゲル化剤組成は同一であり，重量比は50：50。ゲル試料中の香料総濃度は偏在度によらず全て0.3%。T_{NO}：香料の偏在なしの試料。連続相ゲル，分散ゲルとも0.3%の香料を含む。T_{LOW}：香料の偏在小の試料。分散ゲルのみ0.6%の香料を含む（連続相ゲルは香料を含まない）。T_{HIGH}：香料の偏在大の試料。分散ゲルの40%のみ1.5%の香料を含む（分散ゲルの60%および連続相ゲルは香料を含まない）。

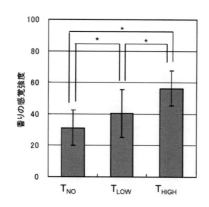

図2 ゲル試料摂食時の香りの感覚強度
6名の被験者（平均年齢32.0歳）による官能評価を，VAS法により実施。
＊：有意水準5%で有意差あり。

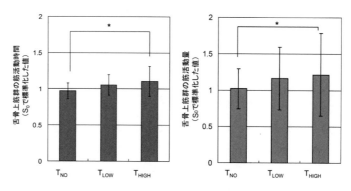

図3 ゲル試料摂食時の筋電位測定値
官能評価と同じ被験者で実施。舌骨上筋群の活動時間と活動量を測定。いずれの値も基準ゲル S_0（連続相ゲルのみからなるバルクゲルで，香料を含まない）で標準化し，個人差を最小化。
＊：有意水準5%で有意差あり。

て，香気成分の偏在によって香りの感覚強度を増加し，ヒトの摂食行動を亢進できる可能性が示唆された。

　これらの続報として，種々の香料偏在度において，テクスチャー（食感的なかたさ）が香りの感覚強度およびヒトの摂食行動に及ぼす影響が検討されている[24]。香料はセイボリー（香辛料）系の香料であり，すべてのゲル試料に塩味成分として食塩を等しく添加した。先ほどと同様，ゲル試料は咀嚼する必要なく，舌で潰せる程度のかたさである。ヒトの摂食行動は筋電位測定により，香り（ペッパー香）と味（塩味）の感覚強度は官能評価により測定した。いずれの香料偏在度においても，食感的なかたさの増加に従ってフレーバー（香りと味）の感覚強度が低下し，摂食中の舌骨上筋群の活動時間および活動量が増加した。これらの傾向は香料偏在度が小さいほど

第5章 フレーバー成分の偏在が感覚強度と摂食挙動に及ぼす影響

顕著であった。食感的なかたさの増加によって起こる摂食エフォートの増加が，香気成分の偏在によって抑制できる可能性が示唆された。

4 フレーバー成分の偏在の産業的応用

高齢者食では，野菜，魚，肉などの惣菜類はきざみ食として，あるいはきざみ食にとろみをつけた状態で提供される場合が多い。惣菜をきざみ食とした場合，食塊のまとまり感が低下し，口腔内に残渣が残ることがある。また，きざみ食では摂食エフォート（咀嚼に要するエネルギー）がむしろ大きくなるという報告もある[25]。これらの課題を解決するため，均質化した食材（例えばペースト）をゼリー状に成形した食品が開発され，テクスチャーや風味のバリエーション化によって製品のラインナップが増加している。このような（単層の）ゼリー状食品は構造が均一であり，食べやすいという反面，食材が本来もつテクスチャーやフレーバー，そしてそれらが織り成す相乗効果を十分に感じることができない場合がある。カットゼリー入りゼリーの製造技術を用い，おいしさと食べやすさを両立する新規な惣菜ゼリー（常温流通）が開発されている。フレーバー成分の偏在だけでなく，常食に近い外観という観点でも新たな食開発のコンセプトとなる。

カットゼリー入りゼリー用のゲル化剤製剤として，サンサポート®G-1024（ジェランガム，カラギナン，マンナンを含むゲル化剤製剤）とサンサポート®G-1026（寒天，ローカストビーンガム，キサンタンガムを含むゲル化剤製剤）を使用する。これらのゲル化剤製剤を使用することにより，具材を固めたゼリーが，連続相である調味ゼリー中に分散したゼリー状食品を調製できる。肉じゃがゼリー，きんぴらごぼうゼリー，うどんゼリーはこの技術を応用したレトルト惣菜ゼリーである[26]（図4）。

サンサポート®G-1024はカットゼリー用のゲル化剤製剤で，耐熱性が高く，例えば121℃で20分間のレトルト殺菌を行った場合でもゼリーが溶け出すことがない。そのため，カットゼリーの形や大きさを任意に調整することができる。やや脆いテクスチャーであるが，口中で食塊がばらけることがない。一方，サンサポート®G-1026は外側の連続相ゼリー用のゲル化剤製剤である。外側の連続相ゼリーは醤油や調味料等で味付けをするが，サンサポート®G-1026は食塩含

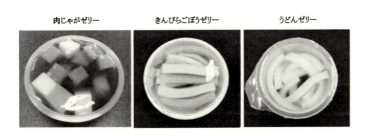

図4 惣菜ゼリー（常温流通）
摂食中にテクスチャーやフレーバーの変化を感じることができるだけでなく，見た目も常食に近い。

量が高い系でもゲル化能が低下しないという特徴がある。弾力と脆さのバランスをとったテクスチャーであり，カットゼリーとのテクスチャーの違いを感じることができる。また，サンサポート®G-1024 およびサンサポート®G-1026 を使用したゼリーは，いずれも 60℃で 30〜60 分間保持しても形状を保つため，温かい状態でも提供できる。耐熱性という意味でゼラチンよりも優れた特性を示す。いずれの惣菜ゼリーも舌で潰せる程度のかたさであり，容易に食塊を形成できる（飲み込める状態になる）。また，「えん下困難者用食品」の許可基準Ⅲおよび UDF（ユニバーサルデザインフード）区分3に相当する。カットゼリーと外側の連続相ゼリーはスプーンですくった際にゼリー同士が分離することなく，同時にすくえるため，摂食時の利便性も確保されている。また，基本処方をベースに，カロリーやミネラル，食物繊維を増量するなど，目的にあわせて栄養成分をコントロールすることもできる。

5 おわりに

テクスチャーを変えることなく，味成分や香気成分を食品中に偏在させることで味や香りを強く感じさせることができるとともに，摂食行動を亢進できる可能性がある。これらの知見は新しい食開発，特に高齢者食や介護食の開発に有効であると考えられる。

文　献

1) E. R. Morris, Rheological and organoleptic properties of food hydrocolloids. In K. Nishinari, & E. Doi (eds.), Food Hydrocolloids, Structures, Properties, and Functions, pp. 201-210, New York, Plenum Press (1993)
2) R. Clark, Influence of hydrocolloids on flavour release and sensory-instrumental correlations. In G. O. Phillips, & P. A. Williams (eds.), Gums and stabilizers for the food industry 11, pp. 217-224, Cambridge, Royal Society of Chemistry (2002)
3) I. Baek *et al.*, *Chem Senses*, **24**, 155 (1999)
4) A. B. Boland *et al.*, *Food Chem.*, **96**, 452 (2006)
5) M. Repoux *et al.*, *Flavour Fragr. J.*, **27**, 414 (2012)
6) K. G. C. Weel *et al.*, *J. Agric. Food Chem.*, **50**, 5149 (2002)
7) A. C. Mosca *et al.*, *Food Qual. Prefer.*, **21**, 837 (2010)
8) K. Holm *et al.*, *Food Hydrocolloids*, **23**, 2388 (2009)
9) A. C. Mosca *et al.*, *Food Qual. Prefer.*, **28**, 182 (2013)
10) M. W. J. Noort *et al.*, *J. Cereal Sci.*, **52**, 378 (2010)
11) M. W. J. Noort *et al.*, *J. Cereal Sci.*, **55**, 218 (2012)
12) K. M. M. Burseg *et al.*, *Physiol Behav.*, **100**, 327 (2010)

第5章 フレーバー成分の偏在が感覚強度と摂食挙動に及ぼす影響

13) K. M. M. Burseg et al., *Physiol. Behav.*, **101**, 726 (2010)
14) H. L. Meiselman and B. P. Halpern, *Physiol. Behav.*, **11**, 713 (1973)
15) J. L. H. C. Busch et al., *Chem. Senses*, **34**, 341 (2009)
16) H. L. Meiselman, *CRC Crit. Rev. Food Technol.*, **3**, 89 (1972)
17) E. Neyraud et al., *J. Dent. Res.*, **84**, 250 (2005)
18) M. Alfonso et al., *J. Sens. Stud.*, **17**, 193 (2002)
19) J. C. Sprunt et al., *Food Qual. Prefer.*, **13**, 47 (2002)
20) M. Hodgson et al., *J. Agric. Food Chem.*, **51**, 5052 (2003)
21) E. Pionnier et al., *J. Agric. Food Chem.*, **52**, 557 (2004)
22) S. Nakao et al., *J. Texture Stud.*, **44**, 289 (2013)
23) S. Nakao et al., *Food Sci. Technol. Res.*, **19**, 675 (2013)
24) T. Funami et al., *Food Hydrocolloids* (Submitted)
25) K. Kohyama et al., *Food Qual. Prefer.*, **18**, 313 (2007)
26) 冨田千尋, 船見孝博, FFIジャーナル, **217**, 198 (2012)

第6章　塩味・うま味増強香気成分による嗜好性の増強

下田満哉*

1　はじめに

　加工食品や外食への依存度は豊かさのバロメーターと考えることができるが，外食への依存度が高まるにつれて食による健康維持が食品産業界に委ねられる割合が高くなることを意味する。食品業界は国民に対して，美味しく，健康的で，適切な栄養価を有する食品を提供するよう努力しなければならないのは言うまでもない。しかしながら，この三つの条件を同時に満たすことが困難なケースもあることは事実である。そうであるからこそ，偏食を避けることの重要性が認識されてきたのではないだろうか。

　実は，偏食のない食生活によっても解決できない問題がある。それは食塩摂取に関してみることができる。食塩の呈する塩味を私たちは必要以上に好むということである。塩味が美味しさを引き立てることは周知のとおりである。WHOは生活習慣病の発症予防の観点から，一日当たりの食塩摂取量として5g未満を推奨している（WHO2007）。一方，我が国の食塩摂取量は健康志向の高まりとともに年々減少傾向にあるものの，未だ平均10.6g（成人男性11.4g，成人女性9.8g）の食塩を摂取しているのが現状である（2010年現在）。我が国の食生活を考えるとき，WHOの摂取基準を直ちに国内に適用すると混乱を招く恐れがあることから，現状においては男性9.0g，女性7.5g未満を厚生労働省は推奨している。

　加工食品や外食産業で食塩が積極的に使用される理由は，①食塩の静菌作用に基づく保存性の向上，②タンパク質の溶解性，すなわちゲル化特性の向上，そして③消費者の強い食塩嗜好にある。食品加工において食塩が如何に重要であり，減塩が如何に難しいかは，Roger Clemensの「それ（減塩）が，もし可能であるならば，30年も前にそうしている」という言葉によく現れている[1]。

　問題は，我々の食塩嗜好を満足させるために過剰の食塩を使用しているのが現状だが，嗜好の問題ならばフレーバーによる塩味増強は有効な対策となりうるのではないだろうか。従来から味覚（呈味成分）と嗅覚（香気成分）は食科学において明確に区別して取り扱われてきたが，実際の食事において両感覚は統合され"食の嗜好性に係わる化学感覚"として機能しているのではないだろうか。これまでも食品開発の決め手として機能してきた食品香料の重要性に疑問の余地はないが，これに新たな視点を加えたいというのが本稿の目的である。

＊　Mitsuya Shimoda　九州大学　農学研究院　食料化学工学講座　教授

第6章　塩味・うま味増強香気成分による嗜好性の増強

$$味_1(flavor) = 味_2(taste) + 香り(retronasal\ aroma)$$

図1　日本語における"味"の意味するもの

2　オルソネーザルとレトロネーザル[2]

香気成分は，揮発性の高低はあっても気体分子として気流に乗って鼻腔に運ばれ，嗅粘膜を介して嗅球に到達する。香気成分が鼻腔に流入する方法として二つの経路がある。一つは鼻先から空気を吸引し外界に漂う揮発性成分を鼻腔に取り込むことにより感じられる香り，食品分野では「たち香」と呼ばれている。もう一つは，食物を咀嚼中に呼気が喉越しから鼻腔に抜けることにより感じられる香り，いわゆる「あと香」がある。前者をオルソネーザル香（orthonasal odor），後者をレトロネーザル香（retronasal odor）と呼んで区別している。シャンプーや石鹸，そして化粧品などの生活用品においてはオルソネーザルが，食品ではレトロネーザルがより重要な役割を担っているようだ。生活用品の香りをフレグランス（fragrance）と呼び，食品の香りをフレーバー（flavor）と呼んで区別してきたこととも一部関係していると考える。すなわち，体の外に存在して気分を良くする匂いと口腔中（体の中）に存在しておいしさを連想させる匂いは，全く別物といって良いくらい匂い特性が異なる。

食物を咀嚼中に感じる化学感覚（嗅覚と味覚）を風味（flavor）というが，食物を咀嚼中にはわれわれはその香りを特別に認識することはないように思う。その意味においても，最近風味という言葉の使用頻度は下がっているような気がする。なぜなら，図1に示すように，われわれは味$_2$（taste）と香り（retronasal aroma）をあわせて味$_1$（flavor）と呼んでいるからである。

私たちは，牛肉と豚肉の味が違うことを知っているが，味覚は甘味，酸味，塩味，苦味，うま味のみを感じる感覚とすると，この味の違いはどこから来るのだろうか。実は，これはレトロネーザル匂いの寄与によると考えられるが，これを証明するのは容易いことではないように思われる。

3　味と匂いの連携応答

バニラの香りのする紅茶は甘く感じ，レモンの香りのする紅茶から酸味を感じる。近年，flavor tea を楽しむ機会が増えたが，同様の体験をお持ちの方は多いと思う。これまで著者はこれを単に「錯覚」と考えていたのだが，心理学者の坂井氏は共感覚という現象で説明している[3]。共感覚とは，ある刺激に対して通常の感覚だけでなく，異なる種類の感覚をも生じさせる一部のヒトに見られる特殊な知覚現象として説明される。共感覚には，音に色が見える。数に色が見える。形に味を感じる。などなどいろんなタイプが知られている。香りの質を表現するために，われわれは非常に苦労する。香りを表現する言葉がないからである。甘い香り，酸っぱい香り，新

193

鮮な香り，重い香り，軽やかな香りなど共感覚を頼りに使用している言葉が多いのに驚かされる。いうまでもなく，著者は心理学に関してまったくの素人だが，共感覚が一部のヒトにみられる特殊な知覚現象といわれるのに対して，香りに関する表現用語に対しては多くのヒトが共通の認識を抱いているのは興味深いことである。ここが心理学の分野で研究されてきた共感覚と異なる点だと思われる。25年以上前，私は醤油の香りが塩味を強く連想させるとの実感から，食品科学系の学会で「塩辛い香り」という言葉を使って醤油の香りを説明しようとした。すると講演会場内の多くの方々から「塩辛い香り」とはどんな香りなのかという質問を矢継ぎ早に受けたことが思い出される。いうまでもなく食塩には揮発性がなく，匂いがしないので，「塩辛い香り」は理解できないという訳である。現在では，国際誌においても salty odor あるいは salty aroma という言葉が注釈なしに使用されるようになっている。これは塩辛い香りを普遍的に共感覚として受け入れることができることの証左と考えることができるのではないだろうか。

坂井氏によると，嗅覚は味覚や触覚などの近感覚（視覚や聴覚の遠感覚に対応する概念）の外在化したものであると推測している。すなわち，嗅覚は味覚や触覚で感じられる対象物の特性を，その対象物と接触することなしに感じることを可能にする感覚という訳である。例えば，食物が離れたところにあってもその食物の特性を認識することができれば他の動物よりもその食物を食べることができる確率が高く，生存に有利に働く。

味と匂いの間で共感覚を引き起こす脳の仕組みについて最近重要なことが判ってきた。嗅覚と味覚の感覚情報の混線に関しては，functional magnetic resonance imaging（fMRI）や magneto encephalography（MEG）を用いた脳計測実験によりバナナやバニラの香りの刺激により第一次味覚野が応答することが観測されている[4]。さらに，嗅覚と味覚の混線は，第一次感覚野にとどまらず，大脳の深部にある大脳辺縁系に属する扁桃体と呼ばれる部位や額や眉の奥に存在する眼窩前頭皮質などに位置する細胞に，嗅覚と味覚の両方に応答するものがあることがヒトにおいても確認されている[5]。このことは錯覚とか共感覚とかいう以上に，味覚と嗅覚が連携して応答するメカニズムが脳内に形成されていることを示唆しているのではないだろうか。

4　J. Lim と M. B. Johnson の実験[6]

レトロネーザル匂いを私たちはどのように感じているのだろうか。J. Lim と M. B. Johnson が行った研究を紹介する。彼らは，甘い匂いの代表としてバニリンを，塩味を連想させる匂いとして醤油フレーバーを用いて，被験者（パネル）はどこで匂い（あるいは味）を感じるのかを明らかにしようとした。

4.1　実験

図2に示すような蓋に空気導入口のあるストロー付の吸引ビンの中に56mMバニリン溶液，あるいは0.000025%醤油フレーバー溶液を入れ，ストローを口にくわえて吸引することにより，

第6章　塩味・うま味増強香気成分による嗜好性の増強

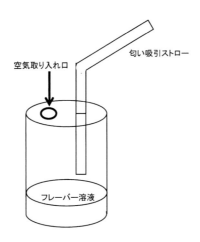

図2　匂い吸引用器具

匂いを口腔内に導入する方法を考案した。匂いの吸引と同時に，0.18M スクロース（甘味），3.2mM クエン酸（酸味），0.18M 塩化ナトリウム（塩味），5.6mM カフェイン（苦味）溶液，コントロールとして水を2ml ピペットで舌の上に滴下した。

4.2　結果

　口腔内に存在する呈味物質の種類によって，パネルは甘い匂いや塩辛い匂いをどこで感じると脳は判断するのだろうか。バニラの匂いと口腔内呈味物質の関係は表1に示す通りであった。すなわち，吸引したバニラの匂いだけが口腔内に存在するときは，22人中14人がバニラの風味を鼻腔で感じると回答した。6人が口腔で，3人が舌で感じると答えた。オロソネーザルによると全員が鼻腔で匂いを感じるのに対して，口腔を介して匂いを吸引するだけでパネルが自ら感じる匂い受容部位を間違う人が9名もいたことを示している。ここで一言付け加えると，鼻腔で感じたと答えたパネルは確かに匂いを感じていたと考えられるが，口腔や舌で感じたと答えたパネルは味を感じたことになる。口腔内に呈味物質は存在しないが，口腔内に水が存在する（コントロール区）実験では，口腔内に空気だけが存在した（何も存在しなかった）時の感知様式と非常に似通った結果が得られた。これからが試験区であるが，スクロース，クエン酸，塩化ナトリウム，カフェイン溶液を舌に滴下して，バニラの匂いを吸引したときバニラ風味を感じた部位をみると，スクロース溶液のとき特異的な応答が認められた。すなわち，スクロース以外の呈味物質が口腔内に存在してもバニラ風味の感知部位は，空気あるいは水が口腔内に存在するときの感知パターンとほぼ同様であるのに対して，甘味物質であるスクロースが口腔内に存在するときは18人のパネルがバニラ風味を口腔内で感じている。これは口腔内で感じている甘味（味覚）とバニラの甘い匂い（嗅覚）の感覚情報が脳内で融合した結果，バニラの甘い匂いを舌で感じたように錯覚したことを示す。

　図3は上記と同様の口腔内条件において，醤油フレーバーを感じる部位の調査を行った結果で

表1 レトロネーザル感覚（バニラ）の受容部位に及ぼす口腔内呈味物質の影響（n=22）

	空気	水	スクロース	クエン酸	食塩	カフェイン
喉	1	1	4	1	1	1
鼻腔	14	13	9	12	13	12
口腔	6	6	5	6	7	7
舌	3	4	18	6	2	6

各評価において，複数の回答を許した。

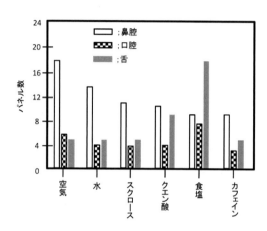

図3 醤油フレーバーのレトロネーザル応答部位に及ぼす口腔内呈味物質の影響

ある。最も重要な結果は，塩化ナトリウム溶液存在下で醤油フレーバーを舌で感じたと回答したパネルが17人もいたことであり，これは口腔内で感じた9名，鼻腔で感じた8名を大きく上回っている。クエン酸溶液の結果は，醤油フレーバーの感知部位が鼻腔11人に対して舌部9名，口腔5人であった。この結果は，塩味と酸味の味質が感覚的に近いという可能性を示唆している。いずれにしても醤油フレーバー（嗅覚）と塩味（味覚）の両感覚が脳内で融合し易く，食の感覚情報として同じ向きのベクトルをもっていると考えることができるのではないだろうか。減塩食を少しでも美味しく食べるために，私たちは食酢をうまく利用する術を知っている。

以上のように，LimとJohnsonの研究により，匂いに対して私たちが抱いているイメージと類似した呈味物質が口腔内に存在するときには，味覚と嗅覚の応答が区別されにくいこと，すなわち両者が連携した感覚応答が発生することが明らかとなった。そして，嗅覚に比べてより明瞭な意識下にあると考えられる味覚として，私たちはこの連携応答を感じていると考えられた。

このように考えると，牛肉と豚肉の違いが本当は匂いにあるとしても，私たちは味が違うと感じるわけである。

第6章 塩味・うま味増強香気成分による嗜好性の増強

5 Savory Aroma による塩味増強について

LimとJohnsonの研究によって，呈味物質と匂いイメージが重なるような味と匂いの組合せにおいては，味覚と嗅覚の連携応答が生じることが示された。そこである種の（美味しさを感じさせる？）匂い（Savory Aroma）による食品の塩味増強に関するM. BatenburgとR. Velden[7]の研究を紹介する。

5.1 M. Batenburg と R. Velden 実験[7]

30％減塩したチキンスープ（チキンスープ$_{NaCl70\%}$）とそれにSavory AromaとしてSotoron（brothy aroma）を各10，20，30ppb添加したチキンスープ$_{NaCl70\%}$の塩味強度を官能評価法（n＝10）により求めた。同様に，Abhexon（brothy aroma）をチキンスープ$_{NaCl70\%}$に各5，10，20ppb添加した試料，Furfurylthiol（roasted aroma）を各5，15，25ppb添加した試料，ならびに2-Methyl-3-tetrahydrofuranthiol（meaty aroma）を各40，50，60ppb添加した試料について，同様の評価を行った。図4に使用したSavory Aromaの構造式を示す。

5.2 結果

減塩チキンスープの塩味強度を定量的に取り扱うために，チキンスープ$_{NaCl90\%}$の塩味強度を10，チキンスープ$_{NaCl70\%}$の塩味強度を2と定義することとした。Sotoronの添加試験結果を図5のA）に示している。図より明らかなように，30ppb添加により塩味強度が有意に増強すること，そしてその増強効果がNaCl含量換算で約15％に及ぶことが推察される。B）のAbhexon，C）のFurufurylthiol，D）の2-Methyl-3-tetrahydrofuranthiol添加においても，それぞれ有意な塩味増強効果が認められている。

以上の通り，本研究はうま味と関連のありそうな匂い（Savory Aroma）をその閾値近傍のレベルで添加することにより，減塩チキンコンソメスープの塩味を有意に増強し得ることを示している。

6 醤油の匂いは塩味を増強する

著者は，醤油の匂いの中に塩味を増強する匂いが含まれているとの確信に基づいて，長年にわたってその特徴香成分を探索してきた[8]。この度，努力が実って300にものぼる醤油香気成分中

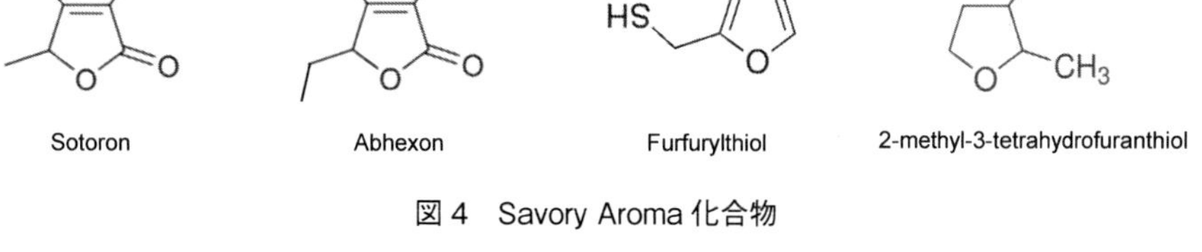

図4 Savory Aroma 化合物

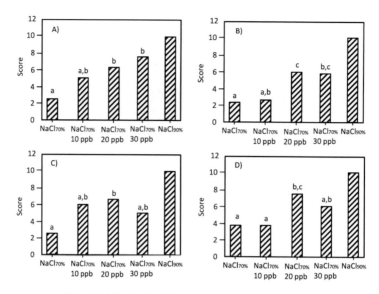

図5 塩味強度に及ぼす Savory Aroma 成分添加の影響
A) Sotoron 添加, B) Abhexon 添加, C) Furfurylthiol 添加,
D) 2-Methyl-3-terahydrofuranthiol 添加

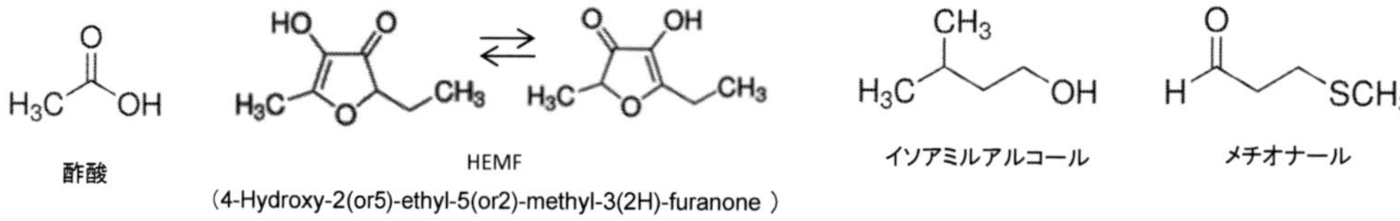

図6 醤油モデル香料に必須の香気成分

の4成分, すなわち, 酢酸, 4-hydroxy-2(or5)-ethyl-5(or2)-methyl-3(2H)-furanone (HEMF), イソアミルアルコール, メチオナール（構造式を図6に示す）から成る香気組成物が特定の濃度範囲で存在するときに, 典型的な醤油の匂い（うま味と塩味を強くイメージさせる匂い）を再現することができた。これら4成分の濃度比は典型的な濃口醤油中の濃度と調製された香気組成物の匂い特性から最適化することが可能である。この香気組成物は醤油の特徴香を良好に再現しただけでなく, これを食品に添加することにより, 匂いの変化には全く気付くことなく, 美味しさと塩味の増強が惹起されることが示された。本研究に関しては2013年および2014年の日本食品科学工学会にて官能評価による減塩食の美味しさ増強効果として発表している[9,10]。

先進諸国では, 生活習慣病の予防を目的として相当に厳しい減塩政策が講じられつつある。我が国の代表的調味料である醤油の香りが食品の塩味を増強し得ること, すなわち, 美味しさを犠牲にすることなく, 食塩使用量を減らすための切り札として注目されている。もし, 醤油中の多量（約17％）の食塩と醤油の塩味増強香気を切り離すことができたら, まったく新しい食品香料としてその価値は大であると考える。

第6章 塩味・うま味増強香気成分による嗜好性の増強

　以上，本稿では食品の受容性に及ぼすレトロネーザル匂いの重要性を通して，食品香料の新たな機能性について，最新の研究を紹介した。

文　　　献

1) http://www.ciaprochef.com/hmc2012 /pdf/ RogerClemens.pdf
2) 東原和成，香りで感じる食べ物の美味しさ―嗅覚のメカニズム Foods & Food Ingredients Journal of Japan FFI ジャーナル，**212**, 919（2007）
3) 坂井信之，香りと味の相互作用と融合　香料，No. 263, 43（2014）
4) J. P. Royet, J. Plailly, C. Delon-Martin, D. A. Kareken and C. Segebarth, *NeuroImag*, **20**, 713（2003）
5) D. M. Small, J. Voss, Y. E. Mak, K. B. Simmons, T. Parrish, D. Gitelman, *J. Neurophysiology*, **92**, 1892（2004）
6) J. Lim and M. B. Johnson, *Chemical Senses*, **36**, 283-289（2011）
7) M. Batenburg and R. van der Velden, *Journal of Food Science*, **76**, S280-S288（2011）
8) 下田満哉，醤油の香りは塩味を増強するか？，日本味と匂学会誌，**14**, 3（2007）
9) 日本食品科学工学会誌第60回大会要旨集，p.117
10) 日本食品科学工学会誌第61回大会要旨集，p.141

【第Ⅳ編　テクスチャーコントロール】

第1章　マヨネーズ・ドレッシングとハイドロコロイド

有泉雅弘[*]

1　はじめに

マヨネーズ・ドレッシングは素材，料理を"よりおいしく"食べるために，乳化を伴う進化によって発展してきた調味料の一大カテゴリーである。Sherman らのテクスチャープロファイル[1]で示されるように，食品は摂食に際し，盛り付けという外観から，咀嚼，嚥下（さらに消化・吸収）に至るまで多岐な機能が期待される。この多機能を発揮するのに，乳化状態は実に都合が良く，マヨネーズの場合，流通・保存時は固体様に振る舞い，いざボトルを絞り出すと流動し，料理の上で美しい黄色を呈して彩りを付与する。さらに口の中に運ぶと特有の食感，味わいを醸し出しながら，他の食品素材の中にさらに親和していく。マヨネーズ，ドレッシング自体が"ハイドロコロイド"（広義の水を連続相として，固体，液体，気体の微粒子が分散している系[2]）とも言える。本章ではマヨネーズ，ドレッシングの構造形成や機能について，ハイドロコロイドという観点で概説し，最近の事例について紹介する。

2　マヨネーズ

2.1　マヨネーズの定義

マヨネーズは地中海に浮かぶメノルカ島のマオン（Mahón）で食されたソース（Sauce mahonnaise）が起源という説が有力であるが[3,4]，現在では世界中に広がり，愛用されている。日本では 1925 年にキユーピー㈱の創始者である中島董一郎が瓶入りのマヨネーズを初めて製造・販売した[3,4]。

日本農林規格[5]および品質表示基準[6]においてマヨネーズはドレッシングの一分類として定義される。すなわち「半固体状ドレッシング（定義では粘度 30Pa・s 以上）のうち，卵黄又は全卵を使用し，かつ，必須原材料（食用植物油脂及び食酢若しくはかんきつ類の果汁），卵黄，卵白，たん白加水分解物，食塩，砂糖類，はちみつ，香辛料，調味料（アミノ酸等）及び香辛料抽出物以外の原材料を使用していないものであつて，原材料に占める食用植物油脂の重量の割合が 65％以上」でなければ，マヨネーズと表示できない[6]。マヨネーズは定義では粘度 30Pa・s 以上とされているが，実際には非ニュートン性のずり流動化（shear thinning）挙動を示す。

---

[*] Masahiro Ariizumi　キユーピー㈱　研究開発本部　技術研究所　基盤技術研究部　チームリーダー

第1章 マヨネーズ・ドレッシングとハイドロコロイド

2.2 マヨネーズの構造

マヨネーズは高内相，酸性，高塩濃度，常温流通という過酷な条件下で，長期間の安定性を維持する驚異的なエマルションである。エマルションの形成は界面自由エネルギーを増大させるプロセスであり[7]，マヨネーズでは油滴同士が合一し，油分離する方向が熱力学的な安定化であり，賞味期間を通じ，油滴径や状態に時間的変化が認められない"準安定"状態をいかに維持するかが，商品提供上のポイントとなる[8]。

マヨネーズの安定性は半固体状（semisolid；動的粘弾性測定の観測周波数領域において貯蔵弾性率 G' ＞損失弾性率 G'' の"structured fluid"）の物性に起因し，油脂65重量％以上という高内相な水中油滴型（O/W）乳化粒子の詰め込み効果[9]によって形成される。また，多分散（乳化機の特性に依存する）であるため，大粒子の間に小粒子がパッキングされ，構造をさらに安定化する。最近では濃厚コロイドの挙動が"Jamming"[10]の概念で理解が進んでいる。油滴粒子径[4,11]の微細化に伴い，油滴界面積は上昇し，粘度（みかけ粘度）や降伏応力が上昇する。

液状である植物油や食酢が乳化によって構造化し，特有のテクスチャーを呈するマヨネーズは多くのレオロジー研究者の興味を惹いてきた[12,13]。マヨネーズ特有の半固体状から，ずり速度の増加で流動し，ずり速度を減少させると構造回復し，粘度は増加する。この流動履歴はチキソトロピー性（thixotropy）と呼ばれ，マヨネーズを特徴づけ，冒頭の多機能性に寄与している。すなわち，製造工程，ボトルからの絞り出し，調合，スプレド，咀嚼に際しては流動するが，ボトル充填後，保存時，絞り出し後は構造が回復する。マヨネーズの官能特性は粘度よりも降伏値の方が相関が認められることが報告されているが[14]，口に入れた直後の硬さは"ボディ"と表現され，一般に好まれる。最近では低剪断速度下での定常流状態に至るまでの粘度成長現象（応力オーバーシュート）の定量化から，マヨネーズ内部構造の初期破壊過程を捉える試みがある[15]。

2.3 マヨネーズとハイドロコロイド

マヨネーズは原料が厳しく制限されており[5,6]，配合される卵が構造の形成・安定化に重要な機能を担い，特に卵黄中の高分子複合体であるリポタンパク質の寄与が大きい[16,17]。日本では卵黄型マヨネーズが主流であるが，このタイプ特有のコクのある食感を呈する構造流体（structured fluid）としての振る舞いは乳化界面の卵黄リポタンパク質同士の架橋による油滴凝集[16]やリポタンパク質自体の凝結（flocculation）[18]に起因すると考えられる。卵黄水溶液に食塩添加すると，食塩濃度，および経過時間に依存して G' が上昇していく[19]。マヨネーズの水相部は高い塩濃度であり，卵黄由来の顆粒（granule）が破壊され，主成分の高密度リポタンパク質（HDL）が溶解した状態で構造を安定させている[16,19,20]。

卵白はマヨネーズと表示[6]する際に利用できる重要な食品ハイドロコロイドであり，卵黄と併用され，全卵型マヨネーズとして提供される。卵白自体も乳化力を有するが卵黄に比較すると低い（特に酸性下）[21]。卵黄によって安定化された乳化系では，卵白由来タンパク質は界面に吸着し難く，枯渇凝集（depletion flocculation）による粒子間相互作用を誘起する[22]。マヨネーズ水

相部は酸性（pH4）で卵白主要タンパク質のオボアルブミンの等電点に近く，高塩濃度でタンパク質分子の電荷が遮蔽されることから，タンパク質同士の相互作用[23,24]が強くなる環境であり，ゲル構造の強化に寄与していると考えられる。

　改正前のJASでは砂糖類の詳細が列記されていたが（砂糖，ぶどう糖，果糖，（中略）及び水あめ），平成20年の改正で「砂糖類」とだけ記載されるようになった[5]。配合により水相粘度を高めるため，系の安定性付与に寄与する。

3　ドレッシング

3.1　ドレッシングの定義

　紀元前ギリシア・ローマ時代に野生の草や薬草類に塩（ラテン語でsal）をふって，肉食の合間にとっていたのがサラダ（salad）の始まりとされている[3]。地中海沿岸部では古代よりオリーブ油や葡萄酢が使われており，塩とともに野菜を食べやすく調味に用いられていたと考えられている。素材，料理をおいしくdress（整える，飾りつける）する，今日のドレッシングの起源である[4]。ドレッシングが日本に登場したのは1958年であり，「キユーピーフレンチドレッシング赤」として初めて製造・発売された[3,4]。

　日本農林規格[5]では「ドレッシング」は食用植物油脂（油脂10重量％以上）と食酢又はかんきつ類の果汁を主原材料（必須原材料）として，食塩，砂糖類，香辛料等を加えて調製したものと定義され，マヨネーズを包含する水中油滴型に乳化した半固体状に加えて，乳化液状および分離液状のドレッシングが分類されている。このJAS定義の「ドレッシング」に，さらに食用植物油脂を使用していない，いわゆるノンオイルドレッシングを含む「ドレッシングタイプ調味料」と加工油脂等を使用した「サラダ用調味料」の2つを含めて，「ドレッシング類」と称される[25]。

3.2　ドレッシングとハイドロコロイド

　マヨネーズに比べ油脂分が少ない[5]ので，乳化粒子の詰め込み効果の期待ができない[9]。そのためデンプンまたは糊料により粘度を確保し，乳化安定性や使用感の向上をはかっている[26]。

　デンプンは簡易に粘性が付与でき，比較的ショートなテクスチャーをもつため，使いやすい素材である[11]。天然のデンプンゲルは，酸，塩の共存下では安定性が低下し，保存中の老化により離水が起こりやすいため，ドレッシングでは，加工デンプンが多く用いられる。由来原料や加工処理法によって，異なるゲル化性を示し[27,28]，ドレッシングの用途に合わせ，透明で緩いゲルには地下デンプン（ジャガイモ，タピオカ等），クラウディ性付与やしっかりゲル化させたい場合に地上デンプン（トウモロコシ，米，小麦等）など使い分けて利用される。特に化学的・物理的負荷に対する粘度安定性を向上させた架橋デンプンが多く用いられる。使用上の留意点として，経時変化とともに独特の風味を呈する場合があること[11]，また，系内の残存アミラーゼ活性によりデンプン配合製品が低粘度化する可能性があるため，至適pHを外すなどの工夫が必要となる

第1章 マヨネーズ・ドレッシングとハイドロコロイド

ことがある[29]。

JAS定義でドレッシングに使用が認められる糊料はカラギナン，キサンタンガム，グァーガム，タマリンドシードガムおよびペクチンの5種類である[5]。

① カラギナン：κ，ι，λの3種に分類され，それぞれの特徴を活かし，ドレッシングの物性制御[30]や具材の沈降防止等に利用されている。κ-やι-カラギナンはミネラルやタンパク質と反応しゲル形成する。一方，λ-カラギナンはゲル形成しないが増粘効果はある。

② キサンタンガム：様々なストレス耐性（耐塩性，耐酸性，耐熱性，耐凍性，耐酵素性）に優れ，最も汎用される糊料の一つである。特に擬塑性（pseudoplastic）により，ボトルからの流動性と野菜等への付着・保形性を兼ね備え，さらに乳化物のクリーミング抑制能も有す[31]など，ドレッシングに好適である。近年，改質が盛んに行なわれ，耐酸・耐塩性や擬塑性を向上させた製品も販売されている[32,33]。

③ グァーガム：冷水分散が容易で，高粘度溶液を調製することが可能である。また，グァーガムはキサンタンガムとの併用により，相乗的に粘度を向上させることができ，低オイル乳化物への利用に向いている[34]。

④ タマリンドシードガム：キサンタンガム同様，ストレス耐性（耐塩性，耐酸性，耐熱性）に優れ，離水防止に多用される。ガム特有の曳糸性が少なく，デンプン代替としても使用されるが[35]，低濃度では粘度が低いため，他のゲル化剤と併用されることが多い。

⑤ ペクチン：耐酸性があり，粘度付与により乳化を安定化させることが可能である。ドレッシングには低メトキシルペクチンによるゲル化が利用されているが[36]，高メトキシルペクチンの粒子を膨潤させて油滴様の食感を付与させることもできる[37]。また，シュガービート由来のペクチンは，他由来のペクチンに比べ，乳化能が高いことが知られている[38]。

使用上の留意点として，キサンタンガムなどの過剰使用は乳化粒子同士の枯渇凝集[31,39]による乳化不安定化や高粘度化による食感の悪化（曳糸性など）を引き起こす場合があり，適切な量を設定することが肝要となる。

4 マヨネーズ，ドレッシングの新展開

4.1 機能付与

マヨネーズのおいしさをそのままに，新たな機能付与を狙った取り組みが種々行われている。最も関心が高いのが，カロリー・コントロールであり，カロリーが低減された商品は世界中で各種市販されている。単純に油相を減らすと，マヨネーズの独特のテクスチャーを保てない。そこで前述のように，デンプンや糊料により粘度を確保し，乳化安定性や使用感の向上をはかるのが一般的であるが[26]，単純な水相粘度の付与は食感や容器からの流動性を悪化させる傾向がある。そこで，油滴粒子の微細化[11]と水相粘度のバランスをコントロールするなど，乳化粒子特有のボディ感と，良好な口溶け感の両立[40]をはかっている。

W/O/W 型の二重乳化で，内相の油量を減らす手法も知られている[41]。2種界面を有するため，各成分の拡散によって長期安定性が乏しく[41]，また，この用途で用いられる界面活性剤 PGPR（polyglycerol polyricinoleate）が本カテゴリーでは GRAS（generally recognized as safe）でない（2014 年現在）等，日本以外での商品化には課題は残る。

マヨネーズについてはカロリーに次いで，コレステロールが気にされる。これに配慮し，卵黄から超臨界状態の二酸化炭素でコレステロールを抽出し，この脱コレステロール卵黄[42]を用いた商品が上市されている。また，コレステロール値が高めの方向けに血中総コレステロールとLDL コレステロールを下げる特定保健用食品が提供されている。コレステロール吸収抑制する植物性ステロールは水にも油にも難溶であるため，前述の卵黄リポタンパク質の界面改質能を利用して，マヨネーズ・タイプ調味料に均一に分散させている[43]。

フード・サービス用途ではさらにバラエティに富んだ商品が提供されている。求められる加工に応じて，耐熱性，耐冷凍性，機械剪断耐性，混和性などである。耐熱性の付与には卵黄を酵素（phospholipase A_2）処理し，卵黄リポタンパク質中のリン脂質のエステルを加水分解する技術が広く知られている[44]。また最近では，スプレー塗布できる物性を提供し，最終製品でマヨネーズの風味が完成といった新たな用途創出も進んでいる。新たなテクスチャーを持つ含気されたマヨネーズ・タイプも好評で，気体の制御は経時的に気体が抜けやすい課題があるが，気体という難水溶性分散相の水系分散媒中でのコロイド安定化という観点で，乳化安定化技術を応用し，克服されている[45]。

4.2 調理への応用

現在では，ドレッシング・マヨネーズともに，サラダ専用ではなく，様々な使い方を提案している。マヨネーズを調理に活用することで，新たな機能を付与する事例を紹介する[46]。

厚焼き玉子はお弁当の定番メニューであり，冷めてもフワフワ感が残るように仕上げるには，高い調理技術が必要となる。マヨネーズを配合すると，配合中の乳化油脂と食酢の効果で，焼成時に卵のタンパク質が過度に凝固することを防ぎ，冷めた後でもフワフワ感の残る厚焼き玉子を簡単に作ることができる。ハンバーグにも同様の効果が期待できる。

てんぷらも家庭では専門店のようなサクサクした食感の良いてんぷらを作るのは難しい。また，家庭では喫食までに時間がかかることも多く，ますます食感は低下してしまう。そこで，てんぷらのバッター（小麦粉生地）にマヨネーズを加えると，特別な技術や道具を使わずに，簡単にサクサクしたてんぷらが出来ることが知られている。ここでもマヨネーズの乳化構造が系に入ることで，油ちょう（油で揚げる）時の効果的な脱水を促し，また，バッター中のグルテン形成を抑制する効果と考えられている。

他にもチャーハンにマヨネーズを使用するとほぐれが良くなるなど，マヨネーズによる機能を活かした調理方法は，数多く存在し，家庭の食場面を楽しく彩っている。

第1章 マヨネーズ・ドレッシングとハイドロコロイド

文　献

1) P. Sherman, *J. Food Sci.*, **34**, 458 (1969)
2) 西成勝好, 食品ハイドロコロイドの応用, pp.1-5, シーエムシー出版 (2007)
3) 今井忠平, マヨネーズ・ドレッシングの知識, pp.28-34, 幸書房 (1993)
4) 小林幸芳, マヨネーズ・ドレッシング入門, 日本食糧新聞社 (2005)
5) 農林水産省告示第1503号, ドレッシングの日本農林規格 (2008)
6) 消費者庁告示第10号, ドレッシング及びドレッシングタイプ調味料品質表示基準 (2011)
7) 近藤保, 鈴木四朗, やさしいコロイドと界面の科学, 三共出版 (1983)
8) 松宮健太郎, (松村康生, 松宮健太郎, 小川晃弘監修), 食品の界面制御技術と応用—開発現場と研究最前線を繋ぐ—, pp.12-14, シーエムシー出版 (2011)
9) 赤羽ひろ, 佐藤洋子, 品川弘子, 中浜信子, 家政学雑誌, **31**, 637 (1980)
10) A. J. Liu, S. R. Nagel, *Nature*, **396**, 21 (1998)
11) 後藤雅広, 食品工業, **47**, 42 (2004)
12) M. A. Rao *et al.*, In M. A. Rao, J. F. Steffe, eds., "Viscoelastic properties of Foods", 355-370, Elsevier (1992)
13) L. Ma, G. V. Barbosa-Cánovas, *J. Food Engin.*, **25**, 409 (1995)
14) P. Štern, P. *et al.*, *Eur. J. Lipid Sci. Technol.*, **103**, 23 (2001)
15) I. Kaneda, *et al.*, *Food Sci. Technol. Res.*, **17**, 381 (2011)
16) V. D. Kiosseoglou, P. Sherman, *J. Texture Studies*, **14**, 397 (1983)
17) M. Le Denmat, M. Anton, V. Beaumal, *Food Hydrocoll.*, **14**, 539 (2000)
18) F. Guilmineau, U. Kulozik, *Food Hydrocoll.*, **20**, 1114 (2006)
19) 小林幸芳, 小川廣男, 磯直道, 日食科工誌, **44**, 55 (1997)
20) M. Anton, V. Beaumal, G. Gandemer, *Food Hydrocoll.*, **14**, 327 (2000)
21) 押田一夫, 日食工誌, **25**, 526 (1978)
22) A. Drakos, V. Kiosseoglou, *Food Hydrocoll.*, **22**, 218 (2008)
23) A. Handa, K. Takahashi, N. Kuroda, G. W. Froning, *J. Food Sci.*, **63**, 403 (1998)
24) S. C. Yang, R. E. Baldwin, In W. J. Stadelman, O. J. Cotterill, eds., "Egg Science and Technology, 4th ed.", pp.415-418, Food Products Press (1995)
25) 全国マヨネーズ・ドレッシング類協会, http://www.mayonnaise.org/dressing/
26) L. D. Ford, R. P. Borwankar, D. Pechak, B. Schwimmer, In S. E. Friberg, K. Larsson, J. Sjöblom, eds., "Food Emulsions, 4th ed.", pp.547-549, Marcel Dekker (2004)
27) 高橋禮治, でん粉製品の知識, pp.55-60, 幸書房 (1996)
28) J. Singh, L. Kaur, O. J. McCarthy, *Food Hydrocoll.*, **21**, 1 (2007)
29) 小林幸芳他, (岩澤康裕, 梅澤喜夫, 澤田嗣郎, 辻井薫監修), 界面ハンドブック, pp.1074-1079, エヌ・ティー・エス (2001)
30) M. A. Ghoush, M. Samhouri, M. Al-Holy, T. Herald, *J. Food Engin.*, **84**, 348 (2008)
31) A. Parker, P. A. Gunning, K. Ng, M. M. Robins, *Food Hydrocoll.*, **9**, 333 (1995)
32) 土家憲亮, 月刊フードケミカル, **1**, 57 (2009)
33) 柴克宏, 落俊行, 月刊フードケミカル, **7**, 49 (2006)

34) G. Lorenzo, N. Zaritzky, A. Califano, *Food Res. Interl.*, **41**, 487 (2008)
35) 宮野利朗, 月刊フードケミカル, **7**, 24 (2006)
36) H. Liu, X. M. Xu, Sh. D. Guo, *LWT Food Sci. Technol.*, **40**, 946 (2007)
37) 山西智美, 月刊フードケミカル, **5**, 81 (1999)
38) T. Funami, G. Zhang, M. Hiroe, S. Noda, M. Nakauma, I, Asai, M. K. Cowman, S. Al-Assaf, G. O. Phillips, *Food Hydrocoll.*, **21**, 1319 (2007)
39) T. Moschakis, B. S. Murray, E. Dickinson, *J. Colloid Interface Sci.*, **284**, 714 (2005)
40) 特許第4681692号, 酸性水中油型乳化状調味料およびその製造方法, キユーピー㈱
41) N. Garti, A. Benichou, In S. E. Friberg, K. Larsson, J. Sjöblom, eds., "Food Emulsions, 4th ed.", pp.353-412, Marcel Dekker (2004)
42) 特許第3081038号, 卵黄を含有する低コレステロール水中油型乳化食品およびその製造方法, キユーピー㈱
43) 特許3844010号, 複合体, キユーピー㈱
44) Dutilh, C. D., Groger, W., *J. Sci. Food Agric.*, **32**, 451 (1981)
45) 特許第3856914号, 気泡入り水中油型乳化食品, キユーピー㈱
46) 村居綾子, 食品工業, **53**, 41 (2010)

第2章 冷却速度がジェランガムのゲル化挙動と物性に与える影響

新田陽子[*]

1 はじめに

　ジェランガムは Sphingomonas elodea（ATCC 31461）が菌体外に産出する多糖類である。直鎖状多糖類で4糖の繰り返し単位からなる［→3）β-Dグルコース-(1→4)-β-Dグルクロン酸-(1→4)-β-Dグルコース-(1→4)-α-Lラムノース-(1→］。ジェランガムは1→3結合したグルコースにアセチル基とグリセリル基の二つのアシル置換基が存在した形で菌体から産生される。この置換基を除去したものを脱アシルジェランガムと呼び、除去しないものをネイティブジェランガムと呼ぶ。ネイティブジェランガムは増粘安定剤として液状食品内の固形分の安定化等に使用されている他、ゲル化剤としても使用されている。脱アシルジェランガムは優れた耐熱性、透明でもろい食感を有し、フレーバーリリースの良好なゲルを形成することから、主にゲル化剤として使用されている。代表的な用途例はデザートゼリーである。

2 ジェランガムゲルの弾性率に対するゲル形成時の冷却速度の影響

　脱アシルジェランガムは水溶液中で、ある温度以下ではヘリックス構造をとる。またヘリックス構造を形成した後、十分量のヘリックス含量とカチオンが存在するとゲル化する。カリウム型の脱アシルジェランガム（三栄源エフ・エフ・アイ㈱提供の共通一次試料、金属含有量：Na 1,900 μg/g、K 20,800 μg/g、Ca 5,120 μg/g、Mg 1,460 μg/g）を1.6wt%になるように調製し、水分散液を加熱後冷却させるときの速度を0.5℃/分、1℃/分、～15℃/分としてゲルを作成したところ、25℃での貯蔵ヤング率 E' の値はそれぞれ34kPa、24kPa、4kPaとなり、0.5℃/分で作成したゲルの E' が最も大きくなった（図1)[1]。これらの E' の値について25℃での放置時間による変化は見られなかった。0.5℃/分で作成したゲルは熱安定性も最も高くなった（図1）。これらのゲルを5℃で20時間保存した後に E' の値を調べたところ、25℃までしか冷却していないゲルの値とほぼ同じとなり、25℃以下での熱履歴がゲルの弾性率に影響を及ぼさないと考えられた。これは低温での保存時間にともない弾性率の増加が見られるゼラチンゲルと対照的である[2]。

---

[*] Yoko Nitta　岡山県立大学　保健福祉学部　栄養学科　准教授

食品ハイドロコロイドの開発と応用Ⅱ

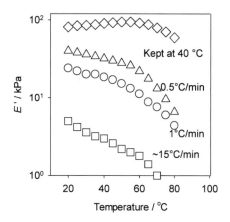

図1 様々な熱履歴で作成した1.6wt%ジェランガムゲルの昇温過程での E' の温度依存性
◇：40℃で20時間後5℃で20時間保存したゲル，△：0.5℃/分，○：1℃/分，□：～15℃/分で25℃まで冷却した後5℃で20時間保存したゲル。周波数：3Hz。

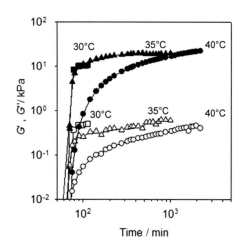

図2 1.6wt% K-ジェランガムの G'（黒塗り）と G''（白抜き）の時間依存性
70℃から30，35，40℃まで0.5℃/min で降温し，それぞれの温度で放置した。

3 ジェランガムゲルの弾性率に対するゲル形成時の保存温度の影響

1.6wt%の共通一次試料ジェランガム水溶液の貯蔵剛性率 G' と損失剛性率 G'' について，様々な温度での時間依存性を調べた結果を図2に示す。0.5℃/分で30℃まで冷却した場合，ゲル化は約35℃で生じ，30℃での G' の値は5分でほぼ一定となった（約10.5kPa）。0.5℃/分で35℃まで冷却した場合，ゲル化は35℃で見られ，時間とともに G' の値は増加した（一定の値は約400分後に20kPa）。0.5℃/分で40℃まで冷却した場合，最初の10分ほどは，G' と G'' ともに検出範囲以下の小さな値であったが，時間とともに増加し，G' の値は325分後に10.5kPa よりも大きくなった。その後も増加し続け，2000分後の G' の値は23kPa となった。

第2章　冷却速度がジェランガムのゲル化挙動と物性に与える影響

　1.6wt％共通一次試料ジェランガム水溶液をテフロン製の型に流し入れ，40℃で20時間保存した後に，5℃で20時間保存して作成したゲルのE'の温度依存性を調べた結果を図1に示す。冷却速度を0.5℃/分，1℃/分，〜15℃/分として作成したゲルのE'よりも高い値となり，また最も熱安定性が高かった。E'の温度依存性は，Watase＆Nishinariが同じジェランガム試料を用いて作成したゲルの，E'の値および温度依存性[3]と類似していた。このときはジェラン溶液を今回と同じ容量のテフロン製の型に流した後に，全体が室温になるまで室温で放置するというゲルの作成方法であった[3]。冷却速度を制御してゲルを作成する場合にはステンレス製の型を使用した。テフロン製の型を使用したときには，室温になるまで数時間以上かかっていたため，0.5℃/分よりも遅い速度で冷却されている。また，このジェランガム濃度では，図2で示した通り40℃で長時間保存すると40℃での弾性率の値が0.5℃/分で冷却して得られるゲルの30℃での弾性率の値（10.5kPa）よりも大きくなっており（23kPa），弾性率の高いゲルが得られたことは図2の結果と矛盾しない。

4　冷却速度の違いがゲル構造に及ぼす影響についての考察

　脱アシルジェランガムのゲル形成は，ジェランガムがヘリックスを形成した後にヘリックス同士の凝集が生じて，それに付随して起こると考えられている。ヘリックスの凝集体が架橋領域の役割を果たすと考えられている。冷却速度が速いと，ヘリックス形成やヘリックス間の凝集が未完成のままゲル化に至り架橋領域の数が減り，弾性率の値の低下につながったと考えられる。Moritakaらもカリウム型ジェランガムゲル，アガロースゲル，カッパカラギーナンゲルについて冷却速度が遅いほど貯蔵弾性率が大きくなることを報告している[4]。アガロース，カラギーナンともにジェランガムと同じく，ヘリックスの凝集体が架橋領域の役割を果たすゲルを形成すると考えられている。

　ジェランガム水溶液の温度を下げるときの冷却速度を0.5℃/分または1℃/分にしたときのG'とG''を測定すると，0.5℃/分の方が1℃/分よりも高い温度でG'が急激に増加し，より高温でゲル化すると考えられた（図3）。高い温度の方が，形成されるヘリックスの長さやヘリックス凝集体の長さが長くなり，それらがゲルの高い熱安定性に寄与したと考えられる。アガロースゲルでも遅い冷却速度で作成したゲルの熱安定性が高いと報告されている[5]。

5　ジェランガムゲルの大変形挙動に対するゲル形成時の冷却速度の影響

　緩慢冷却と急速冷却で作成した1.6wt％共通一次試料ジェランガムゲルの応力-歪曲線を図4に示した。緩慢冷却は，テフロン製の型を使用し，40℃で20時間保存した後に5℃で20時間保存した。急速冷却は〜15℃/分とした。微小変形領域の傾きから得られる初期弾性率の値は，緩慢冷却で作成したゲルの方が大きくなった。破断応力も緩慢冷却で作成したゲルの方が大きく

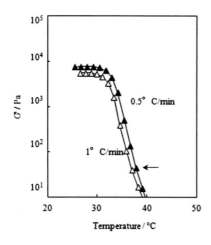

図3 1.6wt% K-ジェランガムの降温時のG'の温度依存性
70℃から25℃まで1℃（△）または0.5℃/min（▲）で降温した。

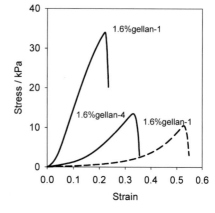

図4 1.6wt% K-ジェランガムゲル（gellan-1；共通一次試料，gellan-4；共通四次試料）の応力-歪曲線
緩慢冷却（40℃で20時間保存後に5℃で20時間保存）は実線，急速冷却（〜15℃/分）は破線で示した。圧縮速度；0.5mm/s，測定温度；22±2℃。

なったが，破断歪は急速冷却で作成したゲルの方が大きくなった。金属含有量が異なるカリウム型ジェランガム（三栄源エフ・エフ・アイ㈱提供の共通四次試料，金属含有量：Na 3,312μg/g, K 21,755μg/g, Ca 1,230μg/g, Mg 124.9μg/g）についてもゲルを作成し，応力-歪曲線を得た。共通四次試料の1.6wt%ジェランガム水溶液では，急冷で作成したゲルは自重で形状を維持できなかった。緩慢冷却で作成したゲルについても，共通一次試料のものに比べて，初期弾性率，破断応力ともに小さくなった。二価のカチオンはジェランガムのゲル化に大きく影響を及ぼし，少量の存在によりゲル化を促進することから，共通一次試料と共通四次試料の間で見られたゲルの弾性率の違いは，カルシウムの含有量の違いによるものと考えられる。カルシウムイオン含量をそろえたジェランガムゲルについての応力-歪曲線を図5に示した。ゲルの破断挙動は共通一次試料と共通四次試料どちらでもよく似た結果となった。

　カルシウムイオン濃度を2mM，共通四次試料ジェランガム濃度を0.2wt%として，冷却速度を変えて作成したゲルの応力-歪曲線を得たところ，どちらのジェランガム濃度で作成したゲルにおいても，緩慢冷却の方が初期弾性率の値と破断応力の値が大きくなった（図5）。しかし，窪らが論じているように，高いカルシウムイオン濃度（例えば20mM）で作成されたゲルの物性については，冷却速度が及ぼす影響は低いカルシウムイオン濃度の場合と異なる[6]と思われる。カルシウムイオンに限らず，高いカチオン濃度で作成されたジェランガムゲルの物性は，低いカチオン濃度で作成されたものとは物性が異なることが知られている[7]。ジェランガムをゼリー等で使用する際は低いカチオン濃度で作成されることが多いため，食品に使用するような条件では，今回示した冷却速度の影響，例えば冷却速度が速いと弾性率が小さくなるという傾向は他のジェランガム試料や濃度においても変わらず見られるものと思われる。

第 2 章　冷却速度がジェランガムのゲル化挙動と物性に与える影響

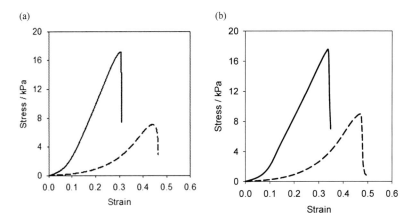

図 5　2mM カルシウムイオンを含む 0.4wt% K-ジェランガムゲル((a)共通四次試料, (b)共通一次試料) の応力-歪曲線
緩慢冷却 (40℃で 20 時間保存後に 5℃で 20 時間保存) は実線, 急速冷却 (~15℃/分) は破線で示した。圧縮速度；0.5mm/s, 測定温度；22 ± 2℃。

文　　献

1) Y. Nitta, M. Yoshimura, K. Nishinari, *Carbohydr. Polym.*, **113**, 189 (2014)
2) K. te Nijenhuis, *Colloid and Polym. Sci.*, **259**, 522 (1981)
3) M. Watase and K. Nishinari, *Food Hydrocoll.*, **7**, 449 (1993)
4) H. Moritaka, M. Takahashi and K. Kubota, *Food Sci. Technol. Res.*, **13**, 345 (2007)
5) Z. H. Mohammed *et al.*, *Carbohydr. Polym.*, **36**, 15 (1998)
6) T. Kubo, *et al.*, *Nippon Shokuhin Kagaku Kogaku Kaishi*. **59**, 545 (2012)
7) R. Morris, E. K. Nishinari and M. Rinaudo, *Food Hydrocolloids*, **28**, 373 (2012)

第3章 トランスグルタミナーゼ

熊澤義之*

1 はじめに

　食品のおいしさを決定する要因には，基本の5味に加え辛味，渋み，コク味，香り，さらには食感や色調，環境，精神状態など多くの要素が存在する。ここで述べる「食感」とは，食品成分から形成される物理的な構造による口腔内の感覚であり，ヨーグルト，ハム，ソーセージ，カマボコ，麺等の半固形食品以上の特性（滑らかさ，硬さ，弾力など）を示すものとし，狭義の「テクスチャー」としたい。本章では，おいしさ発現の重要な要素である「テクスチャー」をコントロールすることを可能とする酵素トランスグルタミナーゼについて述べる。

2 トランスグルタミナーゼについて

　トランスグルタミナーゼ（TGase：protein-glutaminase γ-glutamyltransferase, Transglutaminase, EC 2.3.2.13）は，転移酵素の1種であり，タンパク質あるいはポリペプチド鎖中のグルタミン残基のγ-カルボキシアミド基（アシル供与体）と各種1級アミン（アシル受容体）間のアシル転移反応を触媒する酵素である[1,2]。哺乳動物の臓器組織，体液を始め多くの高等動物，植物，微生物に広く分布していることが知られているが，最初の発見は1957年Waelschらによるものである[3,4]。当時の研究領域は，神経生化学であり，脳内神経伝達物質とシナプス中の結合仮説から研究が行われている中で本酵素の発見に至っている。哺乳動物では，多くのサブタイプが存在し，生理作用としては，血液凝固因子XIII（Factor XIII）としてフィブリンを架橋し，止血に関与する因子の一つとして，また表皮の角質化，細胞接着，アポトーシスなどへの関与が報告されている[5~7]。酵素学的な諸性質は，1970年代にモルモット肝臓由来の酵素を用いて研究されている[8]。図1にはTGaseの触媒する反応を示した。反応(a)は，1級アミンへのアシル転移反応であるが，反応の結果，各種1級アミンがタンパク質（ポリペプチド鎖）に導入されることが示されている。反応(b)は，タンパク質中のリジンのε-アミノ基がアシル受容体として反応する場合であり，反応の結果，ポリペプチド鎖内あるいは間に架橋構造が形成され，立体的なネットワーク構造が形成される。この架橋構造は，ε-（γ-グルタミル）リジン結合と呼ばれるイソペプチド結合である。反応系において適当なアシル受容体が存在しない場合，グルタミン残基の

---

* Yoshiyuki Kumazawa　味の素㈱　食品研究所　技術開発センター
　食感制御技術グループ　グループ長

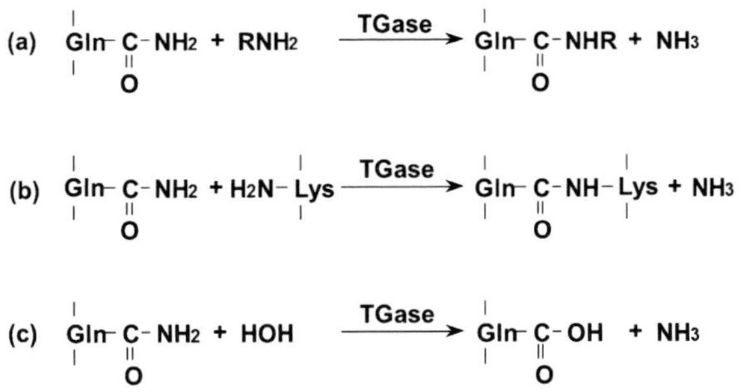

第3章 トランスグルタミナーゼ

(a) Gln−C(=O)−NH$_2$ + RNH$_2$ →[TGase] Gln−C(=O)−NHR + NH$_3$

(b) Gln−C(=O)−NH$_2$ + H$_2$N−Lys →[TGase] Gln−C(=O)−NH−Lys + NH$_3$

(c) Gln−C(=O)−NH$_2$ + HOH →[TGase] Gln−C(=O)−OH + NH$_3$

図1　TGの触媒する反応
(a) 1級アミンの導入反応，(b) 架橋反応，(c) 脱アミド反応

脱アミド反応が起こり，グルタミン酸残基へと変換される（反応(c)）。これらの反応の各種基質特異性は，TGase の起源によって異なるが，TGase 反応によってタンパク質の立体構造を変化させることにより，その物理的特性を変化させることが可能である。Motokiら[9〜11]は，モルモット肝臓由来 TGase（Guinea pig liver transglutaminase, GTGase）を用いて各種タンパク質の物理特性変化を検討し，希薄溶液においては反応の進行に伴って溶液粘度が上昇すること，タンパク質濃度が高いほど粘度は高くなること，そして粘度が十分に高い場合にはゲル化を起こすことを示した。また，これらの際には，タンパク質が架橋され巨大なポリマー状態となることをSDS-ポリアクリルアミドゲル電気泳動によって証明している。これらの物理特性の変化は，反応(b)によるものである。TGase の活性測定にはいくつか方法があるが，合成ペプチドである CBZ-Gln-Gly（CBZ：Carbobenzoxy group）とヒドロキシルアミンを基質として，反応によって生成するヒドロキサム酸をトリクロロ酢酸酸性下で鉄錯体を形成させ，発色する赤銅色を525nm の波長にて測定，標準物質（L-グルタミン酸モノハイドロキサメート）に対して定量する方法（ハイドロキサメート法）[12]が筆者らの研究室において通常行われている。この方法で得られる活性は，1分間に 1μモルのヒドロキサム酸を生成する活性を 1unit と定義される。

3　微生物起源 TGase

前述したように TGase は天然界に広く分布している酵素であるが，食品産業での利用を考えた場合には安価で大量に供給が可能な起源であることが必要である。この観点からは微生物起源の酵素が考えられる。微生物起源 TGase の最初の報告は 1989 年 Andoら[13]によるものである。発見された TGase 生産菌は，分類学的には放線菌（*Streptoverticillium mobaraense* var.）であった[14]。放線菌以外にも TGase を生産する微生物は報告されている[15, 16]。本稿では，唯一安全性アセスメントが行われ，現在産業上用いられている微生物由来酵素（Microbial transglutaminase, MTGase）[13]について述べる。MTGase の反応至適 pH は 6 から 7，至適温度は 50℃付近である。pH や温度に対しても比較的安定性の高い扱いやすい酵素といえるが，酵素学的な諸性質におい

ては，MTGaseの発見以前に知られていたTGaseとはかなり異なる性質も有している。それまで知られていた哺乳動物由来のTGaseはカルシウム依存性の酵素であり，最大活性を発現するためには数mMのカルシウムイオンが必要である。一方，MTGaseは，活性発現に全くカルシウムを必要としないカルシウム非依存性の酵素である。MTGaseは，SH基の修飾剤によって活性低下が起こる[13]ことや分子内のシステインが一つ[17]であることから，活性中心はシステインを含む。この点はGTGaseなど哺乳動物の酵素と同じである。MTGaseのアミノ酸配列上から計算される分子量は37,863[17]で，GTGase（分子量約77,000Da）の約半分である。また，哺乳動物のFactor XIIIや胎盤のTGaseなどのように4量体や2量体のTGaseが存在するが，MTGaseは単量体である。精製されたMTGaseのハイドロキサメート法での比活性は，約25unit/mgで，同一条件で測定したGTGaseに比べて数倍以上の活性を示す。

MTGaseにおいても図1に示した3種の反応を起こすが，その特異性は哺乳動物由来のTGaseとは異なる。反応(a)に関して，Ohtsukaら[18,19]によって，種々のアシル受容体や供与体を用いてMTGaseとGTGaseの比較がなされている。また，反応(c)に関して，CBZ-Gln-Glyに対する脱アミド化活性を検討した結果，MTGaseではGTGaseの約7分の1程度と低いことが示されている[20]。また，リジンの ε -アミノ基を修飾したジメチル化カゼインや小麦由来グリアジンを用いたタンパク質に対する脱アミド化活性においても，MTGaseはGTGaseに比べて活性が低いことが示されている。これらのことから，MTGaseは脱アミド反応よりもタンパク質の架橋重合を優先的起こしやすい酵素であると考えられる。

4 MTGaseと各種食品タンパク質の反応

前述したようにTGaseによるタンパク質の架橋高分子化は，その物理特性を大きく変化させ，タンパク質濃度や反応条件によってはゲル化を起こす。これはタンパク質分子間あるいは分子内に形成される架橋によって生ずる立体的なネットワーク構造の内部に水分子が保持され，ゾル状のタンパク質溶液がゲルとなる現象である。このような現象を利用して様々な性質を有するタンパク質素材の創出可能が考えられる[21]。TGaseによるタンパク質のゲル化は，食品のテクスチャー改質に最も直接的に影響する現象である。表1には，種々の食品タンパク質とMTGaseとの反応の結果を還元剤であるジチオスレイトール（DTT）存在下，非存在下で評価した結果をまとめた。各タンパク質溶液（中性）のサンプルをガラスチューブに少量入れ，反応後に試験管を倒置させて観察を行った[22]。この際，タンパク質がゲル化していれば試験管下に流れ落ちることはなく，この状態をゲル化（+），流れ落ちてしまう場合を非ゲル化（-）として評価した。比較としてGTGaseの結果も示した。結果に示されるように，MTGaseによるゲル化は，タンパク質によって異なるが，酵素添加量やタンパク質濃度の増加に伴ってゲル化しやすくなる傾向が認められる。分子の形状が棒状であるミオシン重鎖ではゲルを形成しやすく，球状のアクチンやグロブリンなどでは形成しにくいと考えられる。また，牛血清アルブミンではその分子内に多

第3章 トランスグルタミナーゼ

表1 TGase による各種食品タンパク質のゲル化

(unit/mg of protein)

タンパク質	濃度(%)	MTGase[*] +DTT 0.002	MTGase[*] +DTT 0.02	MTGase[*] −DTT 0.02	GTGase[**] +DTT 0.1
大豆 11S グロブリン	1	−	+	+	−
	5	+	+	+	±
	10	+	+	+	+
大豆 7S グロブリン	1	−	−	−	−
	5	−	−	−	−
	10	−	+	+	+
aS1-カゼイン	1	−	−	−	−
	5	−	+	+	+
	10	+	+	+	+
ゼラチン	1	−	−	−	−
	5	+	+	+	−
	10	+	+	+	+
牛血清アルブミン	1	−	+	−	−
	5	+	+	−	−
	10	+	+	−	−
ミオシン	1.5	+	+	+	+
アクチン	0.6	−	−	−	−

[*] 55℃, 1hr., [**] 37℃, 1hr.

数のジスルフィド結合を有するので，そのままではゲル化は起きないが，DTT による還元処理によってゲル化を起こすようになることが示されている。これは TGase の基質であるグルタミンやリジン残基がジスルフィド結合の切断（還元）によって表面に露出することで TGase と反応しやすくなるためと考えられるが，アクチンのように条件を変えてもゲルにならないタンパク質も存在する。GTGase の場合もほぼ同様な傾向を示している。酵素（TGase）と基質の重量比としては，MTGase の比活性を 25unit/mg とした場合，例えばミオシン重鎖 1mg に対して MTGase0.8μg と非常に低添加量で大きな変化を起こす。

表1に示したようにミオシン重鎖は TGase と反応性の高い基質であるが，食品的な観点からは畜肉製品や魚肉製品の主要な構成タンパク質であり，MTGase の食品利用においては特に研究開発が進められている。一つの典型的な事例として，魚肉すり身ゲルへの MTGase の添加効果を示した[23]。細切したすり身に 3% の食塩を添加し，撹拌（「塩ずり」）していくとゾル状のペーストとなる。蒲鉾製造では通常，この「塩ずり」工程に続き，一定時間低温から中温で保持する工程（「坐り」）を経た後，加熱，冷却し最終製品となる。図2(a)は，「塩ずり」工程に MTGase を添加し，「坐り」時間に対してすり身ゲルの破断強度を測定した結果である。ゲル化能の異なる2種類のすり身（SA級すり身；ゲル形成能が高いタイプ，2級すり身；ゲル形成能が低いタイプ）を使用しているが，すり身の品質に関わらず MTGase の添加により大きく破断強度の増加が観察される。一方，MTGase を添加しない場合でも経時的なゲル強度の増加が認められる

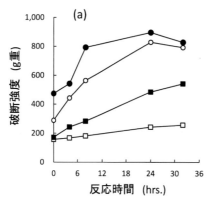 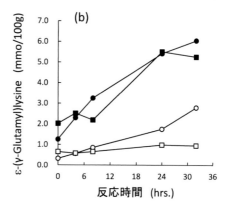

図2 MTGase の効果
(a):破断強度（直径 5mm の球形プランジャーによる），(b): ε-(γ-Glutamyl)lysine 量
● : SA 級すり身 MTGase 添加, ○ : SA 級すり身 MTGase 無添加
■ : 2 級すり身 MTGase 添加, □ : 2 級すり身 MTGase 無添加

が，これには魚肉（すり身）にもともと存在している内在性の TGase が関与していることが明らかにされている[24]。長時間「坐り」を行うことや比較的温度の高い状態で「坐り」を行うと，ゲルの破断強度の低下が起こることがあるが，これはすり身に存在するプロテアーゼの影響である。図2(a)においても，24時間以降では破断強度の低下が観察されている。このように TGase によって魚肉タンパク質中のミオシン重鎖（分子量約20万）が架橋されるが，数％以下のアクリルアミド濃度の SDS-ゲル電気泳動[25]を用いることでミオシン重鎖のテトラマーやヘキサマーなどの多量体形成を観察することができる。このように形成された巨大な高分子によって，強い硬さや弾力を有するゲルを形成することができるが，この現象を利用して実際に水産練り製品や畜肉製品のテクスチャーの改質に用いられている。

5 MTGase による食品のテクスチャー改質と Glu-Lys 結合

ミオシン重鎖に関わらず MTGase によって様々な食品タンパク質の架橋高分子化によるテクスチャー改変が可能である。表2には，各種食品とそのベースとなる基質タンパク質に対して MTGase によってどのようなテクスチャーが変化し得るかをまとめた。主にはタンパク質の架

表2 MTGase によるタンパク質改質と変化するテクスチャー

分野	用途例	主な基質タンパク質[*)	テクスチャー
水産加工	蒲鉾，カニカマ	ミオシン重鎖	硬さ，弾力，しなやかさ
畜肉加工	ハム，ソーセージ	ミオシン重鎖	硬さ，弾力，線維感，しなやかさ
小麦	ウドン，パスタ	グルテン	コシ（硬さ，弾力），中芯感，粘り
大豆	豆腐	グロブリン	硬さ，滑らかさ，口どけ
乳	ヨーグルト，チーズ	カゼイン	硬さ，粘性，滑らかさ

[*) ミオシン重鎖以外は各種タンパク質の総称

第3章 トランスグルタミナーゼ

橋高分子化による物理特性の増加であり，より強固な構造となることによる「硬さ」の増加を基本しているが，濃度や反応時間，共存する副原料などにより様々なテクスチャーを改質することが可能である。

これらの物性変化は，MTGase の反応の結果形成される Glu-Lys 架橋によるものであるが，Glu-Lys 結合は通常のα-ペプチド結合とは異なったイソペプチド結合である。フィブリンやウールなど生体において TGase 反応が関与しているタンパク質や一般の食品中などでの存在が確認されている[26〜28]。酵素反応以外にも強い加熱によっても形成される[29]。共有結合であるため，各種変性剤や還元剤，熱処理などの物理的な負荷に対しても安定な結合である。定量分析は，Glu-Lys 結合がタンパク質中の架橋構造として存在しているために前処理が必要である。エンド型や N 末端方向や C 末端方向からのエキソ型プロテアーゼ類を組み合わせて，タンパク質を加水分解し，アミノ酸と Glu-Lys 結合の混合状態とする。その後，逆相 HPLC にて Glu-Lys 結合を含む画分を分取し，o-フタールアルデヒドによる蛍光標識後，逆相 HPLC で分離，定量する[30]。本方法により，Sakamotoら[27]は，乳製品，大豆製品，シリアル，調味料，畜肉製品，水産加工品などの一般食品中の Glu-Lys 結合の分析を行い，畜肉や水産加工品などに比較的多くの Glu-Lys 結合が検出されたことを報告している。この際，生の筋肉よりも加熱や乾燥などの加工工程を経たものの方が Glu-Lys 結合量が多い傾向が認められており，素材中にもともと内在する TGase が加工工程で反応している可能性を示唆している。Glu-Lys 結合は多くの食品に存在し，何らかのテクスチャー発現に寄与していると考えられるが，詳細は明らかになっていない。図2(b)は，坐り時間に対して Glu-Lys 結合の変化を分析した結果である。MTGase を添加した場合，経時的に Glu-Lys 結合の増加が認められるが，ゲルの破断強度とは必ずしも一致しない。すなわち，SA 級と 2 級すり身において，形成される Glu-Lys 結合の量には著差は認められない一方，SA 級では 2 級すり身よりも高い破断強度を示している。このことは魚肉すり身の場合，必ずしも Glu-Lys 結合量のみがゲル物性の決定要因ではなく，その他の分子間結合や相互作用が複合的に関与していると考えられる。Glu-Lys 結合量がどの程度ゲル物性や実際の食品のテクスチャーへ寄与しているかは今後の課題である。

Glu-Lys 結合は，イソペプチド結合のため通常の消化酵素では加水分解を受けない。一方，パンに遊離のリジンあるいは Glu-Lys を混合してマウスの発育試験や C14 で標識した Glu-Lys による代謝実験を行った結果，両者に差は認められず，遊離状態の Glu-Lys 中のリジンの栄養学的有効性が確認されている[31,32]。Fink らは，生体内に存在する γ-glutamyltranspeptidase によって Gly-Lys が遊離のリジンとピログルタミン酸を生成すること，Seguroら[33]は，腎臓などに存在する γ-グルタミルトランスペプチダーゼ（γ-GTP）が遊離の Glu-Lys からリジンを生成することや，Glu-Lys 結合を含む魚肉タンパク質においても通常の消化酵素と γ-GTP を組み合わせることによって Glu-Lys が消失することを報告している。これらのことから，Glu-Lys 結合を含むタンパク質は，生体に摂取された後，胃や小腸でアミノ酸と遊離の Glu-Lys に分解され，Glu-Lys は小腸で吸収された後，血中あるいは腎臓などで分解を受け，リジンとして有効に代謝

されると考えられる。実際にTG処理タンパク質によるラットでの発育試験の結果においても，その栄養的有効性は変わらないことが確認されている[34]。

以上のようにTGaseはタンパク質と反応することにより様々な物理的特性を変化させることが可能である。今日，栄養的価値を損なうことなく食品としてのテクスチャーを改質し，新たな価値を創出できる技術として広く用いられるようになっている。

文　献

1) D. Aeschlimann and M. Paulsson, *Thromb Haemost*, **71**, 402 (1994)
2) D. Serafini-Fracassiniand Duca S. D., *Annals of Botany*, **102**, 145 (2008)
3) S. Beninati *et al.*, *Amino Acids*, **36**, 591 (2009)
4) N. K.Sarkar *et al.*, *Biochim. Biophys Acta*, **25**, 451 (1957)
5) M. Matsuki *et al.*, *Proc. Natl. Acad. Sci. U.S.A.*, **95**, 1044 (1998)
6) S. Ueki *et al.*, *J. Cell Sci.*, **109**, 2727 (1996)
7) G. M. Fimia and M. Paicentini, *Cell Mol. Life Sci.*, **67**, 1581 (2010)
8) J. E. Folkand, S. I. Chung, *Adv. Enzymol.*, **38**, 109 (1973)
9) M. Motoki *et al.*, *Agric. Biol. Chem.*, **48**, 1257 (1984)
10) N. Nio *et al.*, *Agric. Biol. Chem.*, **50**, 851 (1986)
11) N. Nio *et al.*, *Agric. Biol. Chem.*, **50**, 1409 (1986)
12) J. E. Folk and P. W. Cole, *Biochim. Biophys. Acta.*, **122**, 244 (1966)
13) H. Ando *et al.*, *Agric. Biol. Chem.*, **53**, 2613 (1989)
14) K. Washizu *et al.*, *Biosci. Biotech. Biochem.*, **58**, 82 (1994)
15) K. Kobayashi *et al.*, *J. Ge. Appl. Microbiol.*, **44**, 85 (1998)
16) J. D. Klein *et al.*, *J. Bacteriol.*, **174**, 2599 (1992)
17) T. Kanaji *et al.*, *J. Biol. Chem.*, **268**, 11565 (1993)
18) T. Ohtsuka *et al.*, *J. Agric. Biochem.*, **48**, 6230 (2000)
19) T. Ohtsuka *et al.*, *Biosci. Biotechnol. Biochem.*, **64**, 2608 (2000)
20) T. Ohtsuka *et al.*, *J. Food Sci.*, **66**, 25 (2001)
21) M. Motoki and Y. Kumazawa, *Food Sci. Technolo. Res.*, **6**, 151 (2000)
22) M. Nonaka *et al.*, *Agric. Biol. Chem.*, **53**, 2619 (1989)
23) K. Seguro *et al.*, *J. Food Sci.*, **60**, 305 (1995)
24) N. Seki *et al.*, *Nippon Suisan Gakkaishi*, **56**, 125 (1990)
25) K. Konno *et al.*, *Food Sci. Technol. Res.*, **17**, 423 (2011)
26) R. S. Asquith *et al.*, *Angew. Chem. Internat. Edit.*, **13**, 514 (1974)
27) H. Sakamoto *et al.*, *J. Food Sci.*, **60**, 416 (1995)
28) Y. Kumazawa *et al.*, *Fish. Sci.*, **62**, 331 (1996)
29) J. Bjarnason and K. J. Carpenter, *Br. J. Nutr.*, **24**, 313 (1970)

30) Y. Kumazawa *et al.*, *J. Food Sci.*, **58**, 1086 (1993)
31) P. E. Waibel and K. J. Carpenter, *Br. J. Nutr.*, **27**, 509 (1972)
32) M. Friedman and Finot P. A., *J. Agric. Food Chem.*, **38**, 2011 (1990)
33) K. Seguro *et al.*, *J. Agric. Food Chem.*, **43**, 1977 (1995)
34) K. Seguro *et al.*, *J. Nutr.*, **126**, 2557 (1996)

第4章 タンパク質-多糖複合体の応用

服部　誠*

1 はじめに

　食品のテクスチャーをコントロールするために多糖とタンパク質の複合体を用いるのは有効な方策である。

　タンパク質にタンパク質以外の成分を複合体化し，タンパク質の機能を改変する研究は，1970年代半ば頃より開始された。当初は，低分子化合物をタンパク質に結合させるものが多く，その後に高分子である多糖類を結合させる手法が研究されるようになった。この手法の目的とするところは，天然に存在するタンパク質の欠点を補うとともに，長所をさらに伸ばすということである。

　これまでに数多くのタンパク質の機能改変に関する研究が行われ，溶解性，乳化性，気泡性，ゲル化性の改善，熱安定性の向上，低アレルゲン化といった成果が得られている。

　本章では，食品のテクスチャー改良のための方法としてのタンパク質-多糖複合体の応用について述べたい。すなわち，乳化性，気泡性，ゲル化性の改善について解説する。

　まず，タンパク質に多糖を複合体化することにより，どのような効果が期待できるかについて述べたい。

　多糖をタンパク質に結合することにより，多糖の親水性をタンパク質に付与することができ，タンパク質の親水性疎水性バランスを改変することができる。その結果，乳化性の改善が期待できる。さらに，用いる多糖を，荷電を有したものとすると，タンパク質にイオン交換能を付与することができ，このことは，実際の食品で重要な塩存在下や酸性条件での乳化性の改善につながる。気泡性の仕組みは，乳化性に類似したものであることから，この手法は，気泡性の改善にも有効であると予測できる。

　タンパク質への多糖の結合は，タンパク質分子表層近傍の水分子の水和・構造化をもたらすと考えられるので，この手法によりタンパク質の熱安定性の向上が期待できる。

　多糖として，低抗原性・低免疫原性のものを用いると，アレルギーを引き起こすようなタンパク質のエピトープ部分（抗体が認識する抗原の部位）を糖鎖が覆うことにより，抗体産生性，抗体との結合性の低下が期待され，低アレルゲン化を達成できると考えられる。

---

*　Makoto Hattori　東京農工大学大学院　農学研究院　応用生命化学部門　教授

第4章 タンパク質−多糖複合体の応用

2 乳化性

　多糖との複合体化によるタンパク質の乳化性の改善については多くの研究成果が報告されている。本稿では，まず，カルボキシメチルデキストラン（CMD）を複合体化し，乳清タンパク質のβ-ラクトグロブリンの乳化性を改善した例を取り上げる[1〜3]。

　CMDは，分子量10,000，40,000，70,000，162,000の異なるデキストランを化学修飾し調製したものを用いた。β-ラクトグロブリンとの複合体化の反応は，1-エチル-3,3-ジメチルアミノプロピルカルボジイミド（EDC）を用いて行った。得られた複合体を，Conj. 10 A，Conj. 10 B，Conj. 40，Conj. 70，Conj. 162と命名した（Conj. 10は2種類調製した）。

　各複合体において，タンパク質に対し，それぞれ，重量比で0.13，0.35，1，1.5，2のCMDが結合しており，分子量の大きなCMDを用いた場合糖含量が高かった。それぞれの複合体の等電点は，4.7，4.8，4.55，4.45，4.2であった。

　中性の条件で各複合体の乳化性を濁度法により評価したところ，低塩濃度の条件では，各複合体の乳化性はβ-ラクトグロブリンよりも高く，特に分子量が大きいCMDを用いて調製した糖含量の大きな複合体で乳化性が高かった。さらに，NaClを塩として用いて乳化性を評価したところ，食品の塩濃度に近い0.2 Mの濃度において，β-ラクトグロブリンは乳化性をほぼ失っていたものの，各複合体は高い乳化性を維持しており，特に糖含量の大きな複合体において乳化性が高いという結果が得られた。

　続いて，いかなる複合体化が乳化性の改善に有効であるかを明らかにするために，糖含量と乳化性の相関について解析した。評価のパラメーターとしては，乳化活性（EAI）と30分後の乳化安定性（A_{500}）を用いた。すなわち，良好なエマルションが形成されたか否か，ということと，エマルションの安定性について評価を行った。図1に示した通り，きれいな直線的相関が認められ，乳化活性，乳化安定性ともに，糖含量の高い複合体において効果が高いことが明らかとなった。次に，複合体の等電点と乳化性の関係をプロットし，複合体の荷電と乳化性の相関を解析した（図2）。乳化性の評価はpH7で行ったので，等電点が低い複合体の方が，より荷電に富む。この場合もきれいな相関が認められ，より多くの荷電を有する複合体において乳化性が高いことが明らかとなった。複合体化による構造変化と乳化性の関係について解析するため，CDスペクトルの222nmにおけるシグナルと乳化性の関係を解析したが，この場合，プロットから外れる場合もあり，それほど大きな要因ではないと考えられた。このように，CMDを複合体化させてβ-ラクトグロブリンの乳化性の改善を図る場合，より多くの糖を複合体化させてより多くの親水性を付与すること，多くの荷電を付与すること，という2つの因子を考慮することにより大きな効果が得られると考えられた。

　以上の研究結果は，β-ラクトグロブリンのみならず，その他の有用な食品タンパク質にも応用が可能な考え方であると考えられる。

　その他，糖質との複合体化により乳化性を改善した代表的な研究例としては，デキストランお

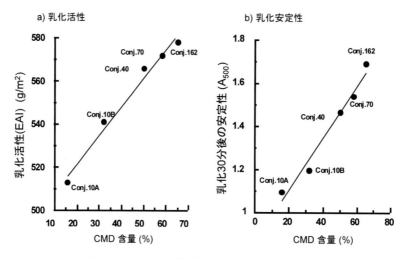

図1　β-LG-CMD複合体の乳化性と糖含量の関係

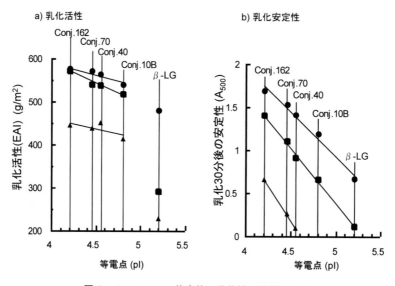

図2　β-LG-CMD複合体の乳化性と荷電の関係

よびガラクトマンナンとの結合によりカゼインの乳化性を改善したもの[4]，グルコース，バニリン，マルトース，との結合によりβ-ラクトグロブリンの乳化性を改善したもの[5]，ガラクトマンナンとの複合体化によりリゾチームの乳化性を改善したもの[6]，ガラクトマンナンとの複合体化により卵白タンパク質の乳化性を改善したもの[7]など多くの研究が行われてきている。

第4章　タンパク質−多糖複合体の応用

3　気泡性

　気泡性の発現は，乳化における水が空気に置き換わったような機構によるものであり，乳化性の場合と同様に多糖との複合体化によりタンパク質の気泡性の改善が可能である。

　糖質との複合体化以外には，タンパク質の種類によっては，加水分解することにより気泡性を発現させることができることも知られている。また，増粘剤を添加することにより，泡の安定性を高めることができる。

　糖質との複合体化により気泡性を改善した研究例としては，ホエータンパク質濃縮物をペクチンと複合体化したもの[8]，メイラード反応を利用してピーナッツのタンパク質にデキストランを複合体化したもの[9]，β-ラクトグロブリンを種々の糖質と複合体化したもの[10]などがある。

4　ゲル化性

　ゲル化性もまた重要な機能特性のひとつである。

　タンパク質に糖鎖を結合することにより，ゲル強度の改変，ゲルの透明性の付与，水分保持能の改善といった成果が得られている。

　多糖との複合体化によりタンパク質のゲル化性を改善した例は，乳化性，気泡性に比べると少なく，デキストランとホエータンパク質を複合体化しゲル系のレオロジー特性を調べた研究[11]が代表的なものである。

文　　献

1) M. Hattori *et al.*, *J. Agric. Food Chem.*, **42**, 2120 (1994)
2) K. Nagasawa *et al.*, *Food Hydrocolloids*, **10**, 63 (1996)
3) K. Nagasawa *et al.*, *J. Agric. Food Chem.*, **44**, 2538 (1996)
4) A. Kato *et al.*, *Biosci. Bioetechnol. Biochem.*, **56**, 567 (1992)
5) C. Bertrand-Harb *et al.*, *Lait*, **71**, 205 (1990)
6) S. Nakamura *et al.*, *J. Agric. Food Chem.*, **40**, 735 (1992)
7) A. Kato *et al.*, *J. Agric. Food Chem.*, **41**, 540 (1993)
8) S. Mishra *et al.*, *Food Hydrocolloids*, **15**, 9 (2001)
9) Y. Liu *et al.*, *Food Chemistry*, **131**, 901 (2012)
10) F. Chevalier *et al.*, *International Dairy J.*, **11**, 145 (2001)
11) M. J. Spottia *et al.*, *Food Hydrocolloids*, **38**, 76 (2014)

第5章　タンパク質・多糖類混合ゲルの開発と応用

付　惟[*1]，中村　卓[*2]

1　食品構造の形成と破壊

　実際の食品は多成分からなる不均質構造を持っている。特に，タンパク質や多糖類のようなハイドロコロイド（高分子量成分）は食品構造を形成する本体であり，その量と存在状態が食感に直接関与している。そのため，ハイドロコロイドは食感素材と位置付けられる。これら食感素材は①製造加工でどのような変化を経て食品構造を形成するのか？②形成した食品構造が咀嚼によりどのように破壊し食感を発現するのか？これらの変化の過程を具体的にイメージ化できれば，効率的ものづくりと望む食感の実現につながると考えられる（図1）[1)]。

　本章では，タンパク質と多糖類からなる不均質混合ゲルの構造形成と構造破壊の過程について，基本的な考え方と，食品開発における構造的イメージ化の重要性を示す。加えて，食感として，知覚レベル・認知レベルの考え方，さらに食品構造を設計することで食感を実現する「食品構造工学」のアプローチについてプリンとグミキャンディの応用例を提示する。

2　多成分系ゲルの相分離構造の形成と破壊

　タンパク質と多糖類を混合すると，タンパク質相と多糖類相に相分離したw/wエマルション構造を形成することが知られている[2~4)]。この相分離構造を形成する要因としては両成分間の熱力学的不相和性や，枯渇凝集効果などが考えられている[5,6)]。そのため，高固形分濃度ほど，また低温ほど，相分離が起こり易い。この様な相分離構造を形成するとタンパク質と多糖類のネットワークが阻害し合って単独ゲルより弱いゲルが形成されることが多い。実際の加工食品でもタ

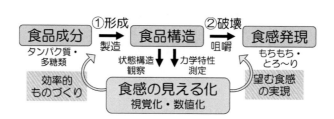

図1　食品構造工学：食品のおいしさを食品構造から追究

---

*1　Wei Fu　明治大学　大学院農学研究科　農芸化学専攻　食品工学研究室　博士後期課程
*2　Takashi Nakamura　明治大学　農学部　農芸化学科　食品工学研究室　教授

第5章　タンパク質・多糖類混合ゲルの開発と応用

ンパク質と多糖類を併用した場合，それぞれの単独での特徴が発揮されず，狙った食感を実現することが難しい。そのため，多成分系で生じる相分離現象は食品業界において注目する必要がある。

　まず，卵白タンパク質と寒天の混合モデル系において生じる相分離構造について述べる。卵白タンパク質と寒天の濃度を変化させると転相が起こり，連続相が異なる3種類のゲルを形成した（図2）[7]。多糖類分散相タンパク質連続相，タンパク質と多糖類のいずれもが連続相を形成する両連続相，さらにタンパク質分散相多糖類連続相。これら連続相の異なるゲルについて，クリープメーターを用いて圧縮し，破断測定（応力－歪曲線）から力学特性を数値化した。圧縮初期の立ち上がりの応力は連続相を形成しているものの単独での性質と一致した。しかし，破断点の応力と歪率は単独とは一致しなかった。さらに，圧縮ゲルを化学固定し，目視と走査型電子顕微鏡により，マクロ・ミクロレベルで破壊過程を観察し，状態構造の変化を画像化した。その結果，相分離した卵白タンパク質と寒天の界面で亀裂が発生・伝播していく様子が見られた（図3）。この様に，咀嚼のはじめ（構造破壊前）のかたさは連続相により決定される。しかし，構造破壊

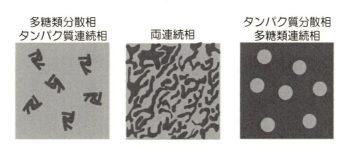

図2　タンパク質と多糖類の混合系における相分離構造の分類

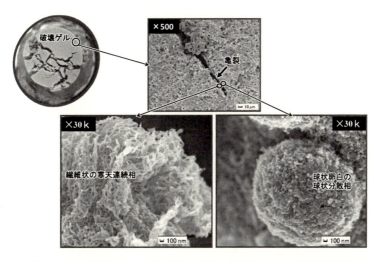

図3　卵白分散相／寒天連続相ゲルの破壊構造（亀裂の両側）の走査型電子顕微鏡による観察

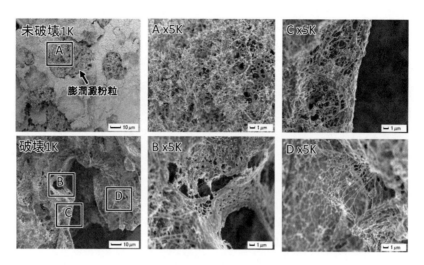

図4 タピオカデンプン分散相／乳清タンパク質連続相ゲルの破壊構造（デンプン粒の伸び）の走査型電子顕微鏡による観察

時の食感は相分離構造，特に界面構造に依存する。

　次に，乳清タンパク質とデンプンの混合モデルゲルの破壊構造について述べる。タンパク質連続相のゲルに分散相としてデンプンが添加されるとデンプンが膨潤により水を吸収するため連続相のタンパク質濃度が上昇し咀嚼のはじめのかたさは上昇する。デンプンの添加量が増え膨潤したデンプン粒が連続相を形成するとデンプンの種類の特徴が咀嚼のはじめのかたさにも寄与する様になる。構造破壊時の食感はデンプン粒が分散相であってもデンプンの種類の特徴が発揮される。たとえば，タピオカデンプン添加ゲルは圧縮により膨潤デンプン粒が伸びた構造をとりゲルが破壊し難いが，馬鈴薯デンプン添加ゲルではタンパク質連続相と膨潤デンプンの界面から亀裂が形成されるためゲルが低歪で破壊する，すなわち破壊しやすい。図4に破壊によりタピオカデンプン粒が伸びた様子を走査型電子顕微鏡で観察した結果を示した。

　実際の食品の配合において，タンパク質や多糖類の添加濃度に対して食感が非連続的に変化する場合は，このような相分離現象，特に連続相の転相を考える必要がある。また，タンパク質と多糖類の混合系において相乗効果を発揮させるためには，両相の界面でそれぞれの相と相互作用を示すような第三成分の添加が必要と考えられる[8]。

3　グミキャンディにおける相分離構造の制御

　グミキャンディは食感に特徴をもつ菓子の一つであり，その食感は主にゲル化剤の役割をもつタンパク質であるゼラチンにより発現される。しかし，ゼラチン単独で食感を変化させるには限界がある。そこで，消費者が望む多様な食感を生み出すために，ゼラチンに加え食感改質剤として多糖類が用いられてきた。ここでは，ゼラチンに多糖類を併用させることによって，どのよう

第5章　タンパク質・多糖類混合ゲルの開発と応用

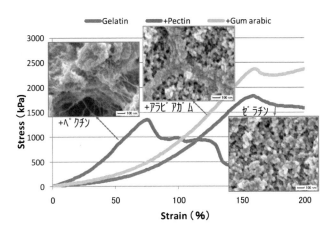

図5　グミキャンディの破断試験（応力ー歪曲線）と相分離微細構造

に食感が変化するのかを物性測定機器を用いて定量化した．また，食感変化の現象を解析するために各種顕微鏡を用いてグミキャンディ構造を観察した．その結果，相分離挙動がこの変化の要因であることが明らかになった（図5）．食感と力学特性の関連においては，官能評価の弾力性・歯切れ・硬さ・付着性と破断強度試験の破断応力・破断歪率・低歪率応力・破断後の応力にそれぞれ相関が認められた．ペクチン添加グミは，ゼラチンと共連続相分離形態を形成し，低歪率で破断を生じる歯切れの良い食感に変化した．一方，アラビアガム添加グミは，ナノメートルスケールでのコアセルベート相分離形態を形成し，高応力で破断を生じる弾力性のある食感に変化した．この様に，力学特性と構造の関連においては，破断強度試験における破断応力・破断歪率・低歪率応力の結果を，微細構造観察におけるネットワーク間隙やネットワーク密度から説明できることを明らかにした．

　以上のように，タンパク質であるゼラチンベースのグミキャンディに対して，多糖類（ペクチン，アラビアガム）を添加することにより，単独で見られない相分離現象が起こり構造変化を生じる．その結果，食感・物性が大きく変化することが明らかになった．

4　プリンにおける相分離構造の破壊

　市販プリン9種類について破断試験で得られた応力－歪曲線の結果から，(A)低歪率領域で破断点を生じ，その後の応力低下が大きいもの，(B)高歪率領域で破断点を生じるもの，(C)破断点の生じないものの3つのグループに分類された．各グループから1種類ずつ選び，さらに分析した．(A)ではタンパク質相／多糖類相分離の界面において亀裂が発生し，亀裂が蛇行して伝播していた（図6）．また，2mm程度の大きさの破片が観察された．(B)ではストランドタイプのタンパク質ネットワークが引っ張られ，引きちぎられて亀裂が発生し，直線的に亀裂が伝播していた．また，3〜4mm程度の大きさの細長い破片が観察された．(C)はランダム凝集体のタンパク質クラスター

食品ハイドロコロイドの開発と応用 II

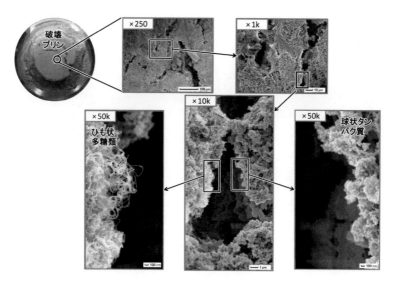

図6　相分離構造を持つ市販プリンの破壊構造（タンパク質/多糖類の相分離界面からの亀裂の形成）

間から分離して亀裂が発生し，破片の中にさらに細かい亀裂が発生していた。また，(C)では(A)，(B)と比較して細かい亀裂が多数入り，1mm以下の小さい破片になることが明らかとなった。

官能評価の結果より，(A)は硬さ，弾力性の項目において一番高い評点を示し，付着性の項目で一番低い得点を示した。(B)はざらつきの項目において一番高い得点を示した。(C)は口溶けの項目において一番高い得点を示し，ざらつき，硬さ，弾力性の項目において一番低い得点を示した。

以上の結果より，食感表現の"硬さ"，"弾力性"は応力−歪曲線から説明が可能なこと，"口溶け"は破断点の有無に影響があることが明らかとなった。さらに(A)において低歪率領域で破断点を生じその後の応力低下が大きくなったのは，タンパク質相と多糖類相の界面から亀裂が発生したためと考えられる。以上のように，食感は構造破壊過程から説明できることを明らかにした。

5　混合食品の構造と物性―食感の見える化―

現在の食品開発では，知覚レベルに近い食感表現（かたい・やわらかい）ではなく，おいしさを示す感性的な食感表現（もちっ・もちもち・もっちり／とろっ・とろとろ・とろり・とろ〜りなどの擬態語・擬音語（オノマトペ表現））の実現が求められている。そのためには，おいしさを表現する感性的な食感表現を具体的に制御可能な食品属性に見える化する必要がある。知覚・認知としての食感表現を巨視的な性質である破壊物性とその微視的な破壊構造から説明すること，すなわち「構造と物性からの食感の見える化」が必要である（図7）。まず，人間の咀嚼→嚥下の過程から認知としての感性的な食感表現（例えばもちもち）を食品属性に対応した知覚としての食感表現（噛み始めは柔らかいが噛みしめると硬く，第二咀嚼以降もその硬さが残り，口

第5章　タンパク質・多糖類混合ゲルの開発と応用

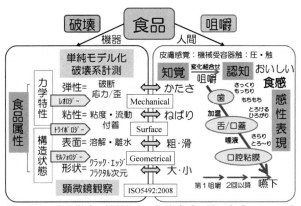

図7　おいしい食感の食品属性への翻訳

腔粘膜で付着性を感じる）にイメージ化する。次に，その知覚変化に対応した機器を用いた大変形による破壊計測系を設計しパラメーターを数値化し検証する。その破壊時の構造状態を顕微鏡で観察し破壊プロセスを可視化しメカニズムを明らかにする（タピオカデンプンの伸び易さ）。このメカニズムを応用して「もちもち」食感の開発を考える。例えば，表面はやわらかく，中心がかたい2層構造（不均質構造）を持つ食品，また，連続相に伸び易く破断し難い多糖類を使用することで「もちもち」食感を付与することが出来ると考えられる。この様にレオロジー・トライボロジー（摩擦学）・モルフォロジー（形態学）を基盤として感性食感を破壊時の力学特性・構造状態へと翻訳することが出来れば，具体的に食品を開発するための方策を考えることが出来る。

6　まとめ

本章では破壊物性測定と各種顕微鏡観察の手法を組み合わせて，タンパク質と多糖類の混合系からなる不均質なゲル構造形成と構造破壊の過程について，基本的な考え方と相分離の構造的イメージの事例を提示した。モデル系の他にもゲル状食品の事例としてグミキャンディやプリンを取り上げた。実際の食品は複数成分が多様な局在構造をとる個別事例である。しかし，食品構造の形成と破壊の過程を可視化し，「食品の構造から食感をデザインするアプローチ法」は，全ての食品の開発に応用できると期待している。さらに，多くの食品は不均質構造を持っている。その不均質さが口腔内で破壊による刺激を大きくし，おいしさへとつながると考えている。いかにして不均質構造を安定的に製造するか？そのためにタンパク質と多糖類の食品ハイドロコロイドをどの様に使いこなすか？「食品の構造と物性からの感性食感の見える化」は具体的アイデアを導き出す基盤になると期待している。

文　　献

1) 青山博明, 井之上明弘, 付惟, 中村卓, 食品の構造とおいしさ, 月刊フードケミカル, **345**, 19 (2014)
2) S. L. Turgeon, M. Beaulieu, C. Schmitt et al., *Curr. Opin. Colloid Interface Sci.*, **8**, 401 (2003)
3) CG De Kruif et al., *Curr. Opin. Colloid Interface Sci.*, **9**, 340 (2004)
4) E. Allen Foegeding, *Curr. Opin. Colloid Interface Sci.*, **12**, 242 (2007)
5) S. Asakura and F. Oosawa, *J. Chem. Phys.*, **22** 1255 (1954)
6) H. Tanaka, *Faraday Discuss.* (*The Royal Society of Chemistry*), **158**, 371 (2012)
7) 森口奈津美, 中村卓, 日本食品科学工学会誌, **60**, 225 (2013)
8) 森口奈津美, 武藤愛, 中村卓, 日本食品科学工学会誌, **60**, 397 (2013)

第6章 「やわらかさ」の客観的な数値化テクノロジーによる各種食品の食感評価

佐久間　淳[*1]，山田浩輔[*2]

1　はじめに

　ヒトの五感（聴覚，視覚，触覚，嗅覚，味覚）は，これまでの技術革新プロセスにおいて様々な装置へ置き換えようとする試みが積み重ねられてきており，例えば聴覚はマイクとスピーカー，また視覚はカメラやモニターという生活に身近な製品システムへと実用化が達成されている。これらヒトの感覚へ情報を伝える技術のシステム実用化には，そこに秘められた物理現象を解き明かした上で，これを製品開発へ応用展開することが必要となる。この実用化事例としては，聴覚では振動が主現象であって先ず蓄音機の開発へ応用され，また視覚については光の三原色の解明が大きな役割を果たしていて，関連して青色ダイオードの開発から日本の研究者が2014年10月にノーベル賞を受けたことは記憶に新しい出来事である。

　ここで，五感の1つである触覚に関わる研究は，感覚器に関わる取り組みに加えて，被測定物の特性を定量化するアプローチも欠くことができないテーマである。ヒトがモノに触れるとき，そこには摩擦や熱拡散など様々な物理現象が生じ得るが，ヒトの感覚へ与える影響が大きい因子の1つとしてモノの変形を挙げることができる。このモノの変形の特性を表す一般的な言葉として「やわらか」があるが，相当する漢字として，「柔」は，力を加えて変形しても元に戻る場合，「軟」は，力を加えると変形しやすく元に戻らない場合によく使う[1]。これらを物理的な表現と比較すると，「弾性」については「柔さ」，また「塑性」については「軟さ」が言葉として当てはまることとなる。

　さて，ヒトが触れるモノに関わる代表的なものが衣食住であるが，この中でも食に関わる品目は直接ヒトの生命・健康へ影響する重要な役割を果たしている。この体内へ経口により取り込まれる食品については被咀嚼性についても評価・検討すべき重要な事項であって，このため食品の変形特性を適切に評価できるテクノロジーは製品の高機能化・高付加価値化に重要である。この食品の変形を評価テクノロジーとしては，テクスチャー等の専門的な測定方法・装置[2]がすでに存在する一方で，食品以外の様々な幅広い分野でも横断的に変形特性を管理・評価できる方法として物理量である弾性係数（ヤング率，Young's modulus）で計測・評価する押込試験方法が提案され[3,4]，また製品化もされている[5]。このヤング率は，固体には幅広く観られる力と変形の大き

---

*1　Atsushi Sakuma　東京農工大学　大学院工学研究院　准教授
*2　Kosuke Yamada　㈱ニチレイフーズ　研究開発部　主任

さの比例関係から定義されるフック則に基づくもので，義務教育課程で習うバネ定数と等価な量である。このことから，分野が異なっても横断的に変形特性を評価できる高い利便性を有するため，この方法や装置を用いて食品の変形特性を評価した学術成果について報告もなされている[3]。

そこでここでは，「やわらかさ」に関して，まず「柔さ」と等価な弾性の評価指標であるヤング率を簡便に計測できる押込試験方法を概説した上で，この方法で計測した数値を他の物質の代表的なヤング率と一律に比較した結果を示す。またこの結果から，特定の食品におけるヤング率の違いについてデータを示し，さらに元へ戻らない特性である「軟さ」に関わる測定結果も示す。また，さらに優れた食品デザインに貢献できる食品の変形特性の評価テクノロジーについてもまとめを示すこととする。

2 触感に基づく変形特性の評価方法

2.1 触れる動作におけるモノの変形

ヒトは，モノの変形を触れることによっても感じ取ることができるが，モノに触れる部位である四肢の掌や指における触感は，口（歯）における食感と同様に日々の生活において重要な役割を果たしている。特に触感は，感じ取る対象となるモノの種類が食品・食材に限らないため格段に多く，これをヒトが表現する際には表現の多様性も大きくなる。医師の触診（図1）は，この触感の特性が重要な役割を果たしている技術の1つであるが，熟練した技量を有する場合については診察や手術の際など高度な情報を瞬時かつ簡便に得たい場面で用いることができる。しかし，高度な技量と熟練が要求される上に，得られる情報の多くが感覚的に表現される場合が多いことから，これまで触診のメカニクスを数学的・理論的に体系付けた上でシステム化する試みが実用的な成果に結実した例は無いに等しかった。

このような状況において筆者らは，適切に柔さの違いを見極められる触診のメカニクスに基づいて柔軟な材料の特性を定量的に測る技術の確立を目指し，このほど球圧子の押込試験で納得できる成果[3]を得られたので，ここで紹介する。

2.2 触診メカニクスに基づいたモノの変形特性の計測システム

熟練した医師は，指の触感から的確にヒト軟組織の状態を把握するが，このプロセスに観られるヒトの部位の違いや個人差等の影響は熟練すれば極めて小さい。特に部位による影響の最小化は，ヒト軟組織の厚さが観る場所によって異なることから，状態の違いの客観的な把握に欠くことができない実現すべき要件である。

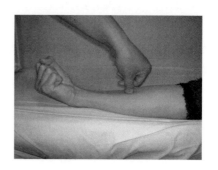

図1 指による触診の様子

第6章 「やわらかさ」の客観的な数値化テクノロジーによる各種食品の食感評価

そこで本稿で示す方法では,まず医師が柔さを感覚的に分析するアルゴリズムを評価し,これを次の様に分類して整理した[4]。

(a) 医師は,指で触った瞬間に,まず柔さの予測値を出す。
(b) 次に,指を押し込んだ際の反力の変化率から,診る部位の組織厚さを予測する。
(c) さらに,厚さの予測値から柔さの最初の予測を修正し,最終的な柔さを同定する。

つまり,軟組織の厚さによらず的確に軟組織の状態を把握できるテクニックは,柔さと同時に組織厚さも計測しているという触診メカニクスの分析結果である。

さらに,この評価した分析アルゴリズムを基にして,柔さの違いをヤング率によって表現することを考える。ここで,極めて多くある弾性の違いを表す指標の中でも,教養課程の物理テキストには必ず記載されていることから最も基本的かつ代表的な物性値であると考え,本稿の方法では柔さの違いの表現にヤング率を用いることとした。

このヤング率については,物質の接触メカニクスではHertzの弾性接触理論[6]によって評価できることが知られており,すでに産業の幅広い分野で利用されている(このHertzの名は,電気の周波数の単位Hzとしても日頃から馴染まれている)。このHertzの弾性接触理論では,半無限体試料に対して十分に硬い球圧子を押込むとき,球圧子の直径 ϕ と試料ヤング率 E,ポアソン比 ν を用いて,押込荷重と押込量 δ の関係を式(1)で表現できる。

$$F = \frac{4}{3} \frac{E}{1-\nu^2} \left(\frac{\phi}{2}\right)^{\frac{1}{2}} \delta^{\frac{3}{2}} = A \delta^{\frac{3}{2}} \tag{1}$$

しかし,押込む対象の試料が有限の厚さであって,かつ下に試料より固いものがある場合において得られる荷重 $\hat{F}$ は,式(1)で表される荷重 F より高くなる(図2(a))。この荷重 F の上昇は,式(1)で評価するヤング率 E の上昇も招くが,上昇が押込量 δ の増加に伴って顕著となる性質から,これを表す関係として係数 B を用いた次式による評価を考える。

$$\hat{F} = A\{\delta(1+B\delta)\}^{\frac{3}{2}} = \hat{A} \delta^{\frac{3}{2}} \tag{2}$$

このとき,式(1)の係数 A との比較から,式(2)の係数 $\hat{A}$ から演繹される見かけのヤング率 $\hat{E}$ と試料本来のヤング率 E とには,次の関係が成立することとなる。

$$\hat{E} = E(1+B\delta)^{\frac{3}{2}} \tag{3}$$

この式(3)は,押込量 $\delta=0$ の場合に $\hat{E}=E$ となり,先述にあった分析(a)の関係を表現できる関係となっている。また式(3)から,その大小によって押込量 δ の増加に伴って見かけのヤング率 $\hat{E}$ が変化する状況も変わることから,係数 B は試料厚さの影響を表す性質を有し,式(2),(3)は有限厚さ試料の押込み変形を半無限体試料の接触変形と有限厚さ試料の圧縮変形の和とする際の重ね合わせの割合を表すこととなる(図2(b))。

以上で示した関係を用いて,次に様々な対象のヤング率 E を求めた結果について示すこととする。

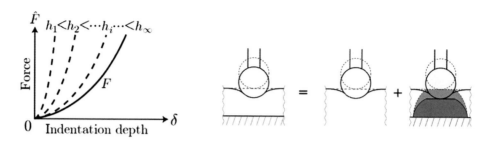

(a) 押込量 δ -荷重 F 曲線と試料厚さ h　　(b) 薄い試料への押し込み

図2　試料厚さ h が小さいほど押込み荷重 $\hat{F}$ は大きいが(a)，この有限厚さ試料への押込みを無限体試料の接触変形と有限厚さ試料の圧縮変形の重ね合わせと考える(b)

3　食品の「やわらかさ」計測と製品開発

3.1　さまざまな食品の「柔さ」計測

ここでは，計測方法の有効性を確認する目的で，示した関係式によりヤング率 E の計測を実施した結果を示す。計測に用いた装置は，汎用的な試験機である島津製作所㈱製の小型卓上試験機 EZ-S である。本稿では，特に特徴のある「こんにゃくゼリー」，「スライスハム」および「卵の黄身」の計測結果について図3～5に示す。

まず図3に示すこんにゃくゼリーの測定結果では，図3(b)の押込量－変位曲線で綺麗なJカーブが測定されており，式(2)による近似曲線にも良く一致した結果を得ることができていることが分かる。このことから，こんにゃくゼリーの様な柔らかい対象物であっても，押込試験によるヤング率の計測法の適用が可能であることが示されている。

図4に示すスライスハムの測定からは，厚さ1.2mmという薄い対象のJカーブからもヤング率を求められる事が分かる。

最後の図5に示す卵の黄身の測定結果では，これも模式図2(a)に示したような綺麗なJカーブが得られたことから，この結果からもヤング率の導出が原理的には可能であることが分かった。

さらに，これまで筆者らは他の多様な食品のヤング率を計測してきているが，その結果について教科書的に知られている物質のヤング率と併せて図6に示す。これまで引張試験により教科書に記載されるような標準的なヤング率が求められてきたが，低いヤング率のため試料の引張試験が困難である場合は，本稿で示した Hertz の弾性接触理論に基づく押込試験によってもヤング率を求めることができる。なお，ここで得られた卵の黄身のヤング率 E の値は，筆者らが実験的に計測した現時点で最も小さなものである。

3.2　同一種の食品の「柔さ」計測

異なる種類の食品に対するヤング率の違いの観察結果を前節において示したが，さらに同一種

第6章「やわらかさ」の客観的な数値化テクノロジーによる各種食品の食感評価

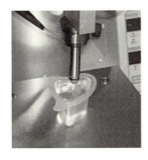
(a) 計測の様子

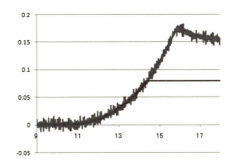
(b) 押込量 δ[mm]-荷重 F[N]

図3　こんにゃくゼリーのヤング率計測の様子(a)と得られた押込量－荷重曲線(b)
ヤング率 E = 722Pa。

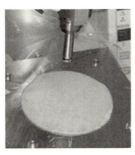
(a) 計測の様子

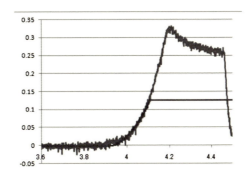
(b) 押込量 δ[mm]-荷重 F[N]

図4　スライスハムのヤング率計測の様子(a)と得られた押込量－荷重曲線(b)
ヤング率 E = 339Pa。

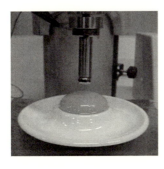
(a) 計測の様子

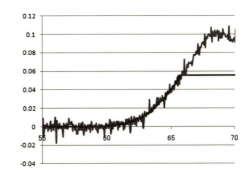
(b) 押込量 δ[mm]-荷重 F[N]

図5　卵の黄身のヤング率計測の様子(a)と得られた押込量－荷重曲線(b)
ヤング率 E = 15.6Pa。

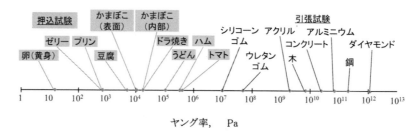

図6 さまざまな素材について基本的な物理量「ヤング率」で一律に評価する。

の食品におけるヤング率の違いを観察した結果を本項において示す。種類が異なれば組成も異なる等の理由から必然的にヤング率にも違いが生じることは理解しやすいが，基本的に同一組成とみなせる場合が多い同一種の食品においてヤング率に違いがある場合は，その製造方法や品質管理，製品コンセプトの違い等に起因するものと考えることができる。したがって，同一種の食品においてメーカー等が異なる製品のヤング率の違いを観察することで，製造方法等が食品の咀嚼に必要となる力をコントロールできる可能性について本項では評価・検討する。

ここで計測する食品は，品質が安定した加工食品の中でも複数のメーカーから多数の製品が販売されていることからチーズを対象とし，特にメーカーや製品の間で寸法や形状に差異が少ない6Pチーズを対象とした計測結果を示す。ここでチーズのヤング率計測に用いる装置は㈱堀内電機製作所の柔さ計測ロボット SoftMeasure HS-3001 で，基本仕様が最大荷重20N，駆動範囲（x, y, z）が（180mm，180mm，80mm）の製品である。この製品の外観を図7(a)に示す。また6Pチーズの計測の様子を図7(b)に示す。

この測定結果については図8に示す。同じコンセプトの製品であっても，製品毎にヤング率の違いに差があることが分かる。ここで示す6Pチーズのヤング率の分布はおよそ50kPa〜500kPaの範囲を有していたが，特に雪印メグミルク㈱の製品については300kPa付近に集中する結果となっていた。このヤング率300kPa付近というのは図4のスライスハムと同程度の数値であり，雪印メグミルク㈱の6Pチーズは食肉製品と同様の食感が得られる様なコンセプトの製品であると類推することができる。他方の㈱明治，森永乳業㈱の多くの製品については，雪印メグミルク㈱よりも明確にヤング率が小さくなっており，比較的柔らかな製品とするコンセプトを有していると考えられる。

以上の結果から，製品タイプごとあるいはメーカーごとに，柔さ（ヤング率）の管理に違いのあることが数値データとして明確となった。これは，製品開発コンセプトに依存したものと推察される。

3.3 食品の「軟さ」計測

ここでは，これまで本稿で示してきた押込試験によって物質の圧縮変形プロセスで破壊が生じたときに観られるプラトー応力について，ニンジンを対象として観察した結果を示す。このプラ

第6章「やわらかさ」の客観的な数値化テクノロジーによる各種食品の食感評価

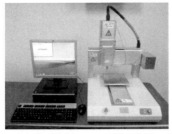
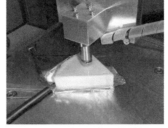

(a) SoftMeasure HS-3001　　　　(b) 6Pチーズの計測

図7　食品のヤング率計測に用いた㈱堀内電機製作所製「柔さ計測ロボット」SoftMeasure HS-3001(a)と直径10mmのステンレス球圧子によって6Pチーズの押込試験を実施している様子(b)

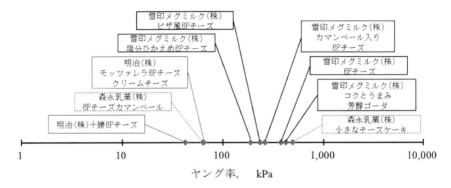

図8　押込試験により求めた6Pチーズのヤング率Eの分布

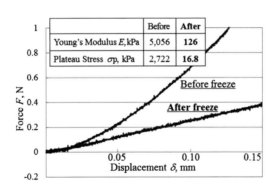

図9　ニンジンの冷凍前後で観察した押込試験の結果

トー応力は，棚部応力とも称されるが，モノが荷重に対して耐えられなくなった際に反力の上昇しなくなる物理現象に起因するもので，身近ではレタスやビスケット等の食品，また発泡スチロール等の緩衝材で良く観られる挙動である。このとき，押込みで生じる反力Fは，プラトー応力σ_pを用いて次式で表される押込み量δの1次関数となる[7]。

$$F = \frac{\pi}{2}\phi\sigma_p\delta - \frac{\pi^3\phi^2\sigma_p^3(1-\nu^2)^2}{48E_p^2} \tag{4}$$

ここで E_p は押込み開始時のヤング率 E を表すが,この式(4)によって冷凍前後のニンジンの変形を観察した結果を図9に示す。この結果を観ると,これまで本稿で示してきたものと同様のJカーブが観察されることから,冷凍前では弾性的な挙動を示していることが分かる。一方の冷凍後について観ると,押込み直後はJカーブを見出すことができるが,押込み進展に伴って直線的な力の変化が観察され,理論式(4)に示す1次関数で表される挙動を呈していることが分かる。

4 食感の客観的な評価テクノロジーについて—メカニカルなデザインを目指して

触覚における重要な影響因子の1つであるモノの変形特性の物理的な解明とその数値化が,食品の評価プロセスによって活用できることを前節まで示してきた。特に本稿で示した「やわらかさ」の評価指標は,これまでにも学術的にみると工学分野では一般的に計測されてきたものばかりであるが,きわめて強い多様性が形状や変形挙動に認められる食品を対象とする場合には,その特性に応じて適切な計測方法を考案・適用することが製品の高品質化のため解決すべき重要な課題である。このような状況下において本稿に示した内容は,小さな端緒であるが,これからの大きな展開の始まりになると考えている。さらに今後は,データ化される食感の数値に基づいて,より良い食品をいかにして開発するかが本分野の取組みテーマの中心になっていくものと考えられる。

文　　献

1) 広辞苑（第六版），2849-2850（2008）
2) 各社の美味しさ評価技術，フードサイエンス，**606**，62（2012）
3) 谷充博，佐久間淳，篠宮将光，球圧子の押込試験による軟材料の厚さとヤング率の計測，日本機械学會論文集，75A-755，pp.901-908（2009）
4) 佐久間淳，張　月琳，触診を模擬した柔さ計測システムの展開，57-1, pp.66-70（2012）
5) 佐久間淳，モノの弾性を触診メカニクスにより計測するデスクトップロボット，日本機械学会誌，116-1134，355（2013）
6) H. Hertz, Über die Berührung Fester Elastischer Körper, Journal für die reine und angewandte Mathematik, **92**, 156 (1882)
7) 高山枝都子，佐久間淳：低密度多孔質材の球圧子押込過程における圧縮挙動の評価法，第57回日本学術会議材料工学連合講演会講演論文集，**57**, 123（2013）

第7章　筋電図を用いた摂食中のテクスチャー評価

神山かおる[*]

1　はじめに Food Oral Processing

　口に入れられた食品は，液体であれば1秒経たないうちに飲み込まれ，軟らかい固体であれば舌で押し潰され，硬い固体であれば奥歯に運ばれ咀嚼される[1]。歯で噛まれる食品であっても口腔内に留まる時間は長くはなく，せいぜい100秒くらいである[1]。食品のテクスチャーは，口腔内でこの間に大きく変化し，口腔内および口腔から続く鼻腔内に多数存在する受容器によって，テクスチャーと食品から放出されたフレーバーが知覚される[1]。食品は粉砕され唾液と混和され食塊となり，最終的に嚥下される。自然な摂食において，食塊が最適な物理的状態になった時に嚥下が開始されると言われている。そのため，テクスチャーデザイン[2]は，摂食様式を決定し，摂食中のテクスチャーおよびフレーバーの感覚により美味しさを認知させるため重要である。近年の社会の高齢化にともない，高齢者などの摂食機能弱者が安全に摂食嚥下できるためのテクスチャーデザインも着目されている。

　欧米でもこの動向は同じであり，Food Oral Processing，すなわち食品の口腔内における加工，に関する研究が近年増えてきている。2012年にはこのタイトルの成書[3]も出版された。2010年から2年おきに Food Oral Processing-Physics, Physiology and Psychology of Eating，食品の口腔内での加工，食べることの物理学，生理学，心理学，という国際会議が開催されており，副題にあるように学際的な研究が行われている[4,5]。2014年，第3回の会議の様子は，学会ホームページ（http://www.vlaggraduateschool.nl/fop2014/）で見られる。また主な発表内容は，Journal of Texture Studies 誌に2014年から2015年に特別号として掲載される予定である。

2　咀嚼筋筋電位

　口腔内で大きく変化するテクスチャーを評価するには，一般の力学的機器測定は不向きである。食べられる前の物性が変化してしまうからで，食べる人に知覚されるテクスチャーとは合わない場合が少なくない[1,4]。そこで，口腔生理学に基づく食べている人の計測が強力な手段となる。その中でも表面電極を用いた筋電位測定は，EMG（electromyography の略）とも呼ばれ，食品研究者が比較的簡単に使用することができる[4,6~8]。

---

　*　Kaoru Kohyama　㈱農業・食品産業技術総合研究機構　食品総合研究所
　　　　食品機能研究領域　食品物性ユニット　上席研究員

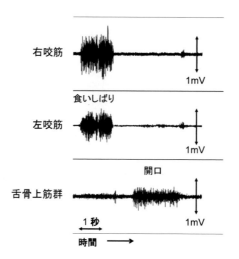

図1 食いしばった時，口を開いた時の筋電図の例
筋電位は生体用アンプで拡大して記録されるが，各筋電位のスケール1mVは拡大する前の生体から出た電位の強度である。

咀嚼の筋電位測定で最もよく用いられる筋肉は左右の咬筋である。ほほの表面近くにある大きな筋肉で噛みしめる時に主に働くことから，咀嚼エフォート，すなわち咀嚼に必要な仕事の大きさ，を数値化するのに適している。"こめかみ"に相当する側頭筋の前部も，閉口時の筋活動を見やすい部分である[7]。その他に閉口筋には，内側翼突筋，外側翼突筋の上頭がある[9]。

一方，口を開く際には，舌骨上筋群が使われる。オトガイ舌骨筋，顎二腹筋，顎舌骨筋，茎突舌骨筋の4種類がある[9]。いずれも閉口筋に対し小さい筋肉であること，顎の下に重なって位置することから，単独ではなく，筋群と呼ぶのが適当であろう。筆者は顎の下部，オトガイから舌骨の間に前後に電極を装着する場合が多いが，オトガイ舌骨筋，顎二腹筋の前腹，顎舌骨筋の電位を混合して取得していると考えている。図1は，閉口，すなわち食いしばった時と口を開けた時の，左右の咬筋および舌骨上筋群筋電位波形の例である。

3 摂食に関わる筋電位の例

歯で食品が噛まれる場合，リズミカルな運動が観察される。咬筋と舌骨上筋群から筋電位を記録すれば，交互に筋活動が現れ，その周期は同一人ではほぼ一定である。咀嚼運動は，脳幹部にあるパターンジェネレータで，咀嚼リズムがプログラムされており，非随意的に起こる。この中枢性の運動は，食べている食品のテクスチャー情報により一部改変されるため，咀嚼計測によりテクスチャー評価ができる[7]。

咬筋筋電位の振幅は，官能評価または機器測定で調べた硬さ値が高い食品を噛むときに大きくなるという，多くの報告がある[7]。また官能評価で，硬さと正相関する項目の強度は，咬筋筋活

第7章 筋電図を用いた摂食中のテクスチャー評価

動と正の相関関係が報告されている[7]。

舌骨上筋群の活動は、多くの食品で咬筋と比べ小さいが、付着性の強い食品である餅やキャラメルでは大きくなる。また、歯で噛まなくても食べられるような軟らかいゼリーやヨーグルトは、舌と上口蓋の間で押しつぶして食べられる。図2に例を示すが、咬筋活動がほとんど現れず、舌骨上筋群の活動の方が優位になる。舌骨上筋群は開口ばかりでなく、硬口蓋を舌で押す、舌を前に出す、嚥下を開始する時に食塊を移送するのにも使われるからである[7]。舌骨上筋群は、嚥下する際にも舌および舌骨や喉頭を持ち上げるのに活動するが、濃厚な液体を嚥下する際には水よりも大きな筋活動が記録される。

テクスチャーは感覚的な性質なので、食品の物理化学的特性だけでなく、その大きさや食べ方によっても、食べる人によっても変わってくる[7]。一口に入れる食品の量を多くすると、同じ食品でも咀嚼回数が増え、摂食時間が長くなる。筆者らは、テクスチャーの異なるゲルにおいて、一口量を2倍に増やすと、咀嚼回数や摂食時間は1.4倍に増加し、一噛みあたりの筋電位パラメータは有意には変化しないことを見出した[10]。したがって、食品あたりの咀嚼エフォートは大口で食べれば少なくなり、食事時間が短い、いわゆる"早食い"になる。筋電位実験では、摂取食品を固定することが多く、さらに噛む回数や咀嚼リズムを決めるなど、食べ方も指定する場合もあるが、自由に摂食させた時の測定ももちろん可能である。

固形状食品の自由な摂食においては、嚥下が複数回起こる場合が少なくない。図3に示したように、第一嚥下までとそれ以後では筋電図のパターンが異なる。第一嚥下までは、リズミカルな咬筋活動が認められるが、第一嚥下後はリズムは遅く変動が大きく、咬筋活動が小さく、その代り舌骨上筋群の活動が顕著になる。第一嚥下後の筋電図は、歯で噛まないで食べる軟らかい食品

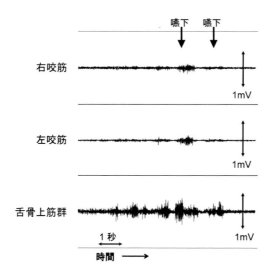

図2 軟らかいゼリーを口に含み、舌で押しつぶして摂食している時の筋電図の例
被験者は図1と同じ。矢印の時点で嚥下されている。1回目の嚥下で飲み残した小量の食塊が2回目に嚥下されている。

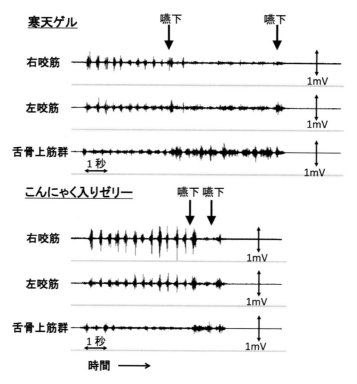

図3　固形状食品の咀嚼中の筋電図の例

食品は寒天ゲルとこんにゃく入りゼリーで，ハイドロコロイド濃度を調節して破壊荷重を揃えた。一口量はスプーン一杯に当たる6gで，被験者には自由に咀嚼・嚥下させた。第一嚥下までは噛むごとに左右の咬筋活動が同時に現れ，咬筋とは互い違いに舌骨上筋群が活動している。第一嚥下後は咬筋活動は小さくなり，舌骨上筋群活動の方が顕著になる。

の筋電図（図2）に近い。寒天ゲルは破壊されすぐに小さい食片になるが，嚥下する際にそれらを集めて食塊を作る必要があるため，第一嚥下後の舌骨上筋群活動が比較的強い。こんにゃく入りゼリーは噛み切りにくいため，第一嚥下まで咬筋活動が大きいが，食塊はまとまりやすいので，その後の筋活動は小さい。

　筋電位は摂食中に連続的に測定されるので，口腔内で起こるテクスチャー変化に応じて筋電位パラメータも変わりうる。一般論として，咬筋の筋電位振幅は咀嚼初期で大きく，食品の構造が壊れるにしたがって小さくなる。テクスチャーの異なる食品でも，嚥下する時にはその差が小さくなることから，筋電位の食品間の特徴は咀嚼初期により顕著に表れる。しかし，異なる種類の食品を嚥下する際に，食塊の力学特性が異なるように筋電位パラメータにも食品差が認められる。

4 咀嚼筋筋電位の個人差

　咀嚼筋筋電位は，もともと歯科生理学で発達してきた方法なので，個人の摂食機能の解析は得意である[7]。同じ食品を摂取した場合，一般に高齢者は若年者より咀嚼回数や時間が長い。同じ年齢で，口腔内の状態が悪い者はよりこの傾向が顕著である。しかし，ある食品が特異的に摂食しにくいわけではなく，食品間の相対的な順番は，摂食機能に関わらずほとんど一致する[8]。高齢者で食べられないテクスチャーの食品が出るならば，それは若年者でも食べにくい食品である。そこで，個人内で比較する統計法，あるいは同時に対照食品を測定してそれに対する比を取れば，筋電位パラメータに個人差が大きくても，食品間の違いは明らかにできる。

5 筋電位パラメータと力学機器測定値との関係

　ヒトの筋電位パラメータと一般的な力学機器測定値との関係については関心がもたれる点であろう[7]。最初に述べたように，機器測定は食べる前の物性しかわからず，食べ始めてから生じてくるような性質は測定できない。機器測定値との対応では，咀嚼初期における筋電位パラメータがより密接な関係を示すであろう。個々に見ると食品の力学特性の一つを変えると他の性質も連動して変わることが多い。たとえば，弾性率，破壊荷重，破壊仕事またはエネルギーは，官能評価では"かたさ"と定義することもでき，どれも噛みにくさに関係しそうな物理特性だが，似た試料を使えば全部高い相関関係にある。図3の試料は，破壊荷重が同等になるようにハイドロコロイドの濃度を変えて調製したが，弾性率は寒天ゲル，破壊仕事はこんにゃく入りゼリーの方が大きいので，筋電位に影響している機器測定値を見出せるであろう。

　さらに別の実験では，全く力学特性の異なる食品を，できるだけ多くの機器分析値が一致しないものから選んだ。28の機器測定値から，独立したパラメータ（異なる変形条件下での荷重，破壊荷重，付着性，凝集性，密度，水分含量）を選定し，これらにより，乾パン，こんにゃく，サラミ，ソフトキャンディー，生大根，たくあん，生人参，茹で人参は，お互いに相関しないことがわかった[11]。咬筋筋電位から，咀嚼全体ばかりでなく，咀嚼初・中・後期のパラメータなどできるだけ多くの数値を用いて，機器測定値との対応関係を解析した。この中で初期の厚さに対して概ね0.2以下，圧縮変形率で0.8以上，になるまで大きく圧縮したときの力学特性（破壊されているものもされていないものも含めて）が筋電位パラメータと最も高い相関を示した。初期値の半分0.5まで圧縮しない変形条件での力学特性は，咀嚼測定で得た100余りの変数のどれとも有意に高くは相関しなかった。

　歯で噛まない摂食を行う軟らかい食品について，舌骨上筋群の筋活動値と相関するのは，圧縮変形率0.9といった極めて大きく変形させた時の力学特性であった[12]。軟らかい試料のため，ここまで変形する前に破壊されているが，破壊された後の圧縮荷重が筋電位に相関した。

　われわれは食品を摂食するとき，破壊したところで歯や舌の運動を止めることはしない[7]。破

243

壊した後でも上下の歯または舌が上口蓋につぶされた薄い食品を挟んで接触するところまで押し続ける。そう考えれば，この関係は不思議とは言えないだろう。国のえん下困難者用食品の基準[13]で採用されている圧縮変形率 67% は，咀嚼条件と合わせるという観点からは不十分で，ヒトのテクスチャー感覚と合わない場合が生じるはずである。

弾性率などの小変形で得られる特性が，破壊された後の圧縮荷重と正相関していることが多いので，弾性率が筋電位パラメータと相関することは少なくない。しかし，小変形下で得られる力学特性が筋電位測定値と直接対応していないことに，注意する必要がある。

6 食品の切り方と筋電図

咀嚼弱者には，小さく切った食品を供する場合が多い。先に述べたように，一口量を小さくするほど，食品重量あたりの咀嚼エフォートが増加するため，よく噛んで食べられそうに思われる。しかし，多くの食品で，小さく刻んでも咀嚼エフォートは減らないことが明らかになった[6]。刻んだ食品の方が咀嚼エフォートが減るのは，刻んでも体積が増えない食品で，もともと軟らかかったり気泡を含んでいたりで，小さく切る必要がないものが多い。

咀嚼しづらい食品には，弾性率が高く比較的破壊ひずみが低い硬くて脆いタイプの食品（たとえば生人参，リンゴ，堅焼煎餅，ナッツ）と，弾性率は低いが破壊ひずみが高いので噛み切りにくいタイプの食品（たとえば餅，肉，かまぼこ，こんにゃく）がある。同一重量を一口に入れ自由摂食するとして，前者の場合は細かく切るとかえって咀嚼エフォートが高くなり，後者では一塊とそれを細かく切ったものとでは有意差が認められなかった。咀嚼回数，摂食時間についても同様の傾向であった[14]。

一口量の塊とそれを小さく刻んだ食品を比べると，刻んだ試料の見かけの体積が 2〜3 倍に増えることが多い。したがって刻んだ場合，自然な摂食時に一口の重量が減る。それを一塊と同じ量と錯覚してしまうため，一口当たりが噛みやすくなると感じると考えられる。肥満者が減量したい場合は良いだろうが，咀嚼弱者は低栄養を防ぐために食品量を増やす必要があるので，このような提供法は好ましくないだろう。

同じことが粥やテクスチャーを改変した介護食でも言える。軟らかく調理した食品は，水分量が一般に高く，さらにほとんどエネルギーのない増粘剤（とろみ剤）を添加する場合もあるため，重量あたりの栄養価は低くなっている。常食と比較して，一口あたりの咀嚼エフォートは下がるものの，必要な栄養素を摂取するのは困難になっているのではないだろうか。

7 おわりに

食品テクスチャーの評価に，咀嚼筋筋電位が導入されたのは 1980 年代[4]である。「21 世紀のテクスチャー分析」という総説[15]でも，生理学的な方法は注目するべきと挙げられている。官能評

第7章 筋電図を用いた摂食中のテクスチャー評価

価と機器測定という従来法にはなかった，摂食中におけるテクスチャーの変化，食べる人の個人差，一口量や切り方など食べ方に関わる評価ができる[8]。咀嚼筋筋電位測定法は，用語と強度の代わりに数値でアウトプットできる官能評価法とも，摂食者の食べ方を反映した機器測定法とも位置づけることができ，従来の二手法を関連づけるのにも有効である。

文　　献

1) K. Kohyama, *J. Texture Stud.*, in press, DOI: 10. 1111/jtxs. 12099
2) T. Funami et al., *Food Hydrocolloids*, **26**, 412 (2012)
3) J. Chen and L. Engelen (ed), "Food Oral Processing", Wiley-Blackwell (2012)
4) 神山かおる，化学工学，**77**, 91 (2013)
5) 神山かおる，日咀嚼誌，**24**, 67 (2014)
6) 神山かおる，調理科学，**41**, 363 (2008)
7) T. Funami et al., "Food Texture Design and Optimization", p.283, Wiley-Blackwell (2014)
8) 神山かおる，食科工，**57**, 273 (2010)
9) 里田隆博，戸原玄（監修），"摂食・嚥下と誤嚥のメカニズム"，p.26, 医歯薬出版 (2013)
10) K. Kohyama et al., *Food Sci. Technol. Res.*, **20**, 1121 (2014)
11) K. Kohyama et al., *Biosci. Biotechnol. Biochem.*, **72**, 1690 (2008)
12) S. Ishihara et al., *J. Texture Stud.*, **42**, 254 (2011)
13) 厚生労働省医薬食品局，特別用途食品の表示許可等について (2009)
14) K. Kohyama et al., *Food Qual. Prefer.*, **18**, 313 (2007)
15) M. H. Tunick, *J. Agric. Food Chem.*, **59**, 1477 (2011)

【第Ⅴ編　食品ハイドロコロイドの機能と応用】

第1章　医療・介護用食品の開発

宮﨑桂介[*]

1　はじめに

　医療・介護用食品は主に，加齢等が原因で噛む力や飲み込む力が衰えた人のための食として，医療施設や高齢者施設における栄養管理現場を長年支えてきた。近年は，高齢化に伴う要介護者数の増加に加え，施設においては利用者の咀嚼・嚥下機能等の状況に応じた個別栄養管理が行われるようになってきたこと，さらに施設入居者だけでなく自宅療養中の者をも対象とするようになってきたことを背景に，多種多様の医療・介護用食品が開発されている。

　代表的な医療・介護用食品である濃厚流動食で，国内で初めて紙パック入りの液状品が製品化されたのは1979年である[1]。この製品は，当時は医療施設等で必要とされる時に都度調製されていた手作り流動食に倣い，ビタミン類等は無添加で，鶏卵やマヨネーズ，人参ペースト等の食品素材中心のシンプルな配合・成分組成であり，用途も術後に常食に移行するまでの栄養管理時の食事代替にほぼ限定されていた[2]。このように特殊な領域で使われていた濃厚流動食だが，その後の医療の発展等とともに用途や利用者の幅が広がり，現在では様々な栄養成分組成や形状を有し，特徴的な容器に入れられた多種多様のものが開発されるに至っている。さらに，こうした濃厚流動食の周辺で利用される食品類も同様に多様化するニーズにあわせて種々開発されるようになり，固形状（ムース／ゼリー状）のものから通常食と見た目が変わらない「やわらか食」まで様々な形態の食品が，施設等だけでなく一般店舗を通じて利用者に提供されるようになっている[3]。

　医療・介護用食品が多様化する中で，特にその形状（物性）を調整する上で欠かせない素材が，いわゆる増粘多糖類に代表される食品ハイドロコロイドで，これは「見た目，風味，食べやすさ，飲み込みやすさ」といった商品特性に大きな影響を与える原料の一つとして多くの医療・介護用食品に利用されている。近年では「食品をより安全に摂取する」観点で利用されるケースも多く，食品ハイドロコロイド（増粘多糖類）は医療・介護用食品を開発する上で今や不可欠の素材となっている。

　本稿では，医療現場等における栄養管理法の一つである経腸栄養法（図1）で，食事代替目的で，あるいは栄養補助目的で利用される一連の食品群を医療・介護用食品（写真1）と総称し，高齢化社会の伸展を背景に多様化するこれらの食品における食品ハイドロコロイドの利用・応用例について紹介する。

　＊　Keisuke Miyazaki　森永乳業㈱　栄養科学研究所　クリニカル食品開発部　マネージャー

第1章　医療・介護用食品の開発

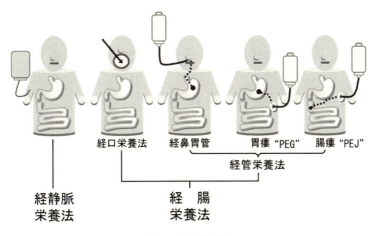

図1　栄養管理法

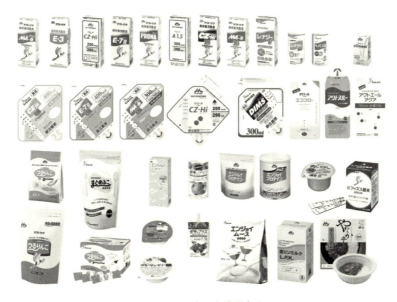

写真1　医療・介護用食品

2　食品ハイドロコロイドの特性を活かした医療・介護用食品

　医療・介護用食品が，通常の食事の代わりに，あるいは食事と一緒に摂るものとして，医療施設等から自宅に至る幅広い領域で利用されるようになってきてからは，それまで求められていた栄養機能性だけでなく，健康機能性や嗜好性も持ち合わせることを要求されるようになった。食品としての基本的要件を満たし，かつ多様化するニーズに応えるため，医療・介護用食品では栄養的価値を含む機能性が個々に異なる多くの種類の原料が使用されている。

本項では，そうした特徴ある原料の一つである食品ハイドロコロイド（増粘多糖類）の医療・介護用食品における利用例について説明する。

2.1 濃厚流動食

代表的な医療・介護用食品である濃厚流動食においては，粘性（粘度）は一般的に低い方が良いとされてきた。粘性の高い濃厚流動食は，経口摂取者においては飲用後に口や喉での残留感を与えがちであり，また，経管栄養法による栄養管理を行う医療施設等にとって粘性の高い濃厚流動食は，管の閉塞（チューブ詰まり）等の栄養管理上のトラブルの発生を想起させるためと考えられる[4]。経管栄養法の中の経鼻胃管法（図1）では，内径が1mmに満たないチューブが使われることがあるため，医療現場等では狭い管腔内をスムーズに通液させることができる粘性の低い濃厚流動食が好ましいとする考えが浸透していた。こうした背景も手伝って，食品ハイドロコロイド（増粘多糖類）は，濃厚流動食の開発において多用されることはなく，例えば製品保管中の経時的な脂肪浮上や不溶性成分の沈澱を防止する等の品質維持目的の原料として利用されてきた。

このように，「飲みやすさ」や「チューブ通液性」，「品質維持」を優先する中で濃厚流動食の開発において増粘多糖類の利用はこれまで限られていたが，「嚥下機能が衰えた人にとっては，サラサラとした飲料よりも，適度に粘性（粘度）のある飲料の方が安全に飲み込める」[5]，「濃厚流動食に適度な粘性（粘度）を付与した方が胃食道逆流のリスクが低い」，また「濃厚流動食への適度な粘性の付与により消化管通過速度が調整され下痢等の合併症の発生リスクを低減することができる」[6]等の報告が見られるようになってからは状況が一変し，増粘多糖類の特性を利用した医療・介護用食品が急速に普及することとなった。

濃厚流動食に限らずその他の飲料においても，嚥下障害者にとっては適度に粘性（粘度）のあるものの方が安全に飲み込めることが知られている。飲食物を飲み込む時には，反射的に気道が喉頭蓋によって塞がれるが，嚥下障害者ではそのタイミングが遅く，水などのサラサラとした飲料では塞がれる前の気道に流入してしまうことがある[5]。これを誤嚥と呼ぶが，誤嚥は日本人の死因の第3位になった肺炎[7]の原因にもなるため，特に高齢者においては予防策が必要とされるものである。障害等により気道が塞がれるタイミングが遅くなったとしても，飲料等に適度な粘性があれば嚥下時に喉を通過するスピードが抑えられるため，誤嚥するリスクは低くなる。この時，飲料等に粘性を付与するために使用されるとろみ剤（後述）の主剤として増粘多糖類が多く利用される[8]。

飲み込んだ後，胃内に到達した飲食物についても，一定の粘性があったり，あるいは固形状の形態であったりする方が，胃食道逆流のリスクが低いことも知られている[6]。胃食道逆流とは，摂取後に一旦胃内に貯留された飲食物が，胃から食道に逆流する現象を指す。この現象が起こると，嘔吐した時と同様に胃から喉にかけて不快な症状を呈する。しかしながら，高齢者においては症状が現れにくいとされ，重症化して始めて発見されることも少なくない[9]。さらに嚥下障害

第1章　医療・介護用食品の開発

を合併したケースでは，食道を逆流した飲食物が（誤嚥により）肺に流入する事態に陥る可能性があるため，特に高齢者にとって胃食道逆流症は深刻な病態である。この胃食道逆流の防止に，濃厚流動食への粘性付与，すなわち濃厚流動食への増粘多糖類等の添加が有効とされている[10]。液状のものを半固形状〜固形状に加工することによって，濃厚流動食が胃から食道に流れるのを物理的に制限し，胃食道逆流を防止するのである。濃厚流動食をこのように加工すると，胃から腸に移送される速度が緩やかになることも注目される[6]。特に経管栄養法では，濃厚流動食を投与する際の投与スピードが速すぎた場合などに，濃厚流動食が胃での貯留が不十分のまま急速に腸に流入し下痢を引き起こすことがあるので[11]，胃から腸への移送を制限することは下痢防止の観点からも有用と考えられている。さらには，腸への移送速度が遅くなることで小腸での栄養素の消化・吸収が緩やかになり食後の高血糖防止に繋がるとする報告もある[12,13]。このように濃厚流動食と増粘多糖類の組み合わせは，様々な栄養管理上のメリットをもたらしている。

なお，半固形〜固形状に形状を加工した濃厚流動食を液の状態のものと同様の方法で摂取，あるいは投与することは難しいため，経口的に摂取したり，太い口径のチューブによる栄養管理が行われる胃瘻を介した経管栄養法（呼称 PEG，図1）で投与したりするのが一般的である[6]。

以上のとおり，食品ハイドロコロイド（増粘多糖類）を利用することで，濃厚流動食を使っての栄養管理に，胃食道逆流や下痢等の消化器症状防止や血糖値管理などの有用性を付加することができる。

2.2　とろみ剤

とろみ剤は，飲料や液状食品の飲用時の誤嚥リスクを低減することを目的に嚥下障害者を対象に開発された医療・介護用食品である（写真2）。嚥下障害者において喉頭蓋が気道を塞ぐタイミングにあわせて飲料等が喉を流れるように，飲料等に溶かして物性（粘性等）を調整する食品添加物で，市販品の多くで食品ハイドロコロイド（増粘多糖類）が主剤として利用されている[8]。

一口に嚥下障害と言っても原因は多岐にわたり（高齢，球麻痺，仮性球麻痺，認知症，筋力低下等），また障害の程度も一様ではないため，嚥下に適する物性は個人間で異なる[14]。

写真3はある高齢者施設の配膳台の様子を示したものだが，食事の形状はまちまちで，調理したままの状態，それをミキサーにかけた状態，さらに液状（濃厚流動食）のものまで多様である。このように高齢者施設等では，入居者の嚥下機能に応じて様々な形状の食事を提供する必要があるが，この際に「とろみ剤」は添加量を加減することにより容易に物性を調整することができるので，利便性が高い[15]。

とろみ剤は，かつては「デンプン」を主剤とするものが主流であったが，「だまにならず，常温で容易に分散，溶解する」，「粘度の発現が早く，経時変化が小さい」，「対象食品によらず，安定して粘度を発現する」，「付着性が小さく，保形性（食塊形成性）が高い」，「食品の嗜好性（味や外観）を損なわない」等のとろみ剤に求められる機能性を十分に発揮することができるとして，近年はほとんどの製品が増粘多糖類，とりわけキサンタンガムを主剤とするものになってい

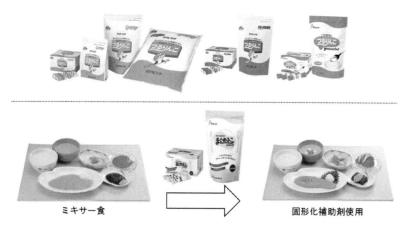

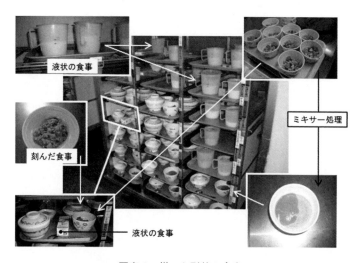

写真2 とろみ剤（上段）と固形化補助剤（下段）

写真3 様々な形状の食事

る[16]。とろみを付ける対象食品は，経口摂取者用のお茶等の飲料から経管栄養施行者用の濃厚流動食まで多岐にわたり，最近ではこうした栄養管理の流れを汲み，予め「とろみが付いた流動食」も開発されるようになった。とろみ剤は，食品ハイドロコロイドの特性を活用した代表的な医療・介護用食品であり，現在推計4,500トンある年間使用量（うち増粘多糖類の量は推計1,300トン超，森永乳業㈱調べ）は，在宅療養者での利用増加と相まって今後も高率で伸長すると考えられる。

2.3 その他の医療・介護用食品

濃厚流動食やとろみ剤以外で食品ハイドロコロイド（増粘多糖類）の特性を利用した医療・介護用食品としては，嚥下困難者でも飲み込みやすく，また介護者がスプーン等ですくって要介護

第1章 医療・介護用食品の開発

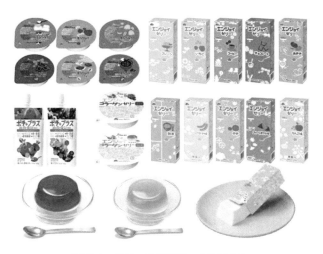

写真4 ゼリー状の医療・介護用食品

者の口に運びやすいゼリー状の食品が挙げられ，市販のものも多く流通し食事や食後のデザートとして利用されている（写真4）。こうした加工の他に，医療施設等では嚥下困難者にとって食べやすい形状にするために，食事を細かく刻んだり，ミキサー（フードプロセッサー）で処理したりすることがある。しかしながら，こうして食べやすく加工することが嚥下困難者の喫食量（率）を上げることに必ずしも繋がらないケースがある。喫食量を左右する食欲をあげるには，食事の風味や食べやすさだけでなく，見た目の印象も重要な要素だと考えられるためである。このような課題を解決するために，増粘多糖類を主剤とする「固形化補助剤」が開発されている（写真2）。固形化補助剤は，ミキサー食等の食品に「食べやすさ，飲み込みやすさ」だけでなく「見た目の良さ」等の価値を付加することができ，それまで医療現場等で調理の際によく利用されていたゼラチンや寒天の機能を補完，代替するものとして最近ニーズが高まっている。食べてみてのおいしさだけでなく，見た目のおいしさを付与することができる[17]新しいコンセプトの医療・介護用食品である。

2.4 食品ハイドロコロイドの有用性

　以上のとおり，食品ハイドロコロイド（増粘多糖類）は，特に嚥下機能が心配される高齢者を対象とした医療・介護用食品を開発する上で欠くことができない素材になっている。医療・介護用食品を製造したり，医療現場等で調理したりする際に使用するとろみ剤や固形化補助剤の要件として，「添加量が少なくて済む（食事のかさが増えない）」，「水和が早い（溶解時の手間が少なく短時間で平衡に達する）」，「付着性が低く，保形性が高い物性を付与することができる（噛んでも口の中でバラバラにならず，またベタベタしない，飲み込みやすい食形状にすることができる）」，「嗜好性を低下させない（食事本来の風味や外観を損なわない）」等が挙げられるが，これ

らの条件を満足する素材として食品ハイドロコロイド（増粘多糖類）の有用性は極めて高いと考えられる。

3　食品ハイドロコロイドの活用にあたり

　食品ハイドロコロイド（増粘多糖類）の特性を活用した，低粘性に伴う諸々のリスク低減や，喫食率向上等を期待される医療・介護用食品が普及するにしたがって，増粘多糖類は，嚥下困難者や胃食道逆流リスクを抱える経管栄養施行者だけでなく，食品のおいしさを追求する者にまで広く浸透することとなった。ここで，増粘多糖類の特性を活かして摂取に好適な形状・テクスチャーに加工された食事は，見た目や風味だけでなく，摂取後の体内挙動も加工前とは異なる可能性があることにも留意する必要がある。体内挙動（食物の移送速度等）が変化し，そのことに付随して例えば摂取後の栄養成分が消化・吸収されるまでの時間が延長されることも起こり得るからである。濃厚流動食と増粘多糖類の組み合わせにより食後の高血糖防止に繋がるとする前述の報告は，粘性の付与が，誤嚥防止や胃食道逆流防止だけでなく，糖質の吸収遅延をもたらすことを示唆するものであり，血糖値管理が必要な嚥下障害者や消化吸収機能が衰えた者においては有利な事象と考えられる。一方で糖質の吸収遅延は，血糖値管理を必要としない者にとっては必ずしも利点にはならない。利用者個々の状況によってニーズは様々なので，そのことによるメリット（場合によってはデメリット）をよく把握した上で増粘多糖類等を活用する必要があると思われる。

　増粘多糖類（とろみ剤）の薬剤との併用にも注意が必要である。とろみ剤は本来，食品や食品素材に添加するもので，薬剤と一緒に使用することを想定したものではないが，とろみを付けた水分が嚥下だけでなく，薬剤の溶解・分散に適した性質を有することから，薬剤服用時にも利用されるケースがある。こうした，薬剤の分散剤としての有用性を示唆する報告[18]がある一方で，有効成分の吸収を緩徐にするとして薬剤との併用を警告した報告例がある[19]。ここでは薬剤を，誤嚥防止目的で粘性を付与した水分と一緒に服用した場合に，有効成分の最高血中濃度到達時間が遅延することを指摘している。有効成分の総吸収量（血中濃度曲線下面積）は妨げられなくても，効き方（最高血中濃度到達時間）においてこのような影響が現れることもあるため，薬剤との併用には特に注意が必要である。

4　おわりに

　医療・介護用食品の開発において必要不可欠の素材である食品ハイドロコロイドは，利用する目的（おいしさ付与，誤嚥防止，胃食道逆流防止など），利用に付随して起こる事象（血糖値上昇抑制など），一緒に飲食する食品（栄養成分）との相互作用[20,21]，ならびにこれらの優先度等を勘案しながら活用することが重要である。求められるテクスチャーが一様でない状況下におい

第 1 章　医療・介護用食品の開発

て利用者に選択の幅を与えられるように，様々な物性範囲のおいしい商品群（商品のバラエティ化）や，容易に所望の物性の食品を調製できる商品（より使いやすい商品）等のラインナップ充実が今後益々必要になると考えられる。

文　　献

1) 渡辺寛ほか，JJPEN, **2**, 461 (1980)
2) 小林英ほか，栄養と食糧，**33**, 15 (1980)
3) 武田安弘，これからの高齢者食品開発，p.138, 幸書房 (2006)
4) 池田健一郎ほか，経腸栄養剤の種類と選択，p.47, フジメディカル出版 (2005)
5) 清水充子，摂食・嚥下障害の理解とケア，p.95, 学習研究社 (2003)
6) 合田文則，胃瘻からの半固形短時間摂取法ガイドブック，p.19, 医歯薬出版 (2006)
7) 厚生労働省，平成 25 年（2013）人口動態統計
8) 大越ひろ，臨床栄養，**105**, 178 (2004)
9) 木下芳一ほか，治療，**92**, 71 (2010)
10) 瀧本雅子ほか，日摂食嚥下リハ会誌，**12** (3), 323 (2008)
11) 宮澤靖，臨床栄養，**117**, 30 (2010)
12) 中原さおりほか，ヒューマンニュートリション，**(25)**, 30 (2013)
13) 西山順博，ヒューマンニュートリション，**(25)**, 14 (2013)
14) 堀口利之，摂食・嚥下障害，p.41, 建帛社 (2004)
15) 池田響子ほか，臨床栄養，**124**, 571 (2014)
16) 船見孝博，食品工業，(12. 30.), 65 (2010)
17) 徳永佐枝子，臨床栄養，**124**, 40 (2014)
18) 佐藤裕ほか，日本重症心身障害学会誌，**32**, 113 (2007)
19) 森田俊博ほか，医療薬学，**37**, 13 (2011)
20) R. J. Hill *et al.*, *Dysphagia*, **25**, 1 (2010)
21) B. H. Ali *et al.*, *Food and Chemical Toxicology*, **47**, 1 (2009)

第2章　生理活性とルミナコイド

大和谷和彦[*1]，森田達也[*2]

1　キシログルカンの機能

1.1　はじめに

　食品ハイドロコロイドである多糖類は，食物繊維としての機能を有する。栄養学的には人間の消化酵素では分解されない難消化性物質であり，豆類，野菜，果実など植物の細胞壁の構成成分である。日本食物繊維学会は，人間の健康に深く関わる重要な成分として「人の小腸内で消化・吸収されにくく，消化管を通して健康の維持に役立つ生理作用を発現する食物成分」として，包括的な学術用語として，従来の食物繊維も含めたルミナコイド（luminacoids）を提案している[1]。

　ルミナコイドの種類としては，水溶性と不溶性とに大別される。前者としては，果物に多く含まれるペクチン，植物種子由来のグアーガム，タマリンドシードガム，こんにゃくの成分のグルコマンナン，海藻由来の寒天，アルギン酸ナトリウム，澱粉由来の難消化性デキストリン，化学的に合成されたポリデキストロースなどが知られている。後者としては，野菜等の植物の細胞壁の主成分であるセルロース，ヘミセルロース，リグニンや，甲殻類の殻や菌類の細胞壁などの主成分のキチン，キトサンなどが知られている。

　ルミナコイドは様々な生理活性を有し，疫学的研究をはじめ，動物実験や人での臨床試験によってその機能が研究されている。例えば，整腸作用，血糖値調整作用，高血圧抑制作用，コレステロール上昇抑制作用，免疫力の向上作用，肥満防止作用などが知られている。ルミナコイドの種類によって，水溶性と不溶性に大別され，機能特性に違いがある。表1に主なルミナコイド

表1　ルミナコイドの生理機能

・整腸作用（排便回数・便量の増加）
・糖質代謝改善（血糖値調整）
・脂質代謝改善（コレステロール上昇抑制）
・肥満防止
・免疫賦活化
・高血圧抑制
・ミネラル吸収への影響
・有害物質の毒性阻止
・大腸癌発生の抑制
・腸内細菌への影響

---

*1　Kazuhiko Yamatoya　DSP五協フード＆ケミカル㈱　技術開発本部　（1節担当執筆）
*2　Tatsuya Morita　静岡大学　農学研究科　応用生物化学専攻　教授　（2節担当執筆）

第 2 章　生理活性とルミナコイド

の生理機能を示した。

　日本における1日あたりのルミナコイド摂取量は年々減少の傾向にあり，1950年代は20gを超えていたが1990年以降は13〜15gと減少している[2]。厚生労働省では，規則的な排便習慣のための便湿重量150gから，1日あたり20g〜30gの摂取を奨励している。

　ルミナコイドの物性機能としては，増粘，ゲル化，各種安定化（懸濁，乳化，氷結晶，蛋白質），保水，澱粉の老化防止，冷凍耐性の付与，皮膜形成，食感改良，脂肪代替などの特性がある。このようなルミナコイドの食品の応用は，少量添加で食品の物性や機能を付与する目的である。他方，ルミナコイドの補給という観点では，物性機能で使用する場合の添加量は0.1〜1.0％と少ないのに対して，ルミナコイドの生理機能が発揮できるような量を摂取するためには，1日数gから10g程度の摂取が必要な場合が多い。このような量のルミナコイドを食品に添加するのは，増粘などの物理的な機能が高くなりすぎ，通常の食品として摂取するのは困難である。すなわち，生理活性を発現するための量のルミナコイドを添加するためのアプローチとしては，食感が良い（摂取しやすい）ルミナコイドを利用するのが1つの解決策である。ここでは各種高等植物の細胞壁に含まれているキシログルカンの生理活性の事例を紹介する。

1.2　キシログルカンの機能

　キシログルカンは全ての高等植物の1次細胞壁に見出される。ある種の植物の種子では，子葉細胞を包んで胚乳部にキシログルカンを豊富に含み，発芽の際の栄養源となる。インドやパキスタンに生育する豆科植物タマリンドの種子から抽出して得られるタマリンドシードガムのキシログルカンは食品産業で広く使用されている。キシログルカンは，1-6-α-キシロースを側鎖にβ-1,4-グルカン主鎖を持っている。O-2キシロース残基の一部分がβ-D-ガラクトースで置換されている。

　植物の細胞成長は，セルロースで作られたミクロフィブリルの薄いネットのゆるみによりコントロールされ，セルロースに必要な柔軟性はキシログルカンの架橋によるものである。キシログルカンがセルロースへ組み込まれることで細胞成長の抑制や促進に関与することも明らかにされている[3]。

　キシログルカンは高分子のルミナコイドで糖質・脂質の代謝改善機能[4〜6]や，体脂肪の低減機能を有し，環境ホルモンの1つであるHCB（ヘキサクロロベンゼン）の体内蓄積を防止する[7]ことが報告されている。

　キシログルカンは，増粘剤としては中程度の粘性で，食品に澱粉類似のテクスチャーを付与するが，老化しないという利点がある。

1.2.1　植物での生理活性

　植物における特有の機能を調整するメッセージとして「オリゴサッカリン」の概念[8]が提唱されている。細胞壁のフラグメントである多糖類やオリゴ糖が，植物における生体防御，成長，分化等に関する情報伝達を担うという考えである。エリシター活性とは植物における一種の免疫作

用で，植物が外部からの攻撃を受けたときに，低分子の抗菌性物質（ファイトアレキシン）や細菌分解酵素を放出して生体を守るための生理活性である。もともとは細胞壁の成分であるグルカンの分解物にエリシター活性が見出された。

キシログルカンは高等植物の細胞壁の構成成分で，植物のセルロースミクロフィブリルを架橋しフレキシビリテイを与える。キシログルカンの代謝は植物細胞の成長をコントロールし，植物ホルモンであるオーキシン類似の植物成長促進活性を示す。キシログルカンの組込みによる植物細胞の伸長と抑制の調整が報告されている[3]。植物の細胞は緩むことによって，水を吸って容積を大きくする。またキシログルカンの植物の生体防御機能（エリシター活性[9]，ウイルス抵抗性の付与[10]）が報告されている。

1.2.2 脂質代謝改善

キシログルカンは動物実験で以下のような脂質代謝改善機能を有する。

高コレステロール食のラットにおいて，キシログルカンの摂取は，血中の総コレステロール，β-リポ蛋白質および，肝臓の総脂質，コレステロール，トリグリセリドを対照群（セルロース）に比べて，有意に減少させた[4]。脂肪組織は，キシログルカンの摂取により対照群に比べて17％減少していた[4]。また低粘性キシログルカンは血中総トリグリセリドと肝臓トリグリセリドを有意に減少させた（図1）。

高脂肪食の系で低粘性キシログルカンにおいても，摂取により，血中脂質の中で総脂質，コレステロール，トリグリセリド，およびβ-リポ蛋白質が対照群より14～17％減少した[5]。肝臓の総脂質，コレステロール，トリグリセリド，リン脂質も，低粘性キシログルカンにより有意に減少した。低粘性化したグアーガム部分分解物でも同様に脂質代謝改善機能は維持[11]されている。コレステロール低下作用のメカニズムとしては，所定のレベルの粘度発現と腸内細菌による発酵が重要な因子と考えられる。高脂肪食に低粘性キシログルカンの添加で，肝臓GOT，GPT，LDHが13～34％低下し，脂肪肝の改善機能が見られた。

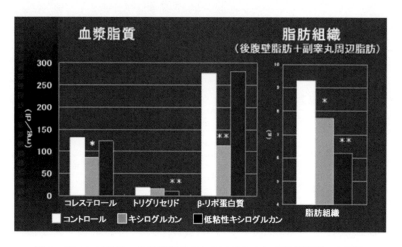

図1　高コレステロール食摂取時のキシログルカンの脂質代謝への影響

第2章　生理活性とルミナコイド

キシログルカンの側鎖を部分分解した熱応答性ゲルは，高脂肪食のラットの系でもともと水溶性であるキシログルカンが保有する血中コレステロール低下機能が保持されている[12]。このこともキシログルカンの脂質代謝への関与が，粘性のみに基づくものでないことを示唆している。

1.2.3　糖質代謝改善

西成らは，粘性の異なるキシログルカンを調製し，零ずり粘度が同じになるように濃度を調整し，健常人における血糖値上昇抑制機能を報告している[6]。75gのグルコースに高分子キシログルカン4.5gおよび低分子キシログルカン40gの混合液をそれぞれ300gに調製し零ずり粘度を一定に合わせた。粘性の高いルミナコイドで見られる血糖値の上昇抑制は高分子キシログルカンの方が強く，少量添加で機能を発揮した。

1.2.4　環境ホルモンへの影響

外因性内分泌攪乱化学物質（いわゆる環境ホルモン）の健康に及ぼす影響や生殖機能への影響が提起されている。有機塩素系の環境汚染物質HCBは，キシログルカンの摂取により，体内での蓄積量が対照群（セルロース）に比べて大幅に低減[7]していた。すなわちキシログルカンは環境ホルモンの1つであるHCBの体内蓄積を防止する機能がある。ラットにおいてHCBの体内での蓄積を調べたところ，3週間の飼育後セルロース5%摂取に替えてキシログルカン5%の摂取により，主要蓄積部位である後腹壁脂肪および副睾丸脂肪中のHCBの濃度および全量が有意に低下していた[13]。これらの部位でのHCB蓄積量の低減率はそれぞれ39%および72%であり，HCBの排泄率は，コントロール群に比べて1.3倍であった。これらの機能は，キシログルカンは脂肪組織の低減を通じてHCBの体内蓄積を防止するものと考えられた。

1.3　構造と機能の関係

キシログルカンはセルロースと同じ主鎖構造を持つが，セルロースと異なり，側鎖構造を持つため，水に可溶である。このキシログルカンの側鎖は，その構造決定に重要な役割を果たし，キシログルカンの水溶性，物性および生理機能に関与している。しかしセルロースに比べて，キシログルカンの特性は充分解明されていない。今後，多彩な機能を持つキシログルカンの立体構造と機能に関する関係がより理解され，キシログルカンがより使いやすく，物性や生理活性などの機能を最適化するための研究が進展することを期待したい。

なお，キシログルカンは，食品添加物グレードが「グリロイド（登録商標）」としてDSP五協フード&ケミカルより発売されている。

2　食物繊維とレジスタントスターチ ─シナジー効果の発現─

2.1　はじめに

食物繊維（DF）は固有の物理化学的および（微）生物学的性質に基づき，食事栄養成分の消化吸収速度，消化管機能や形態，さらには大腸内環境を修飾する。しかし，実際の食生活におい

て，われわれは単一のDFを摂取しているわけではなく，諸性質の異なるDFを複合的に摂り込んでいる．ある種の組合せ摂取は，相加的にとどまらず，予想外の相乗的生理作用の発現に繋がるかもしれない．本節では，DFとレジスタントスターチ（RS）の同時摂取がもたらす"benefits"を考察してみたい．

2.2 RSのDF節約作用と排便促進効果

DFの排便促進効果はヒポクラテスの時代から観察されている現象であるが，一般に，DFの腸内容物通過時間（transit time, TT）の短縮化には，大腸内容物の嵩（便容積）の増大が決定的な役割を果たすと考えられている[14]．試験管内においてDFの嵩はその保水能と高い相関を示すが，生体位ではDFの保水能と便重量は必ずしも相関しない．保水能の高いDF（おもに野菜や果実に由来）は，一般にペクチンやヘミセルロースを多く含んでおり，これらの成分は腸内細菌による分解を受け易く，腸管内での嵩効果は減弱するからである[15]．

Phillipsらはヒト試験において，既知濃度のDFを含む食事に各種のRS素材を添加して摂取させ，このときの便中DF排泄量の変化を観察している[16]．興味深いことに，RSの同時摂取はDF排泄量を50%増加させた．ほぼ同様のヒト試験結果がCummingsらによっても報告されている[17]．これらの結果は，腸内細菌が発酵基質としてDFに比べRSを優先的に利用するため，DFの一部が遠位結腸まで温存されたことを示している．つまり，RSの排便促進作用には，増加した細菌の体積にくわえ，遠位結腸まで温存されたDFの保水能（嵩）が効いていると考えられる．排便習慣の確立には，DFとRSの組合せが効果的かもしれない．

2.3 DFとRSの組合せによる遠位結腸への酪酸送達

Cassidyらによる食事様式と大腸癌発生率に関する疫学調査結果（1994年）は，きわめて興味深い結果を示している[18]．従来，大腸癌の発生率は，脂肪＋タンパク質の摂取量が高く，DFの摂取量が低い地域で高いと考えられてきたが，脂肪＋タンパク質の摂取量を補正して再解析した彼らの調査結果では，大腸癌発生率と負の相関を示したのは，食物繊維でなくデンプン摂取量（おそらくRS）であった．当時，通常の食生活でも，かなりのデンプンが未消化で大腸に流入することが知られていたし[19]，大腸で腸内細菌による発酵を受けたデンプン（RS）は，発酵産物として酪酸の生成比率が高いこともわかっていた[20]．さらに，株化癌細胞を用いた研究では，生理的濃度（〜1mM）の酪酸が，癌細胞増殖を抑制することが多数の研究グループにより繰り返し観察されている[21]．この作用機序は，図2に示すように，「*酪酸の細胞内蓄積→核内移行→Histone deacetylase阻害→Hyperacetylation→クロマチン構造の変化→非特異的遺伝子発現の促進*」によって説明される．この前提には癌化細胞の代謝特異性がある．癌化細胞は一般に嫌気的代謝にシフトしており，細胞内に取り込まれた酪酸は，ミトコンドリアで代謝されることなく細胞内に蓄積する．ある意味，生物学的選択毒性が成立しているかのようである．

一方，大腸癌の大半は遠位結腸で発症することが知られている[22]．Phillipsらによれば，ヒト

第2章　生理活性とルミナコイド

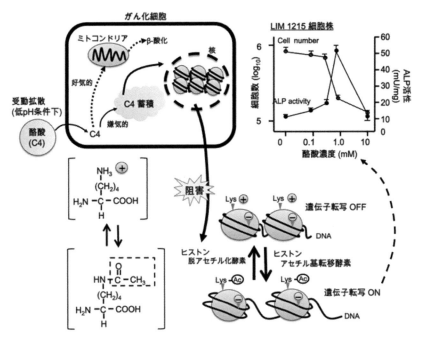

図2　酪酸による癌細胞増殖の抑制

　結腸内容物の短鎖脂肪酸（SCFA）濃度は，近位結腸では130mM前後であるが，遠位結腸では～80mM，酪酸濃度では15mM程度にまで低下する[19]。この間，結腸内容物のpHも～6.0から中性付近にまで上昇する。さらに，管腔内のSCFA濃度は一様でなく，腸粘膜付近では著しく低下する[23]。したがって，十分量の酪酸を遠位結腸に送達する食事戦略の確立が重要であると考えられる。ここでは，先に述べた"RSのDF節約作用"に着目し，これと真逆の作用，つまり，ある種のDFによってRSの発酵速度を調節し，RSの発酵部位を遠位結腸にシフトさせる試みについて紹介する。

　候補素材として，DFにサイリウム（PS），RSに高アミロースとうもろこしデンプン（HAS，アミロース含量70%）を用いた。PSは高度に分岐した酸性のアラビノキシランからなる多糖類で，水溶液中では強いゲル形成能を持ち，大腸で発酵・分解される割合は40～80%と推定されている[24]。PSはペクチンやグアーガムらに比べ腸内細菌による分解を受け難いDF素材である。一方，HASの小腸消化率は50%，つまり，摂取した50%がRSとなり大腸に流入する[25]。試験にはラットを用い，図3に示した組成の試験飼料（LAS，LAS/PS，HASおよびHAS/PSの4飼料群）を2週間摂取させ，大腸管腔内のSCFA濃度（酢酸＋プロピオン酸＋酪酸）を測定した[26]。対照には，通常の低アミロースとうもろこしデンプン（LAS，RS含量はほぼゼロに近い）を用いている。図4に示すように，HASとHAS/PS群の糞乾物重量の差は2倍に満たないが，HAS/PS群の糞中デンプン排泄量は，HAS群に比べ10倍以上高い値を示す。PSの同時摂取はHASの発酵速度を調節すると考えられる。これらの結果は大腸各部位でのSCFA濃度にも反映

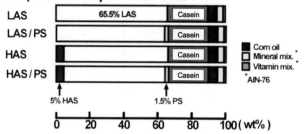

図3 試験飼料と試験プロトコール
AIN-76, 米国栄養化学会の推奨するビタミン, ミネラル組成。

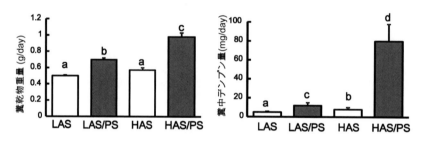

図4 各試験飼料摂取時の糞便および糞中デンプン排泄量
カラム上の異なるアルファベット (a, b, c) は統計的に有意差があることを示す (P<0.05)。
J. Nutr., 129, 2081-2087 (1999) から一部改変して引用。

される。HAS単独では, SCFAや酪酸濃度は盲腸から直腸にかけて直線的に減少する。一方, HAS/PS群のそれらは, 近位結腸から直腸までほぼ一定濃度で推移し, 直腸内容物 (糞便) ではHAS単独に比べ有意に高い値を示した (図5)。図6は糞中のデンプン排泄量と酪酸およびSCFA濃度との相関を示している。いずれも有意な正の相関が認められ, PSの同時摂取によりHASの発酵部位は, 盲腸から遠位／直腸にシフトしていることが明らかである。この理由は, おそらく, デンプン粒子がPSのゲルマトリックス中に封入され, 細菌による発酵が妨げられたためと考えられる。

2.4 おわりに

先の試験で用いたラット飼料中のRS量はおよそ2.5％であり, ヒトが一日に摂取する総乾物量を350gと仮定して, これに外挿すると8～9g/ヒト/日に相当する。欧米諸国, 豪州における通常の食事に由来するRSの一日摂取量は平均で5g程度 (3～9g/ヒト/日) と見積もられてい

第2章　生理活性とルミナコイド

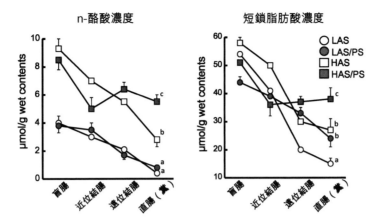

図5　大腸部位別にみた内容物中の酪酸および短鎖脂肪酸濃度
プロット上の異なるアルファベット（a, b, c）は統計的に有意差があることを示す（$P<0.05$）。
J. Nutr., **129**, 2081-2087（1999）から一部改変して引用。

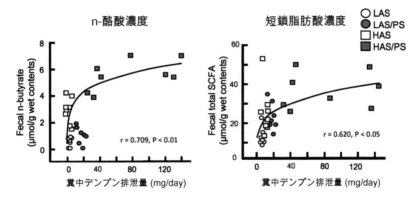

図6　糞中デンプン排泄量と酪酸および短鎖脂肪酸濃度との相関関係
J. Nutr., **129**, 2081-2087（1999）から一部改変して引用。

る[27]。一方，ラット飼料中のPS量は1.0％であり，同様にヒトに外挿すると3.5g/ヒト/日に相当する。決して過激な用量でなくとも，適度のPSとRSの補足は遠位結腸での酪酸濃度を高める食事戦略として有効である。第1節で紹介した高分子キシログルカンは，ペクチンやグアガムらに比べ腸内細菌による発酵速度は緩やかであると考えられる。PSと同様，極少量のキシログルカンもRSと組み合わせることで，遠位結腸への酪酸送達を可能にすると推測される。現在我々はこのテーマに興味を持って取り組んでいる。

文　　献

1) S. Kiriyama, *et al.*, 日本食物繊維研究会誌, **10**, 11 (2006)
2) 池上幸江, 食物繊維―基礎と応用第3版, p.227, 日本食物繊維学会監修, 第一出版 (2008)
3) T. Takeda *et al.*, *Proc. Natl. Acad. Sci. USA*, **99**, 9055 (2002)
4) K. Yamatoya *et al.*, *Food Hydrocolloids*, **10**, 369 (1996)
5) K. Yamatoya *et al.*, *Hydrocolloids* Part 2, p.405, K. Nishinari Ed, Elsevier, Amsterdam (2000)
6) 西成勝好ほか, 第65回日本栄養・食糧学会 (2011)
7) 池上幸江ほか, 第57回日本栄養・食糧学会 (2003)
8) P. Albersheim and A. G. Darvill, *Sci. Am.*, **253**, 44 (1985)
9) A, Misaki *et al.*, USP5602111 (1997)
10) V. Subikova *et al.*, *Plant Diseases and Protection*, 128 (1994)
11) K. Yamatoya *et al.*, *Food Hydrocolloids*, **11**, 239 (1997)
12) K. Yamatoya *et al.*, *Journal of Functional Foods*, **3**, 4, 275 (2011)
13) 池上幸江他, 第13回日本食物繊維学会 (2008)
14) M. Nyman *et al.*, *Scan. J. Gastroenterol.*, **20**, 887 (1985)
15) M. I. McBurney *et al.*, *Brit. J. Nutr.*, **53**, 17 (1985)
16) J. Phillips *et al.*, *Am. J. Clin. Nutr.*, **62**, 121 (1995)
17) J. M. Cummings *et al.*, *Brit. J. Nutr.*, **75**, 733 (1996)
18) A. Cassidy *et al.*, *Br. J. Cancer*, **69**, 937 (1994)
19) G. T. MacFarlane *et al.*, "The large intestine: physiology, pathophysiology, and diseases", pp51-92, Raven Press (1991)
20) H. N. Englyst *et al.*, *FEMS Microbiol. Ecol.*, **95**, 163 (1987)
21) R. H. Whitehead *et al.*, *Gut*, **27**, 1457 (1986)
22) M. A. Eastwood, *Nutr. Rev.*, **45**, 193 (1987)
23) T. Yajima *et al.*, *Comp. Biochem. Physiol. Physiol. Comp. Physiol.*, **103**, 353 (1992)
24) P. Marteau *et al.*, *Gut*, **35**, 1747 (1994)
25) T. Morita *et al.*, *J. AOAC Int.*, **90**, 1628 (2007)
26) T. Morita *et al.*, *J. Nutr.*, **129**, 2081 (1999)
27) M. M. Murphy *et al.*, *J. Am. Diet. Assoc.*, **108**, 67 (2008)

第3章　ビフィズス菌のシームレスカプセル化技術とその応用

浅田雅宣*

1　はじめに

「カプセル」は医薬品の一つの剤型として検討され発達してきた。食品分野においては，カプセルは今まで馴染みが少なく，健康食品等の一部の限られた用途でしか利用されていなかった。しかしながら，シームレスカプセルと呼ばれるゾル－ゲル転移を利用し，滴下式製法で調製される継ぎ目のない真球のカプセルが開発され，今日までにガム類，清涼菓子類や乳製品類などの一般食品にも応用展開されてきている。

この技術は，従来の軟カプセルの製法とは異なり，同心多重ノズルの先端より充填物質と皮膜物質を同時に滴下させて，皮膜液のゾル－ゲル転移により液滴形成と硬化（カプセル化）を同時に行う技術である。同心ノズルを二重から三重にすることで，シームレスカプセルの皮膜を二層にして三層カプセルとすることが可能になり，酸性の胃では溶けず腸で溶けるいわゆる腸溶性カプセルが開発された。この三層の腸溶性カプセルに酸に弱いビフィズス菌を包むことで，胃酸から保護し，高効率で生きたまま腸に運ぶことができるようになり，ビフィズス生菌の明確な摂取効果が得られるようになった。

本稿では，このビフィズス菌のシームレスカプセル化の技術を解説し，得られたカプセル化ビフィズス生菌の応用例と効果を紹介する。

2　シームレスカプセル化技術

継目の無いシームレスカプセルの基本調製技術は，内容液と皮膜液を同心二重ノズルから気中に吐出し，硬化液中に落下させ，皮膜のゾル－ゲル転移でカプセル化するという気中滴下式製法である。この製法では，人工イクラが製造されているが，製造可能な粒径の範囲が液の粘度やノズル径で制限されて狭いことや量産性が低いという短所もあるため，ビフィズス菌のカプセル化には，量産性に優れた液中滴下式製法が開発された。

液中滴下式製法は，流下する硬化液中に同心多重ノズルの先端を挿入し，流動性のある充填物質と皮膜物質を同時に硬化液中に吐出することにより界面張力を利用し，カプセル滴形成と硬化を連続的に行う方式である。滴下式製法では，球形で皮膜に継ぎ目のないシームレスカプセルが

---

*　Masanori Asada　甲子園大学　栄養学部　フードデザイン学科　教授

形成され，カプセルの粒径はノズルから吐出する液量と硬化液の流下速度を適宜調節することで直径0.3mmから10mmまで自由に設定できる。膜厚も，皮膜に継ぎ目がないので，粒径3mmの場合で約30μmまで薄くすることが可能である。さらに，多層シームレスカプセルにおいて，層間の境界面を明確に形成するには，エマルジョン形成と同様に三層であればWater/Oil/Water（W/O/W）またはO/W/Oのように界面張力が交互に作用する組み合わせにすればよい。例えば，外皮膜には水溶性のポリマーを，内皮膜には油性の成膜物質を用いれば水性の内溶液のカプセルを形成できる[1]。ビフィズス菌のカプセル化に用いる三層のカプセル製造装置の模式図を図1に示すが，内容液および内外の二層の皮膜液はそれぞれのタンクから定量ポンプで同心三重ノズルに送られ，冷却硬化液は0～10℃に冷却された液状油が用いられ矢印の方向に沿って循環している。三重ノズルの内ノズルから内容液，中間ノズルから内皮膜液，最外ノズルから外皮膜液が三相ジェットとして冷却硬化液中に噴出される。噴出された三相ジェットは界面張力により内容液を内包した三層の球となり，形成管中を流下していく過程で内外皮膜液が冷却され固化する。固化したカプセルは分離器で硬化液と分離され，さらに冷却脱油後，乾燥して製品化される。

さらに，O/W/O/Wにすることで，世界初の4層カプセル（カプセルinカプセル）が開発され実用化されている。シームレスカプセルの例を図2に示した。カプセルのこれら多層構造の機能発現要因には，皮膜素材と皮膜厚があり，これらの組み合わせにより充填成分の隔離保護ある

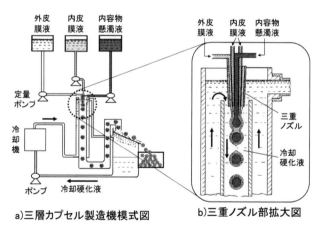

図1　三層シームレスカプセル製造機の模式図

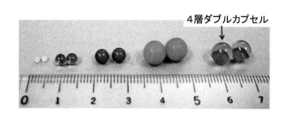

図2　シームレスカプセルの例

第3章　ビフィズス菌のシームレスカプセル化技術とその応用

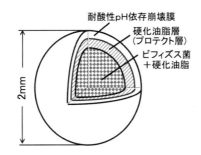

図3　ビフィズス菌の耐酸性カプセル模式図

いは内容物の放出の幅広いコントロールが可能である。

3　ビフィズス菌の耐酸性カプセル化

シームレスカプセルの内容液としては流動性のある液体が好ましいため，凍結乾燥ビフィズス菌末を加温溶融した低融点の硬化油に懸濁し，スラリー状態とし流動性が与えられた。皮膜素材としては，水に加えて加熱することにより溶液状態（ゾル状態）になり，冷却することにより固化（ゲル化）するゼラチンが用いられ，pHの低い胃液で溶けないように，ペクチン等の解離基を有する多糖類が添加された。これで，二層カプセルの調製は可能であったが，耐酸性試験において酸性液の浸透によるビフィズス菌への影響を排除することができなかったため，外皮膜と内容液の間に硬化油だけの層（内皮膜）を胃酸に対するプロテクト層として挟む三層カプセルとすることで，耐酸性と腸溶性を備えたビフィズス菌カプセルが調製された（図3）。

4　耐酸性カプセル化ビフィズス生菌の便通改善効果

近年，免疫や健康維持に腸内細菌の重要性が光岡らに指摘され[2]，ビフィズス菌の摂取はプロバイオティクス（Probiotics）の概念からも注目されている[3]。

上記の様にして得られた凍結乾燥ビフィズス菌（*Bifidobacterium longum* JBL01）のカプセルは，pH1.2の人工胃液中で，37℃，120分間という過酷な処理を行っても90％以上という著しく高い生残率を示したが，同条件で裸のビフィズス菌や乳酸菌はほとんど死滅してしまった。この耐酸性の三層のカプセルは，胃で溶けず腸溶性カプセルとなり，ビフィズス菌は生きて腸に届き，腸内の水分により復水し，活発に増殖，代謝を行い，腸内で効果的に働くことが期待された。実際にヒト試験で著しい便通状態の改善が認められたため，このカプセル製剤は保健食品として上市された。

ビフィズス菌カプセルの摂取で最も分り易いのは，便秘や下痢の改善作用である。この耐酸性シームレスカプセル化ビフィズス生菌を毎日20億個ずつ，2週間にわたって摂取することによ

り，便秘傾向者27人では排便回数の増加が，下痢傾向者21人では排便回数の減少や便性状の改善が見られ，典型的な整腸作用が認められた[4]。また，大学生における摂取試験でも毎日12.5億個ずつ摂取することで，便秘傾向者23名の排便回数が有意に増加することが認められた[5]。しかし，胃で溶けるハードカプセルに充填したビフィズス菌の摂取では，胃酸でほとんど死ぬためと思われるが，有意な排便回数の増加は認められなかった。

5 腎不全患者におけるカプセル化ビフィズス菌製剤の効果

腎不全で血液の人工透析を行っている患者の腸管では，大腸菌などのいわゆる悪玉菌が増加し，ビフィズス菌などの善玉の嫌気性菌が減少していることが知られている。また，透析患者は水分摂取を制限することにより，大部分の患者が便秘となるため，下剤や整腸剤を使用している。名古屋大学の丹羽らは，耐酸性シームレスカプセル化ビフィズス菌を人工透析患者に経口的に摂取させることで，12週間後には，血清インドキシル硫酸濃度，ホモシステイン濃度，中性脂肪の値が有意に低下することを認めた（図4）[6]。しかし，これらの効果は，加熱して殺したビフィズス菌や生きた乳酸菌の摂取では認められなかった。その違いは，このカプセル化ビフィズス生菌は，生きて腸に届き，増殖することにある。その結果，酢酸と乳酸を多量産生し，腸内を酸性化することにより，大腸菌などの悪玉菌が抑制されたためインドールの産生が少なくなり，肝臓においてインドールから生成するインドキシル硫酸の濃度も低下したと考察されている。さらに，ビフィズス菌は葉酸も図4に示した様に産生し，血液中の濃度が増加しているため，ホモシステイン濃度が低下したと考えられている。慢性腎不全の患者では，このカプセル化ビフィズス菌の摂取により，腎不全の進行が遅くなることが認められている[7]ので，透析に入るまでの期間を延ばすことが期待される。

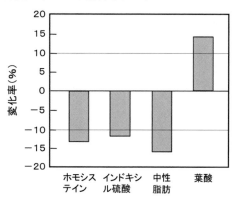

図4 ビフィズス菌カプセル摂取による血液透析患者の尿毒症物質と葉酸の血清中濃度の変化
摂取前の値に対する％変化で表す。
（文献6の図を改変）

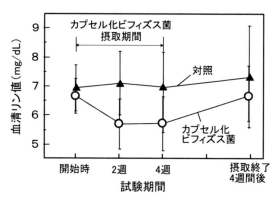

図5 ビフィズス菌カプセル摂取による血液透析患者の血清リン値の変化
（文献9より引用）

第3章　ビフィズス菌のシームレスカプセル化技術とその応用

　人工透析患者では，上記の尿毒症物質だけでなく，血清リン値が上昇することが非常に大きな問題である[8]。東京女子医科大学の小川らは，透析患者にカプセル化ビフィズス生菌を摂取させることにより，リン値が下がることを認めた（図5）[9]。人工透析患者にとって生きたビフィズス菌の摂取は，便秘の改善だけでなく，リン値の低下をもたらすという朗報となった。

6　おわりに

　シームレスカプセルの皮膜として，動物由来のゼラチンの替わりにゾル－ゲル転移をもたらす植物性素材の皮膜や合成樹脂皮膜も開発されたことにより，シームレスカプセルは宗教的な制限を越えて利用される可能性がある。また，工業分野やバイオ分野への展開も検討されており，シームレスカプセルの応用範囲は格段に広がっている。

　本稿で記載した内容は，筆者が勤務していた森下仁丹㈱のシームレスカプセル化技術と応用であり，現在も進化しているものである。

文　　　献

1) 菊池幸男ら，特開平5-31352
2) 光岡知足，FOOD Style 21, **5**, 47 (2001)
3) 田中隆一郎，ビフィズス菌の研究（光岡知足編），p.221, 日本ビフィズス菌センター (1994)
4) 河野麻実子ら，腸内細菌学雑誌，**18**, 87 (2004)
5) 浅田雅宣ら，第60回日本栄養改善学会学術総会講演要旨集，3Ep07 (2013)
6) 丹羽利光，プロバイオティクス・プレバイオティクス・バイオジェニックス，p.226, 日本ビフィズス菌センター (2006)
7) 安藤康宏ら，日本腎臓学会誌，**45**, 759 (2003)
8) SC. Palmer *et al.*, *JAMA.*, **305**, 1119 (2011)
9) T. Ogawa *et al.*, *Clin Kidney J.*, **5**, 373 (2012)

第4章　糖質素材による揚げ加工食品の吸油量の低減

三浦　靖*

1　揚げ加工での熱・物質移動

揚げ加工での熱・物質移動の概念図を図1に示した。揚げ加工では，揚げ油から食品生地の界面に対流伝熱で熱が伝えられ，食品生地内部へ伝導伝熱によって伝わる。食品生地の表層部と内層部との温度勾配は大きく，表層部の水は速やかに水蒸気になって大気あるいは揚げ油中に放出される。この際に水蒸気が持っていた蒸発潜熱および顕熱が食品生地から損失する。伝導伝熱による食品生地内層部の温度の上昇に伴って水蒸気が順次形成され，食品生地の内圧と大気圧との圧力差によって食品生地表層に向かって移動し，大気あるいは揚げ油中に放出される。この際に，水蒸気が移動した痕跡が毛細管になっていれば，式(1)で示した圧力差によって揚げ油が浸入する。

$$\Delta P^* = P_{atm} - \left(P_v - \frac{2\alpha \cos\theta}{r} \pm \rho g h \cos\alpha \right) \tag{1}$$

ここで，ΔP^*は piezometric 圧力差，P_{atm}は大気圧，P_vは水蒸気圧，rは毛細管の直径，ρは揚げ油の密度，gは重力加速度，hは基準面からの浸入距離，θは食品生地に対する揚げ油の接

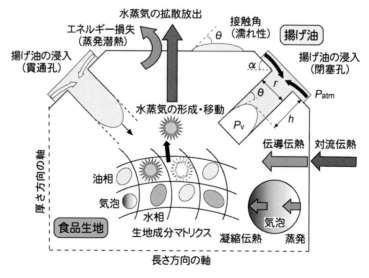

図1　揚げ加工における熱・物質移動の概念図

---

*　Makoto Miura　岩手大学　農学部　応用生物化学課程　教授

第4章　糖質素材による揚げ加工食品の吸油量の低減

触角，α は水平からの傾斜角である。また，毛細管が上向きの場合には $+\rho gh \cdot \cos\alpha$，下向きの場合には $-\rho gh \cdot \cos\alpha$ となる。食品生地中に形成された気泡では，高温側の気壁表面で水蒸気が形成され，食品生地中心方向の低温側の気壁表面でこの水蒸気が凝縮することにより凝縮伝熱が起きる。揚げ加工食品を揚げ油から引き上げた際に，揚げ油が表面に付着していると，揚げ加工食品の冷却に伴う内圧の低下により揚げ油が吸引される。

揚げ加工で起きる熱移動を伴う流体移動（水，油脂，水蒸気）は，加工食品の品質に影響を及ぼす。揚げ加工（せんべい）で起きる移動挙動を模擬するために，2基準化演算式に基づいた複合混合理論を有限要素法により解いている[1]。この手法は，水分含量と油脂含量，気泡内圧，蒸発速度，連続相の弾性率および温度分布を，揚げ加工時間と食品内の空間配置の関数として予測するものである。

揚げ加工後の冷却段階における吸油動力学に関する原理を理解するための機構モデルの開発が行われ，これは揚げ加工食品（ポテトチップス）の最終的な吸油量に影響を及ぼす因子の明確化に役立つ[2]。このモデルは2つの形態（無限平板，無限円柱）を対象にして，2つの副モデル（揚げ油中に浸漬されている期間，揚げ加工後の冷却期間）を設定している。揚げ油浸漬期間での吸油は，外層（クラスト）／内層（核，クラム）界面移動を考慮した過渡的移動境界モデルで表記し，揚げ加工後冷却での吸油は，毛細管力による流動が媒介する圧力を考慮している。

揚げ加工食品（トルティーヤ・チップス）の揚げ加工中および揚げ加工後冷却で起きる熱・物質移動を予想する基礎的2次元モデルの開発がなされた[3]。このモデルは収縮や膨化などの構造変化を記述するために，半実験的相関関係を含んでいる。

2　糖質素材による揚げ加工食品の吸油量の低減

著者らは，ケーキドーナッツを揚げ加工モデル食品にして，揚げ加工中に起きる生地の物性変化（温度，組織構造），成分の含量（水分，油脂）と化学変化（澱粉の糊化，タンパク質の変性），揚げ油中に放出される水蒸気泡の数・寿命，さらに揚げ加工モデル食品の水分含量と吸油量，色特性，破断特性，気孔構造などを測定・評価した。そして，吸油量に及ぼす糖質素材（アルギン酸，アルギン酸エステル，微結晶セルロース，セルロース誘導体（ヒドロキシプロピルメチルセルロース（HPMC），メチルセルロース（MC），ヒドロキシプロピルセルロース（HPC）），イヌリン，アルファー化トウモロコシデンプン）と食品用乳化剤（ショ糖ステアリン酸エステル，デカグリセリンステアリン酸エステル）を検討した。さらに，吸油量低減に対する糖質素材（湿熱処理トウモロコシデンプン，褐藻粉体，褐藻多糖など）やタンパク質素材（粉末状分離大豆タンパク，乾燥卵白など）の効果を評価している。これらの一連の検討[4〜8]により，揚げ加工食品の吸油量を低減させるためのポイントとして次の事項が想定された。

・食品生地中の水分子の運動性を低下させる（水分保持性を高める，水分活性を低下させる）
・食品生地に対する揚げ油の濡れ性を低下させる（接触角を大きくする）

- 食品生地表面の構造を平滑化させて揚げ加工中での閉塞孔や貫通孔の形成を抑制する
- 食品生地の弾性に対する粘性の寄与率（力学的損失正接）をある範囲内で小さくする
- 揚げ加工の早い段階で食品生地表層に水蒸気放出および揚げ油浸入に対するバリヤ層を形成させる
- 揚げ加工を高温・短時間で行う
- 揚げ加工後の冷却に伴う内圧の低下を穏やかにする

ニンジン・スライスの揚げ加工において，バッターへのHPMC，グアーガム，キサンタンガム，グアーガム・キサンタンガム混合物の添加によるバッター塗布巻付き量，水分含量，油脂含量，破断特性，多孔性，色特性への影響が検討されている[9]。グアーガムの添加が，揚げ加工食品の水分含量と油脂含量の制御，脆さと多孔性の付与に有効であると報告されている。

バナナチップスの減圧揚げ加工において，可食被覆素材（グアーガム，キサンタンガム）による被覆と揚げ加工後の付着油脂の遠心除去条件が製品の吸油量と理化学的特性に及ぼす影響が検討されている[10]。バナナチップスの吸油量は，可食被覆と遠心除去操作によって大きく低減できること（対照に比較して33.7%）が報告されている。

ポテト・ストリップと小麦生地円板の揚げ加工において，MCやHPMC水分散液を塗布して皮膜を生成させた場合の吸油挙動が検討されている[11]。MCの方がHPMCよりも吸油量低減に効果があり，可塑剤（ソルビトール）の添加によりそれが増強されることが報告されている。

ポテト・ストリップの揚げ加工において，吸油量に対する揚げ油の起源，前処理（塩化カルシウムやクエン酸の水溶液を用いたブランチング，カルボキシメチルセルロース（CMC）誘導体水溶液への浸漬）の影響が検討されている[12]。CMCが持つ水分保持機能が吸油量を低減させていると推察している。

ポテト・ストリップの揚げ加工において，ハイドロコロイド（ジェランガム，グアーガム）水溶液を塗布して皮膜を生成させた場合の伝熱と吸油挙動が検討されている[13]。ハイドロコロイド被覆は，揚げ加工食品の伝熱と吸油量を低下させる。吸油量は熱伝導率の2次多項式で関係付けられ，速い伝熱が吸油量を増加させていると考察している。

小麦粉生地円板の揚げ加工において，吸油に対する可食被覆（MC）の影響が検討されている[14]。揚げ加工における各段階や揚げ加工後冷却での熱と水蒸気の同時移動を扱う数学モデルの構築を試み，可食被覆は揚げ油に対する濡れ性を変化させることによって吸油を低減していると考察している。

HPMCの配合によってグルテンフリー大豆ドーナッツが試作されている[15]。大豆粉にHPMCを配合して生地を調製し，さらにHPMC分散液を塗布して被覆層を形成させると，小麦粉ドーナッツに近い性状と外観・食感の官能評価値を持つようになると報告されている。

微粉砕大豆種皮で乾式被覆した小麦粉を用いたバッター素材による吸油低減が試みられている[16]。微粉砕大豆種皮の配合量を増加させると，外層内側の気泡は多少，小さくなるが，気泡壁が収縮しても気泡の完全性が向上する。

第4章 糖質素材による揚げ加工食品の吸油量の低減

　Lahsun Sev（ヒヨコ豆を主原料にしたインドにおける伝統的なスナック食品）の揚げ加工において，吸油量に対するジェランガム，アルギン酸ナトリウム，CMC，大豆分離タンパクの生地配合の影響が検討されている[17]。ジェランガムの添加は吸油量を低減することが報告されている。

　タンパク質架橋酵素（トランスグルタミナーゼ）や細胞壁崩壊酵素を小麦粉基剤バッターに配合した場合に，バッターのレオロジー的特性と揚げ加工食品の吸油に及ぼす影響が検討されている[18]。トランスグルタミナーゼを配合すると，揚げ加工食品の水分損失が遅延され，吸油量が低減すると報告されている。

　グルテン－澱粉系に小麦ふすまを多量に添加した際に，揚げ加工中での構造形成や品質特性に及ぼす影響が検討されている[19]。小麦ふすまを多量に配合しても，小麦デンプンを糊化トウモロコシデンプンに置換すれば構造形成性の低下が回復できることが報告されている。

　なお，加工食品へのハイドロコロイドの適用に関して総説[20]があるので，参照願いたい。

文　　　献

1) H. S. Bansal et al., *Food Res. Int.*, **62**, 709 (2014)
2) P. Bouchon et al., *Trans IChemE, Part C, Food and Bioproducts Processing*, **83**, 253, 261 (2005)
3) R. Yamsaengsung et al., *J. Food Eng.*, **53**, 1, 11 (2002)
4) 坂本奈穂ほか，日本食品科学工学会第57回大会講演集，p.140 (2010)
5) 坂本奈穂ほか，日本食品科学工学会第58回大会講演集，p.128 (2011)
6) 坂本奈穂ほか，日本食品科学工学会第59回大会講演集，p.137 (2012)
7) 鎌田知優ほか，日本食品工学会第14回 (2013年度) 年次大会講演要旨集，p.82 (2013)
8) 鎌田知優ほか，日本食品科学工学会第61回大会講演集，p.88 (2014)
9) N. Akdeniz et al., *J. Food Eng.*, **75**, 522 (2006)
10) R. Sothornvit, *J. Food Eng.*, **107**, 319 (2011)
11) M. A. Garcia et al., *Innov. Food Sci. Emerg. Technol.*, **3**, 391 (2002)
12) S. Rimac-Brncic et al., *J. Food Eng.*, **64**, 237 (2004)
13) D. N. Kim et al., *J. Food Eng.*, **102**, 317 (2011)
14) R. B. Suarez et al., *J. Food Eng.*, **84**, 383 (2008)
15) J. Kim et al., *LWT-Food Sci. Technol.*, **xx**, 1 (2014)
16) B. -K. Kim et al., *LWT-Food Sci. Technol.*, **41**, 34 (2008)
17) I. Bajaj et al., *Food Chemistry*, **104**, 1472 (2007)
18) S. Jeon et al., *J. Food Eng.*, **115**, 215 (2013)
19) V. Dueik et al., *LWT-Food Sci. Technol.*, **59**, 6 (2014)
20) P. Varela et al., *Food Hydrocolloids*, **25**, 1801 (2011)

第5章　サケ軟骨プロテオグリカンの開発と応用

加藤陽治[*1], 柿崎育子[*2], 後藤昌史[*3]

1　サケ軟骨プロテオグリカンの新規製造法の開発経緯

　タンパク質と糖鎖（グリコサミノグリカン，GAG）が共有結合した複合糖質の一種で，コラーゲンやヒアルロン酸とともに動物軟骨構成主成分の一つであるプロテオグリカン（PG）は，機能性食品素材，化粧品原料，さらには医薬，再生医療素材として大きな期待が寄せられている。PGの効果効能に関して，培養細胞系やモデル動物における抗炎症作用や骨粗しょう症改善作用，炎症性腸疾患の改善作用，上皮細胞増殖因子（EGF）様作用などが報告されている[1]。現在使用されているPGの多くはサケ鼻軟骨の酢酸抽出物から精製[2]されたものである。しかし食品素材PGの製造を考えた場合，製造コストをさらに安くすることが求められる。現在，PGの製造は水揚げされたサケから得られた頭部を冷凍保管し，必要に応じ解凍した頭部から調製する方法がとられている。冷凍期間中には油脂の酸化などの劣化も進む。われわれは，サケ冷凍頭部をできるだけ早い時期に処理し粉末として保存する方法，サケ鼻軟骨の水脱脂粉末化法[3]を確立した。得られたPG含有物の安全性評価を行うと共に[4]，粉末には，従来の酢酸抽出PGの分子量よりも高分子領域に分布するPGが含まれること明らかにした[5]。さらに，これまでのPG調製方法とは別に，軟骨を小片化し，水存在下加熱すること（熱水抽出法）で得られるPGは，水脱脂凍結乾燥粉末から冷水で抽出して得られるPGと同様に高分子量域に分布し，かつ高収量で得られることがわかった[6]。われわれが現在進めている高分子領域に得られるPGの構造・機能とその製品開発について紹介する。

2　サケ軟骨プロテオグリカンの構造

　サケ軟骨の主要なPGは哺乳動物の場合と同様にアグリカンタイプであり，コアタンパクの機能的なドメインを全て有することが，最近のわれわれの研究によって明らかとなった[7]。また，タンパク質部分と糖鎖部分の生化学的な分析と原子間力顕微鏡（AFM）による観察により，サケ軟骨PGの全体像と構造的特徴が明らかとなった[8]。図1はPGのAFM観察像と，そこから

---

* 1　Yoji Kato　弘前大学　教育学部　食物学研究室　特任教授
* 2　Ikuko Kakizaki　弘前大学　大学院医学研究科　附属高度先進医学研究センター
　　　糖鎖工学講座　准教授
* 3　Masashi Goto　サンスター㈱　新規素材活用事業開発プロジェクト　主任研究員

第5章　サケ軟骨プロテオグリカンの開発と応用

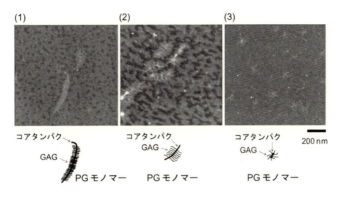

図1　精製 PG モノマーの AFM 観察像
(1)ウシ軟骨 PG（グアニジン塩酸抽出物より精製），(2)サケ軟骨 PG（グアニジン塩酸抽出物より精製），(3)サケ軟骨 PG（酢酸抽出物より精製）。(*Carbohydr. Polym.*, **103**, 538 (2014) より転載)

モノマーとして観察される PG の模式図である。試料として用いた(1)から(3)の PG モノマーは，いずれも，軟骨抽出物より，プロテアーゼ阻害剤の存在下，イオン交換カラムクロマトグラフィーに続くゲルろ過カラムクロマトグラフィーにて精製されたものである。(1)はウシ軟骨の 4M グアニジン塩酸抽出物からの精製 PG，(2)はサケ軟骨の 4M グアニジン塩酸抽出物からの精製 PG，(3)はサケ軟骨の酢酸抽出物からの精製 PG である。(1)と(2)は，洗浄，細片化，Folch 法による脱脂の工程を経てから抽出された。なお，PG の一般的な抽出法[9]には，4M グアニジン塩酸を含む緩衝液が用いられ，この方法で抽出される PG が天然型 PG を反映すると考えられる。また，哺乳動物の PG の中で，古くから最も研究されてきたウシ軟骨 PG を比較対照とした。(3)の酢酸抽出物は，これまでの機能性試験に多く使用され，実際に流通している PG 原料を用いた。したがって，(3)の場合のみ，有害なプロテアーゼ阻害剤は抽出時に使用されていない。天然型のサケ軟骨 PG は，ウシ軟骨 PG と比較して，コアタンパクは短く，コアタンパクに結合する GAG 糖鎖の数も少ないが，1本あたりの糖鎖は長いことが示された。酢酸抽出物中に含まれる PG は，低分子化していることが示された。生化学的な分析からもこれらのことが裏付けられた。糖鎖分析により，サケ軟骨 PG は，コンドロイチン硫酸鎖をもち，二糖単位あたりの硫酸基数は約 0.85 でウシと同程度であったが，その二糖組成は 6-硫酸が約 60% であった。これは，ウシの約 40% より高い割合であった。ケラタン硫酸あるいは O-結合型オリゴ糖の構成糖と考えられる N-アセチルグルコサミンやシアル酸は，サケではウシ軟骨の PG と比較して 1/10 程度であった。各種分析値，それらから計算される糖鎖長や糖鎖の本数に関する詳細なデータは，原著[8]を参照していただければ幸いである。図2は，コアタンパクの機能ドメインの G1 ドメイン（N 末端側に位置するヒアルロン酸結合ドメイン）および G3 ドメイン（C 末端側のドメイン）の有無について抗体を用いたタンパク質のドットブロットにより分析した結果である。シグナルが強く（スポットが大きく濃く）観察されるサンプルほどそのドメインがサンプルの中に多く含まれる。4M グアニジン塩酸塩抽出物から精製された PG は，両ドメインを保持していると考えられたが，酢酸

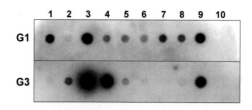

図2 精製PGの機能ドメインのドットブロット分析
1, ヒアルロン酸結合タンパク質；2, サケ軟骨グアニジン塩酸抽出物；3, サケ軟骨グアニジン塩酸抽出物より精製されたPG（CL-4Bピークトップ）；4, サケ軟骨グアニジン塩酸抽出物より精製されたPG（CL-4B低分子側の画分）；5, サケ軟骨酢酸抽出物；6, サケ軟骨酢酸抽出物より精製されたPG（CL-4B高分子側の画分）；7, サケ軟骨酢酸抽出物より精製されたPG（CL-4Bピークトップ），8, サケ軟骨酢酸抽出物より精製されたPG（CL-4B低分子側の画分）；9, ウシ軟骨グアニジン塩酸抽出物より精製されたPG（CL-4Bピークトップ）；10, BSA．（*Carbohydr. Polym.*, **103**, 538（2014）より転載）

抽出物から精製されたPGの大部分はC末端側を欠くものが多いことが示された。サケ軟骨の水脱脂粉末化法で得られた粉末の4Mグアニジン塩酸抽出物から同様の工程で精製されたPGのAFM観察像も天然型と同様の傾向であり、ドメイン構造が保持されていることも明らかにされている（未発表）。

3 高分子量PGの機能と応用

アグリカン型PGは、ヒアルロン酸の軸に非共有的に結合し、結合部分は分子量45kDaのリンクタンパクで安定化され巨大な複合体となっている。さらにコラーゲンと共にネットワーク構造を形成し、組織の保水能維持や物理的な刺激を和らげるクッションの役割などを果たしている[10]。

サケ鼻軟骨の水脱脂粉末法により得られた粉末から水抽出したPG抽出液を、イオン交換クロマトグラフィーに供し、PGを精製分画した。次に、得られたPG画分をゲルろ過クロマトグラフィーに供し、各フラクションのウロン酸定量によりPGの分子量分布を測定した結果、分子量500万以上（PG-1）と分子量40万〜500万（PG-2）および分子量40万以下（PG-3）の大きく3つのPGのピークが得られた（図3）[11]。これら3つのピーク画分についてヒアルロン酸およびコラーゲンの定量を行った結果、500万以上画分にのみヒアルロン酸、コラーゲン共に検出された。このことより、高分子量PGは、生体内での存在形態であるヒアルロン酸およびコラーゲンとの複合体であることが推定される。分子量の違うPG画分の想定される構造を図4に示す。

この3つの分子量の違うPG画分をヘアレスマウスに連日経口投与し、紫外線（UV-B）を連日照射する光老化の実験で、光老化抑制効果を検証した結果、分子量500万以上のPG画分（PG-1）が最も有用であることが示唆された。得られたデータのうち皮膚のバリア機能の指標である経皮水分蒸散量（TEWL, transepidermal water loss）の評価結果を図5, 皮膚（表皮層・真皮層）肥厚の評価結果を表1に示す[11]。また、試験終了時のヘアレスマウスから血清中および紫外線照射部の皮膚を採取し、炎症性サイトカイン量を測定した結果、高分子量PG画分で抗炎症を示す

第 5 章　サケ軟骨プロテオグリカンの開発と応用

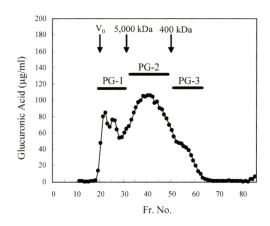

図3　イオン交換クロマトグラフィーにより分画したPG画分のゲルろ過クロマトグラフィーカラム

Sepharose CL-2B（V0：MW 20,000,000）。PG-1：PG画分（MW >5,000,000），PG-2：PG画分（MW 400,000-5,000,000），PG-3：PG画分（MW<400,000）。(M. Goto *et al.*, *Int. J. Mol. Med.*, **29**, 761（2012）より転載)

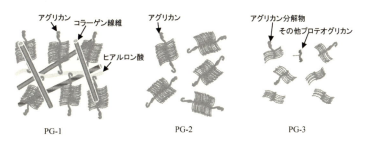

図4　分子量別PG画分（PG-1，PG-2，PG-3）の想定される構造

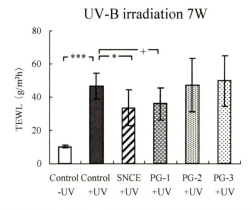

図5　7週間の紫外線照射ヘアレスマウス皮膚における経皮水分蒸散量
　　　（TEWL, transepidermal water loss）に及ぼす各分子量別PG画分の効果

SNCE：サケ鼻軟骨水脱脂粉末水抽出物，PG-1：PG画分（分子量500万以上），PG-2：PG画分（分子量40万～500万），PG-3：PG画分（分子量40万以下）。***$p<0.001$, *$p<0.05$, +：$p<0.1$ (M.Goto *et al.*, *Int. J. Mol. Med.*, **29**, 761（2012）より転載)

表1 紫外線照射ヘアレスマウス皮膚切片の表皮層および真皮層の厚さ（肥厚）に及ぼす各分子量別 PG 画分の効果

(M.Goto et al., Int. J. Mol. Med., **29**, 761 (2012) より転載)

sample	UV-B irradiation	Epidermis		Dermis	
		Thickness (μm)	Significance (vs Control+UV-B)	Thickness (μm)	Significance (vs Control+UV-B)
Control	−	18.8 ± 3.0	＊＊＊	292 ± 28	＊＊＊
Control	＋	72.1 ± 2.0		467 ± 20	
SNCE	＋	56.8 ± 6.0	＊	401 ± 45	＊
PG Fr. 1	＋	62.4 ± 5.8	＊＊	396 ± 15	＊＊＊
PG Fr. 2	＋	65.1 ± 6.3	＋	422 ± 88	N.S.
PG Fr. 3	＋	74.3 ± 7.9	N.S.	458 ± 34	N.S.

SNCE：サケ鼻軟骨水脱脂粉末水抽出物，PG-1：PG 画分（分子量 500 万以上），PG-2：PG 画分（分子量 40 万〜500 万），PG-3：PG 画分（分子量 40 万以下）。＊＊＊$p<0.001$，＊＊$p<0.01$，＊$p<0.05$，＋：$p<0.1$

データが得られている[11]。さらに，変形性関節症モデルマウスへの摂取実験において，分子量 180 万以上の高分子量 PG は，変形性関節症の予防・治療効果があることが示唆されている[12]。

　熱水抽出法により得られる PG は，低コストで高収量の高分子量 PG が得られ，上述と同様の方法で精製分画した高分子量 PG は，ヒアルロン酸およびコラーゲンとの複合体であることを確認している。われわれは，この熱水抽出法の工業化を達成し，熱水抽出法で得られる PG 原料を"ヒアルコ PG®"と名づけた。ヒアルコ PG® は，さらなる有用性評価により新たな機能性が見出される可能性を秘めており，今後の高齢化社会において，有益な美容食品および健康食品への活用が大いに期待される。

文　　　献

1) 加藤陽治，柿崎育子，マリンバイオテクノロジーの新潮流，シーエムシー出版，129 (2011)
2) ㈱角弘，高垣啓一，軟骨型プロテオグリカンの精製方法，特許第 373115 号 (2005)
3) 国立大学法人弘前大学，プロテオグリカンの抽出方法，特許第 5252623 号 (2013)
4) 工藤重光ほか，日食科工誌，**58**，542 (2011)
5) 三浦絢子ほか，日食科工誌，**60**，237 (2013)
6) 国立大学法人弘前大学，プロテオグリカンの大量調製法，特願 2011-009272
7) I. Kakizaki et al., Arch. Biochem. Biophys., **506**, 58 (2011)
8) I. Kakizaki et al., Carbohydr. Polym., **103**, 538 (2014)
9) V. C. Hascall et al., J. Biol. Chem., **244**, 2384 (1969)
10) C. Kiani et al., Cell Res., **12**, 19 (2002)
11) M. Goto et al., Int. J. Mol. Med., **29**, 761 (2012)
12) 国立大学法人弘前大学ほか，変形性関節症予防又は治療用組成物，特許再公表 WO2014/017570

第6章　環状グルコオリゴ糖とメガロ糖の構造と機能

北村進一[*1]，鈴木志保[*2]

1　はじめに

　オリゴ糖とは，単糖がグリコシド結合によって結合した化合物で，重合度が2から10程度の糖質である。重合度が大きくなったものが多糖であるが，通常は分子量10,000以上（重合度では約60以上）の糖質を指す。重合度10から60程度までの糖は，オリゴ糖あるいは多糖と呼ばれる。最近，この重合度領域の糖をメガロ糖と呼んで，オリゴ糖，多糖と区別し，その高次構造と機能に焦点を当てた研究も広がりつつある。

　表1に種々の環状グルコオリゴ糖と環状グルコメガロ糖を示す[1]。環状グルコオリゴ糖はグルコースがグリコシド結合で環状につながった重合度10程度までの糖である。なかでも，重合度がそれぞれ6，7，8である環状のマルトデキストリン，すなわち，α-シクロデキストリン（α-CD），β-シクロデキストリン（β-CD），γ-シクロデキストリン（γ-CD）は古くからよく研究されており，現在では食品，化粧品，化成品などさまざまな分野で広く使われている[2]。一方，重合度10以上のシクロデキストリンは環状マルトメガロ糖といえるが，本稿ではシクロアミロース（CA）と呼ぶことにする。CAは発見[3]から20年もたっておらず，その高次構造と基礎物性についての研究も少ない。

　また表1から分かるように，CDやCA以外にもグリコシド結合様式の違いによりさまざまな

表1　種々の環状グルカンの結合様式および重合度

Linkage type	Common name	Representative enzyme or bacterial species	DP
α-D-Glucans			
1→4	Cyclodextrin Cycloamylose	CGTase, D-enzyme	6<
1→6	Cycloisomalto-oligosaccharide	*Bacillus* sp. T-3040 *Bacillus circulans* CITase	7-17
1→3, 1→6	Alternan	Altanase	4
β-D-Glucans			
1→2	Cyclosophoran	*Agrobacterium*, *Rhizobium*	17-40
1→3	Cyclolaminaran	*Rhizobium melilote* TY7	10
1→2, 1→6		*Xanthomomus campestris*	16
1→3, 1→6		*Bradyrhizobium japonicum*	11-13

[*1]　Shinichi Kitamura　大阪府立大学大学院　生命環境科学研究科　教授
[*2]　Shiho Suzuki　大阪府立大学大学院　生命環境科学研究科　博士研究員

食品ハイドロコロイドの開発と応用 II

環状グルコ糖があることがわかる。そのなかでもシクロイソマルトオリゴ糖（CI）はグルコースを構成糖とする $\alpha-(1\to6)-$グリコシド結合の環状糖であり，小熊ら[4]により1993年に*Bacillus* sp. T-3040の培地に見いだされたもので，現在は商用生産も始まっている興味深い環状糖である。

　ここでは，CAとCIの酵素反応による合成，構造，ならびに物性に関する基礎的知見について紹介する。なおCAやCIの後の数字は重合度を表す。たとえば，CA10は重合度10のシクロアミロースである。

2　シクロアミロース

2.1　酵素合成と構造

　鷹羽らは，直鎖のアミロースに，馬鈴薯由来のD酵素を作用させると，分子内転移反応が触媒され，CAが合成されることを見出した[3]。その重合度は17以上で，大きいものは数百に及ぶ。その後，シクロデキストリン合成酵素（CGTase, EC 2.4.1.19）の酵素反応でも反応初期にはCAが生成すること[5]，好熱性細菌 *Thermus aquaticus* からクローニングされた耐熱性アミロマルターゼ（EC 2.4.1.25）では，その最小重合度は22であること[6]などが明らかとなった。生成するCAの最小重合度は，酵素により異なっており，環状化反応における最小重合度決定のメカニズムは非常に興味深い。

　SaengerらによりCA26の結晶構造が報告されている（図1-b参照）[7,8]。それによると，内部が疎水性の二つの空洞（cavity）が逆平行に配列した構造である。しかしながら，CAは水溶液中で，かなり柔軟な構造をとることができる。水溶液中における，CA21とCA26の慣性半径（分

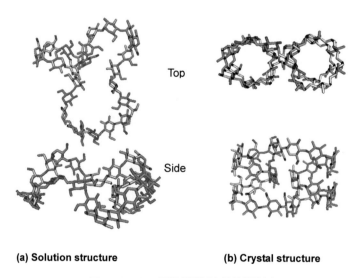

(a) Solution structure　　　　　　(b) Crystal structure

図1　CA26の溶液構造(a)と結晶構造(b)

第6章 環状グルコオリゴ糖とメガロ糖の構造と機能

子の大きさのパラメータ）を小角X線散乱実験の結果から求めたところ，それぞれ，11.5Åと19.6Åであった。CA26の結晶構造から求めた慣性半径9.63Åは，水溶液中での値より小さい。水溶液中の高重合度CAの分子鎖は，結晶状態とは異なり，かなり広がったよりフレキシブルな構造（図1-a）をとっていると考えられる[9~11]。

以上の構造研究から，CAでは，溶液中と結晶の構造は異なること，溶液構造から結晶構造へフォールディングする場合にはコンフォメーショナルエントロピーの減少が予測されることなど，CAによるゲスト分子の包接を考える上で，基本的に重要な知見が得られた。

2.2 包接機能[12~18]

CA21からCA33の高重合度シクロデキストリンとヨウ素との包接化合物形成について，熱力学的な解析を行い，シクロデキストリンがヨウ素と1:1で結合するのに対し，シクロアミロースでは，1:2の協同的な結合（最初のヨウ素分子の比較的弱い結合のあとで，2分子目の結合が強くなる）であること，また2分子目のヨウ素分子の結合定数は重合度により大きく影響を受けることを示した。

Sodium dodecyl sulfate（SDS）の場合はヨウ素とは異なり，重合度21から33のCAのうちCA26に対してのみ2:1の包接化合物を形成する（図2-a）。また，2分子目のSDS分子のCA26への強い相互作用が示唆された。そこで，この2分子目のSDS分子のCA26への包接をシミュレートするために，分子動力学計算（MD）を行った。シミュレーションは図2-bに示す

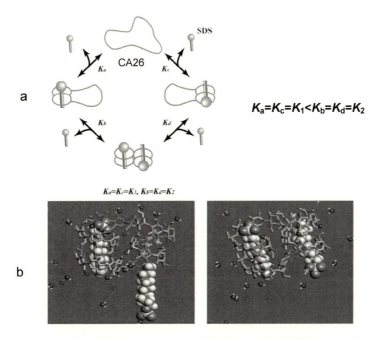

図2 CA26とSDSの複合体形成のメカニズム。熱測定(a)と分子動力学(b)によって得られた知見

ように，1個のSDSが包接された初期座標から出発して，第2のSDS分子が包接される過程のMDを水和環境下で行った。包接過程で，元々キャビティー内にあった水は，徐々にSDS分子に押し出され，最終的にはキャビティー内の水和水の占めていた空間はSDS分子に置き換わることが明らかとなった。これまで得られた知見から，水溶液内でCA26がSDS分子と包接体を形成する過程では，①CAの内部の水和水が離脱し，離れた水分子は液体の水となる，②ゲスト分子の水和水が離れ，ゲスト分子が包接される，③より規則的なラセン構造の形成がおこり，CAとゲスト分子の分子鎖のフレキシビリティーが減少する，と結論できる。熱測定で得られる包接に伴う熱力学パラメータは上記した過程の熱の出入りの総和である。

ところで重合度26以上でゲスト分子と特異的に相互作用する重合度を分子モデリングで予測したところ，図3に示すように，重合度38, 50, 62で内部にキャビティーを持つ構造が可能であることがわかった。

CA38, CA50, CA62とゲスト分子との相互作用はSB3-14（3-(N, N-Dimethyllmyristylammonio) propanesulfonate）やSB3-16（3-(N, N-Dimethylpalmitylammonio) propanesulfonate）などの界面活性剤とシクロアミロースの包接体を沈殿として回収して，その重合度分布を分析した結果からもよくわかる。図4は界面活性剤SB3-14とSB3-16の濃度を変えて複合体を調製し，沈殿したシクロアミロースの重合度分布を調べたものである。すなわち界面活性剤の低濃度ではもっとも相互作用の強いシクロアミロースが選択的に包接複合体を形成して沈殿すると考えられる。SB3-14ではCA50が選択的に沈殿を形成した。同様に，アルキル鎖長が炭素原子2つ長いSB3-16ではCA62が最も強く相互作用する。この選択性を利用して，界面活性剤存在下で酵素合成を行ったところ，SB3-14ではCA50, SB3-16ではCA62を多く含む試料を得ることができた。これらの特定の界面活性剤と相互作用をする分画CAの包接能を利用して，タンパク質のリフォールディングに利用できることが示されている。また，揮発性物質の安定化，難溶性物質の可溶化，不安定物質の酸化防止などの目的のために使用され得る[19]。

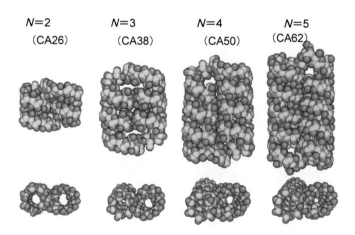

図3　12N+2（$N \geq 2$）の重合度を持つシクロアミロースの構造

第6章　環状グルコオリゴ糖とメガロ糖の構造と機能

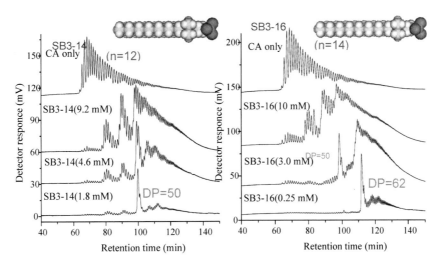

図4　包接化合物を形成したCAの重合度分布のHPAEC-PAD（高速陰イオン交換クロマトグラフィーパルス電流検出）による分析

一般的に，環状高分子の特徴として，対応する直鎖の分子に比して，①分子サイズが小さくなる，②取り得るコンフォメーションが制限される，③分子間の幾何学的な相互作用が生み出される，ことを挙げることができる。これまでに，シクロデキストリンとゲスト分子の包接化合物の結晶解析がなされ，その分子構造のみならず，結晶中において包接複合体がいろいろな幾何学的配置にパッキングされるとの報告が集積している。シクロデキストリンの場合，取り得るコンフォメーションが極端に制限されており，空洞内にゲスト分子を取り込み，さらに包接分子間の幾何学的な相互作用が生み出されると考えられる。

2.3　水和挙動

CAの水和水量（不凍水量）はCDに比較して多いことがDSCの測定から明らかになった（表2）[20]。さらに興味深いことは直鎖のアミロースと同等かそれ以上であることである。先に述べたようにCDの分子鎖は堅く，CAはある程度の柔らかさを持っている分子である。その水和水量の違いは先に示した水溶液中のコンフォメーションの違いを反映していると考えられる。CA21の水和を分子シミュレーションから見積もったところ，CA21の分子鎖は平均96個の水分子と水素結合していることが分かった[9]。すなわち平均でグルコース1残基あたり，4.6の水分子が水和していることになる。この値は表に示すCAのグルコースあたりの水和水量約3より大きい。これは，DSCで測定した水和水量は結合水量であり，分子シミュレーションから見積もった水和水量は結合水以外の弱く相互作用している水も含むのかもしれないためと考えられる。

表2 直鎖と環状グルカンの不凍水量

Sample		不凍水量	
		g H_2O/g dry glucan	molar ratio of H_2O/glucose residue
Linear	A-55	0.307	2.77
	A-820	0.332	2.98
Cyclic	α-CD	0.137	1.24
	β-CD	0.198	1.78
	γ-CD	0.218	1.96
	CA-5	0.326	2.93
	CA-13	0.391	3.52

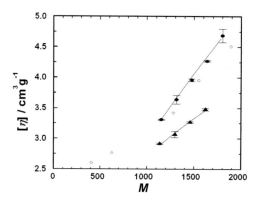

図5 直鎖イソマルトオリゴ糖および環状イソマルトオリゴ糖の重量平均分子量と固有粘度の Mark-Houwink-Sakarada プロット
▲：CI，●：LI，◇：LI 文献値)[26]

3 シクロイソマルトオリゴ糖

シクロイソマルトオリゴ糖（CI）は D-グルコースが α-(1→6)-グルコシド結合によって環状に重合したオリゴ糖である。CI はデキストランを基質にして，CITase (EC 2.4.1.2.248) の分子内転移作用を利用して製造されている。反応液中に，重合度7のCI7から重合度17のCI17の存在が確認されている[21]。最近，CITase と基質との複合体の構造も明らかになっている[22]。筆者らは，CI を含む混合物から ODS カラムを用いた HPLC リサイクルシステムによって単一重合度の CI の分離精製を行いその基礎物性を調べた[23]。

まず，重合度7～11の直鎖イソマルトオリゴ糖（LI7～LI11）および，重合度7～10の環状イソマルトオリゴ糖（CI7～CI10）の重量平均分子量と固有粘度を測定した。Mark-Houwink-Sakurada プロットを図5に示す。また，小角X線散乱（SAXS）測定の結果，CI7，CI8，CI9，CI10 の慣性半径（R_G）は，それぞれ 6.7Å，6.9Å，7.5Å，8.3Å であった。その対応する重合度の直鎖のイソマルトオリゴ糖の R_G に比較してかなり小さいことが分かった。CI の水への溶解度は CD に比較して高い。これは水溶液中で分子鎖の屈曲性が大きく，コンフォメーショナルエン

第6章　環状グルコオリゴ糖とメガロ糖の構造と機能

トロピーの溶解度への寄与があるためではないかと考えている。図6には分子モデリングで作成したCI9の分子の形態を示す。Aでは明らかにR_Gの値は大きく，BとCのR_Gの値はおおよそSAXSで得られた値に一致している。また実験で得られたSAXSデータのKratkyプロットは，モデリングで得られたBとCの分子から計算された散乱関数と比較的よく一致していることが分かった。

CIの食品への応用に関しては，歯垢を形成する時に働く酵素であるグルカノトランスフェ

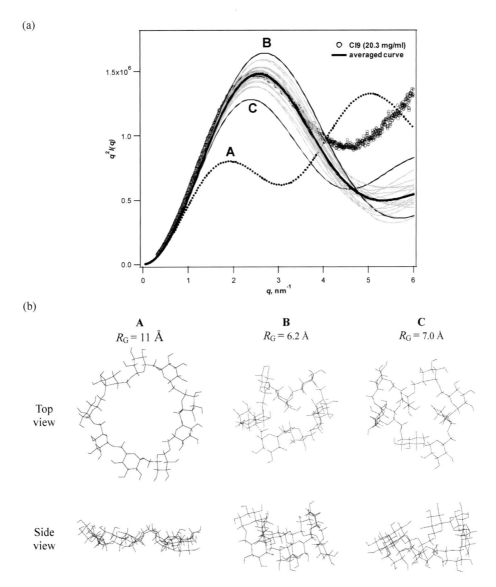

図6　CI9水溶液からの小角X線散乱に対するKratkyプロットと，分子モデリングにより得られたモデルA，B，C(b)の散乱プロファイル(a)

ラーゼの阻害活性を有することから，抗齲蝕性が期待される機能性食品などが提案されている[24]。その安全性から考えていろいろな使用がこれから実用化されていくものと期待される[25]。

文　　献

1) S. Kitamura "Cyclic oligosaccharides and polysaccharides" in Cyclic polymers, 2nd edition, Chapter 4 (pp.125-160), J. A. Semlyen, Ed., Kluwer Academic Publishers, Dordrecht (2000)
2) Cyclodextrins, ed. By V.T. D'souza and K. B. Lipkowitz, *Chem. Rev.*, **98** (1998)
3) T. Takaha *et al.*, *J. Biol. Chem.*, **271**, 2902 (1996)
4) T. Oguma *et al.*, *Bioscience Biotechnology and Biochemistry*, **57**, 1225 (1993)
5) Y. Terada *et al.*, *J. Biol. Chem.*, **272**, 15729 (1997)
6) Y. Terada *et al.*, *Appl. Environ. Microbiol.*, **65**, 910 (1999)
7) W. Saenger *et al.*, *Chem. Rev.*, **98**, 1787 (1998)
8) K. Gessler *et al.*, *Proc. Natl. Acad. Sci. USA*, **96**, 4246 (1999)
9) S. Kitamura *et al.*, *Carbohydr. Res.*, **304**, 303 (1997)
10) J. Shimada *et al.*, *J. Phys. Chem. B*, **104**, 2136 (2000)
11) Y. Nakata *et al.*, *Biopolymers*, **64**, 72 (2002)
12) S. Kitamura *et al.*, *Macromol. Rapid Commun.*, **20**, 612 (1999)
13) 北村進一，中谷和哉，熱測定，**28**, (2001)
14) 北村進一，寺田喜信，高分子，**54**, 813 (2005)
15) S. Kitamura *et al.*, Complex formation of large-ring cyclodextrins with surfactants in aqueous solution as revealed by isothermal titration calorimetry, Abstract of XXIst International Carbohydrate Symposium, PP036 (2001)
16) 島田次郎ほか，アミロースのコンフォメーション，第6回高分子計算機科学討論会講演要旨集，**6**, 13 (2001)
17) 北村進一，寺田喜信，大環状アミロースの包接機能とナノ材料化ファイバー，スーパーバイオミメティクス，本宮達也監修，141 (2007)
18) 北村進一，*J. Appl. Glycosci.*, **50**, 321 (2003)
19) 浦上知佳子ほか，分画された高重合度環状グルカンの製造方法，特願2005-093240 特許番号第5192123号
20) S. Suzuki and S. Kitamura, *Food Hydrocolloides*, **22**, 862 (2008)
21) T. Oguma *et al.*, *FEBS Lett.*, **345**, 135 (1994)
22) N. Suzuki *et al.*, *J Biol. Chem.*, **289**, 12040 (2014)
23) S. Suzuki *et al.*, *Carbohydr. Polym.*, **99**, 432 (2014)
24) M. Kobayashi *et al.*, *Bioscience Biotechnology and Biochemistry*, **59**, 1861 (1995)
25) 舟根和美，化学と生物，**48**, 152 (2010)
26) K. Gekko and H. Noguchi, *Biopolymers*, **10**, 1513 (1971)

食品ハイドロコロイドの開発と応用 II

2015年1月30日　第1刷発行

監　　修	西成勝好	(T0958)
発 行 者	辻　賢司	
発 行 所	株式会社シーエムシー出版	
	東京都千代田区神田錦町1-17-1	
	電話 03(3293)7066	
	大阪市中央区内平野町1-3-12	
	電話 06(4794)8234	
	http://www.cmcbooks.co.jp/	
編集担当	仲田祐子／廣澤　文	

〔印刷　倉敷印刷株式会社〕　　　　　　　　Ⓒ K. Nishinari, 2015

落丁・乱丁本はお取替えいたします。

本書の内容の一部あるいは全部を無断で複写（コピー）することは，法律で認められた場合を除き，著作者および出版社の権利の侵害になります。

ISBN978-4-7813-1051-0　C3058　¥66000E